XINXUEGUAN
JIBING YUFANG YU KANGFU

心血管疾病预防与康复

（第二版）

何建桂　柳　俊　主编

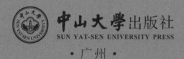

中山大学出版社
SUN YAT-SEN UNIVERSITY PRESS

·广州·

图书在版编目（CIP）数据

心血管疾病预防与康复/何建桂，柳俊主编．—2 版．—广州：中山大学出版社，2020.8

ISBN 978 - 7 - 306 - 06920 - 7

Ⅰ.①心… Ⅱ.①何… ②柳… Ⅲ.①心脏血管疾病—预防（卫生）②心脏血管疾病—康复 Ⅳ.①R540.1 ②R540.9

中国版本图书馆 CIP 数据核字（2020）第 143552 号

出 版 人：王天琪
策划编辑：曾纪川 翁慧怡
责任编辑：翁慧怡
封面设计：曾 斌
责任校对：谢贞静
责任技编：何雅涛
出版发行：中山大学出版社
电　　话：编辑部 020 - 84111996，84113349，84111997，84110779
　　　　　发行部 020 - 84111998，84111981，84111160
地　　址：广州市新港西路 135 号
邮　　编：510275 传　真：020 - 84036565
网　　址：http://www.zsup.com.cn E-mail：zdcbs@ mail.sysu.edu.cn
印 刷 者：广州市友盛彩印有限公司
规　　格：787mm×1092mm 1/16 20 印张 492 千字
版次印次：2020 年 8 月第 1 版 2020 年 8 月第 1 次印刷
定　　价：78.00 元

内 容 简 介

高血压、吸烟、高盐饮食、超重和肥胖是导致国人死亡的主要危险因素。这些危险因素主要受生活方式影响，是属于可控可防的疾病。此外，我国心血管疾病患者的康复工作也迫在眉睫，其主要内容包括运动、戒烟、营养和心理干预等措施。安全的运动可以提高患者的器官功能并改善预后，因此，本书有较多的篇幅阐述了高血压、吸烟、高盐饮食、超重和肥胖等情况下的运动训练方案、运动治疗方法等，并新增了在心血管疾病康复过程中不可或缺的、专业优质的专科护理内容。本书适合于心血管专科医生、康复医学科医生和治疗师、全科医生、社区医生及相关专业的护理人员阅读，还可以作为相关专业研究生的学习参考用书。

前　言

　　21 世纪的第二个十年就要结束了，科技的高度发展，给人类的健康带来了巨大的福音。但是，中国人的健康状况是否得到改善呢？2019 年 6 月，在《柳叶刀》（Lancet）刊登的题为《1990—2017 年中国及其各省份死亡率、发病率和危险因素：2017 年全球疾病负担系统分析》一文，揭示脑卒中、缺血性心脏病和慢性阻塞性肺疾病是导致中国人死亡的前三位杀手。而年龄校正的缺血性心脏病死亡率，从 1990 年至 2017 年，增加了 20.6%。与此同时，导致中国人死亡的危险因素，高居前三位的仍然是高血压、吸烟和高盐饮食。十大主要健康危险因素之一的超重和肥胖在近 30 年的发生率增加了 185%。由于热量摄入增加和体力活动减少，糖尿病患病率在近 20 年的增幅超过 50%。

　　心血管疾病危险因素的增加，使我国心血管疾病患病率和死亡率仍然处于上升阶段。2019 年，国家心血管病中心编撰的《中国心血管病报告 2018》指出，中国目前心脑血管病现有患者估计有 2.9 亿人，其中，高血压 2.45 亿人，冠心病 1 100 万人，心力衰竭 450 万人，肺心病 500 万人，风湿性心脏病 250 万人，先天性心脏病 250 万人。这些庞大的数字并非只是数字，是实实在在的个人、家庭及社会的沉重负担。数据表明，心脑血管疾病住院的医疗费用从 2004 年至今持续走高，年均增速已经远高于国民生产总值的增速。

　　心血管疾病是由多种危险因素导致的疾病，其主要受生活方式的影响，属于可预防、可控制的疾病。目前，心血管危险因素的控制形势仍然让人忧心：高血压患病率上升，23% 的中国人患高血压；吸烟人数增加，15 岁及以上的人群吸烟率为 27.7%（男性占 52.1%，女性占 2.7%），并且有 7.83 亿不吸烟的中国人遭受二手烟的危害；40.4% 的成人血脂异常；10.9% 的成人患糖尿病；超重率和肥胖率分别为 30.1% 和 11.9%；仅 1/3 的中国人经常锻炼身体；食盐摄入量仍高于标准的 1 倍以上，达到 14.5 g/d；成人代谢综合征的患病率高达 33.9%；等等。这些数据令人震惊。作为人民健康的卫士，每一位医务工作者都应承担起控制危险因素和预防心血管疾病的责任。

　　除了预防工作，心血管疾病患者的康复工作也迫在眉睫。首先，心血管疾病带来的功能障碍是多方面的。主要功能障碍是指心肺运动耐量的降低，表现为患者不能很好地进行工作和生活中的体力活动，无法履行社会和家庭责任；其他功能障碍还包括呼吸功能下降、肌肉力量和耐力下降、情绪与心理的异常等，患者的功能独立性受到影响，生存质量大为降低。其次，心血管疾病的康复和二级预防是密不可分的，康复的目的不仅仅是提高患者的功能，还包括延缓、终止，甚至逆转动脉粥样硬化，减少疾病再发的机会及死亡风险。因此，推进心血管康复工作，等同于推进疾病的预防。最后，由于我国心血管疾病患者基数巨大，同时，随着介入治疗和手术技术的提升，越来越多的患者接受介入治疗、冠脉搭桥手术、瓣膜置换手术、起搏器和 ICD 植入、左心室辅助装置植入及心脏移植，这些术后的患者也急需早期和长期的心脏康复以达到生理和心理的最佳恢复。

　　由我国著名的心血管病专家胡大一教授提出的心脏康复五大处方——药物处方、运动处方、戒烟处方、营养处方和心理处方，很好地概括了心血管疾病康复的主要工作内容。其中，运动、戒烟、营养和心理干预措施，其目的在于帮助患者重建并维持健康的生活方式，即不吸烟，保持活跃的身体活动，维持低盐与总量控制的均衡膳食，注意压力管理和保持良好的睡眠。这是心血管疾病危险因素控制的必要手段，也是心血管疾病患者预防和康复的必经之路。

　　运动是心血管疾病的预防和康复核心的干预措施。20 世纪 50 年代，在体力活动对心血管发病和死亡风险的影响领域做出卓越开拓性贡献的斯坦福大学流行病学家和运动科学家 Dr. Ralph Seal Paffenbarger 曾经就运动说过一句著名的话 "A little exercise is better than none，but more is better than a little"（做一点运动总比不做要好，做多一点运动比少一点运动要好）。他本人也身体力行，从 45 岁开始规律地进行运动锻炼，多次参加马拉松比赛，享年 84 岁，打破了其家族心脏病早死的"魔咒"（其家族男性多于 40 ～ 50 岁死于心脏病）。20 世纪 50 年代至今，运动可预防多种慢性病（包括心脑血管疾病）、以运动训练为基础的心脏康复可改善心脏病临床结局的证据越来越充分。从这个角度出发，临床医务工作者应该了解运动的益处，并擅长使用运动处方来帮助患者预防和康复。

　　具有心血管危险因素的患者，如高血压、糖尿病和肥胖的患者，需要科学的运动指导、长期的规律性运动锻炼来帮助控制危险因素；已经罹患冠心病的患者、先天性心脏病的患者及心脏术后的患者，也需要安全的运动来提高功能及改善预后。因此，本书安排了较多的篇幅来阐述存在以上情况的患者的运动治疗方法。新技术的使用可使患者进行运动的安全性增加，并且可以更精准地设置适合患者个体的运动训练方案，其中，动态无创心排血量检测技术（简称"无创心排技术"）即是有用的工具之一。本书将详细地介绍该技术在心脏康复中的应用。另外，由于成功的心血管疾病康复离不开专业和优质的专科护理，本书也将详细介绍各种心血管疾病的专科护理技术。期盼本书的内容，对心血管专科医生、康复医学科医生和治疗师、全科医生、社区医生及相关专业的护理人员有所裨益。但是，囿于编著者水平及时间短促，多有不尽人意之处，恳请读者指教，以匡谬误，不胜感激。

董吁钢　何建桂　梁崎

2019 年 7 月 1 日

目 录

康 复 部 分

第 1 章　急性心肌梗死患者住院期间的心脏康复 …………………… 3
第 2 章　冠状动脉性心脏病患者社区心脏康复 ………………………… 11
第 3 章　冠心病心脏搭桥术后的心脏康复 ……………………………… 19
第 4 章　先天性心脏病的康复 …………………………………………… 23
第 5 章　主动脉夹层术后患者的心脏康复 ……………………………… 36
第 6 章　高血压病的临床康复 …………………………………………… 48
第 7 章　糖尿病的运动康复 ……………………………………………… 54
第 8 章　肥胖症的临床康复 ……………………………………………… 62
第 9 章　慢性心力衰竭患者的运动训练 ………………………………… 68
第 10 章　运动猝死风险预测 ……………………………………………… 81
第 11 章　抗阻训练对慢性心力衰竭患者的影响 ………………………… 85
第 12 章　高强度间歇运动对骨骼肌的影响 ……………………………… 89
第 13 章　预防心血管疾病的营养方法 …………………………………… 95
第 14 章　酒精对心血管疾病危险度的影响 ……………………………… 117
第 15 章　女性缺血性心脏病的预防 ……………………………………… 133
第 16 章　运动对健康恢复和心血管疾病预防的作用 …………………… 152
第 17 章　心理危险因素与冠状动脉病变：流行病学、病理生理学和管理 ……… 168

无 创 心 排 技 术 部 分

第 18 章　使用无创心排技术评估体外反搏疗效一例 …………………… 185
第 19 章　无创心排技术助力高血压病患者的个体化用药指导 ………… 192
第 20 章　无创心排技术在心脏重症监护中的作用 ……………………… 195
第 21 章　无创心排技术在评估心脏康复效果方面的价值 ……………… 197
第 22 章　无创心排技术时代，再谈心脏的变时功能 …………………… 200
第 23 章　关于无创心排技术评估指导高血压用药的商榷 ……………… 204
第 24 章　无创心排技术在心脏瓣膜外科术后 I 期心脏康复中的作用 …… 208
第 25 章　无创心排技术与心脏康复 ……………………………………… 211
第 26 章　从体外反搏的安全保证和质控评价看心脏康复临床路径的调整 ……… 214

护 理 部 分

第 27 章　心律失常康复护理 ················· 219

第 28 章　冠心病康复护理 ················· 229

第 29 章　高血压康复护理 ················· 242

第 30 章　心力衰竭康复护理 ················· 254

第 31 章　心肌病康复护理 ················· 265

第 32 章　风湿性心脏病康复护理 ················· 277

第 33 章　先天性心脏病康复护理 ················· 285

第 34 章　心脏移植康复护理 ················· 295

参考文献 ················· 305

康复部分

第1章　急性心肌梗死患者住院期间的心脏康复

心脏康复是从冠心病康复开始的。冠心病的康复是心脏康复中发展最好、研究最充分的一部分。急性心肌梗死（acute myocardial infarction，AMI）后的康复一直是心脏康复的重点所在。20世纪50年代以前，所有的心肌梗死（简称"心梗"）的患者都遵循卧床原则，即"急性心肌梗死患者卧床休息时间越长越好，活动越少越好"，患者卧床时间都在6周以上。然而，卧床休息既没有达到专科医生预期的减少心脏并发症的目的，反而因长时间卧床而出现一系列的失适应并发症。20世纪40年代末期，心脏学家Levine和Lown提出急性冠脉栓塞的"椅子疗法"，即患者在起病1周内开始，每日起床坐安乐椅，每次坐1～2 h。"椅子疗法"疗效满意，所有患者既未出现任何心脏并发症，也未发生失适应并发症。之后，心脏康复在冠心病的治疗中得到深入的研究，逐渐成为心肌梗死治疗常规中不可或缺的一部分。同时，心脏康复也逐渐拓展到心脏疾病的其他领域，成为一种被广泛接受的管理心脏病患者的方式。

常规的心脏康复方案包括个体化运动方案、危险因素控制、健康教育、心理辅导和社会支持等。如今，一个急性心肌梗死的患者通常在冠心病重症监护室（coronary care unit，CCU）监护治疗的时间相对较短，继以早期的移动、床边坐起和渐进性的运动后，若无并发症，患者在少于1周的时间内就可以出院。随机对照研究也证实，这种早期活动、早期出院的治疗方案在心脏并发症方面是安全的。虽然患者的住院期康复时间很短，但是，早期即可通过步行方案预防医源性的失适应的发生。录像或宣传小册子也可用以进行健康教育。心理康复在医生的办公室，在患者进行处方运动的过程中，以及健康教育时，就可以同时进行。

急性冠脉综合征包括不稳定性心绞痛和急性心肌梗死（非ST段抬高的心肌梗死和ST段抬高的心肌梗死）。不稳定心绞痛是运动的禁忌，但是，心脏康复的其他内容（包括健康教育、危险因素控制和心理社会支持）对不稳定心绞痛的患者也是必要的，在心绞痛得到控制、病情趋于稳定之后也应逐渐开始个体化的运动，其原则和急性心梗的心脏康复相同。本章主要讨论急性心肌梗死患者住院期的心脏康复。

所有的急性心肌梗死的患者住院期间的心脏康复程序必须包括以下2个方面的内容：①早期的评估和活动，确定并了解心血管危险因素及自我照顾的能力；②全面的出院计划，必须包括关于后续治疗选择的讨论、家庭康复程序和正式的院外康复程序。

一、早期的评估

对患者进行早期的评估可通过填表和面谈的方式。最初的面谈应集中在了解患者对活动和接受健康教育的意愿方面。填表的目的包含3个方面的内容：①确定心脏病的诊断及目前的医疗状况；②确定心血管疾病的危险因素，以便进一步开始干预；③了解有何并发症，或其他可增加再发心脏事件的危险性的情况。

早期评估的内容包括目前的疾病，过去的疾病情况，目前的症状、体征，社会状况和职业情况。危险因素的评估是早期评估的重要内容，应包括吸烟情况、血脂异常、血压异常、体力活动水平、压力和心理状况、体重、糖尿病、酒精或其他嗜好等。此外，还必须评估患者进行运动和学习的意愿，以及患者对心脏康复的预期目的。

二、早期活动的机制

1960 年以前，患急性心肌梗死的患者被认为需要严格限制体力活动。患者通常需要严格地卧床休息，所有的活动都由看护者帮助进行，以排除体力活动可能会导致室壁瘤形成、心脏破裂、心力衰竭、心律失常、再次心梗及猝死等并发症的风险。患者住院期长达 3～4 个月，体力活动限制至少 1 年。这一治疗的主要依据是病理学检查结果，其结果显示，坏死的心肌至少需要 6 周的时间才能形成坚固的瘢痕组织。而且，有报道提示，对于在精神病医院发作的心肌梗死，由于不能有效地做到严格控制活动，心脏破裂的发生率较高。

但是，临床对照研究却发现，出现心肌梗死后的早期活动者与严格卧床者比较，在死亡及其他并发症的发生方面并无差异。这些结果支持患者在心梗早期开始渐进性的活动。很多患者因强制卧床出现体能的下降，同时，研究也显示，在冠心病重症监护室内开始的心梗患者早期活动计划可预防医源性的失适应。

目前，对卧床引起的失适应导致的血流动力学的改变已有很深入的了解。年轻男性卧床休息 3 周后，最大摄氧量降低 20%～25%。除了体能降低，长期卧床可导致直立性低血压、静脉血栓形成，肺功能下降，以及负氮和负钙平衡。

问题是，我们如何辨别这种卧床休息导致的血流动力学恶化（包括体能的下降），是由活动的缺乏引起，还是由缺乏直立体位重力作用下的活动所致。至少有 4 个理由认为是后者，即缺乏直立体位重力作用下的活动导致如下的变化：①卧位下的活动不能预防卧床所致的失适应；②坐位休息和卧床休息相比，最大摄氧量的下降缓慢；③经过一段时间的卧床休息后，直立运动测得的最大摄氧量下降比卧位运动测得的最大摄氧量下降要更为明显；④一种下肢加压设施（lower body positive pressure device，LBPPD）可减少卧床导致的失适应。很明显，在住院期卧床时间间断性坐起和站立暴露于重力压力下，可避免心肌梗死后继发的心血管功能减退。

三、进行渐进性活动的注意事项

（1）在进行活动以前，必须由有经验的心脏康复组的成员给患者进行基本的体格检查，包括心肺听诊、外周脉搏触诊、大关节和肌群的力量与柔韧性的评估，以及患者自我照顾的能力的评估。这些检查的结果必须和基线时的血压（blood pressure，BP）、心率（heart rate，HR）和心律（heart rhythm）情况一起记录下来。起病前的功能状态也应了解，尤其是老年患者及有其他合并疾病的患者。如果患者在发生心肌梗死之前就已经出现活动能力下降的情况，那么给患者制订的活动计划就应该调整，使其不至于超过心梗前的活动水平。

（2）还应了解活动时的异常反应，一旦出现这些异常反应，必须马上中断活动。活动异常反应包括舒张压（diastolic blood pressure，DBP）不低于 110 mmHg，收缩压（systolic blood pressure，SBP）下降超过 10 mmHg，出现明显的室性和房性心律失常、二度或三度传导阻滞、运动不耐受的体征和症状，包括出现心绞痛、明显气促及心电图（electrocardiogram，ECG）显示心肌缺血等。

（3）活动的渐进性进行依赖于初始时的评估和每日的评估。因为患者具体情况不同，活动的进展也有很大的差异。对于低危险的心梗患者（无并发症，无左室功能不全），活动进展的速度可比较快；对于高危患者或衰弱患者，尤其是合并充血性心力衰竭或异常血压反应的患者，进展的速度应放慢。

（4）运动时，除了需要考虑患者的氧耗量和心率变化，还应该注意活动的持续时间。延长的活动对心肌瘢痕形成的影响机制如何尚不清楚，但是，在延长的稳定状态的运动中，心率增加而心脏收缩力下降，左心室容积增加。很明显，即使患者能达到某一活动负荷水平，也不需要急性恢复期的患者维持长时间的活动。最安全的处理方法是建议患者不要使自己劳累，并按照疲劳水平和主观劳累程度来限制活动时间。

四、早期心脏康复活动计划设定

在早期的心脏康复中，主要采用的活动类型为日常生活活动、床边坐位、站位上肢活动、下肢体操活动、步行和爬楼梯等。在前 2 天内，活动通常限制为呼吸运动、简单的上肢和下肢关节活动及部分自我照顾活动。接下来的 2～3 天，根据心血管状态，逐步开始离床坐、短距离步行和其他的日常活动（包括沐浴和着装）等。这些活动所达到的代谢当量（metabolic equivalent，MET）水平及心率反应情况见表 1-1，早期心脏康复 4 天渐进性活动计划见表 1-2。

表 1-1　早期心脏康复常见活动类型

活　动	活动方式	代谢当量/METs	平均心率反应
如　厕	床上便盆	1.0～2.0	增加 5～15 次
	便桶	1.0～2.0	
	床上排尿	1.0～2.0	
	站立排尿	1.0～2.0	
沐　浴	床上沐浴	2.0～3.0	增加 10～20 次
	浴缸沐浴	2.0～3.0	
	淋浴	2.0～3.0	
步　行	3.2 km/h	2.0～2.5	增加 5～15 次
	4.0 km/h	2.5～2.9	
	4.8 km/h	3.0～3.3	

续表 1 - 1

活　动	活动方式	代谢当量/METs	平均心率反应
上躯干运动（站立位）	上肢	2.6～3.1	增加 10～20 次
	躯干	2.0～2.2	
下肢体操		2.5～4.5	增加 15～25 次
爬楼梯（1 层 = 12 级）	下 1 层	2.5	增加 10 次
	上 1～2 层	4.0	增加 10～25 次

表 1 -2　早期心脏康复 4 天渐进性活动计划

	代谢当量/METs	活　　动
第 1 天	1～2	1. 卧床休息至病情稳定。 2. 离床至床边椅子。 3. 床边便桶
第 2 天	2～3	1. 自我照顾。 2. 坐位热身活动。 3. 室内步行
第 3 天	2～3	1. 尽量离床。 2. 站立位热身活动。 3. 大厅内步行 5～10 min，每日 2～3 次，第 1 次在监护下进行
第 4 天	3～4	1. 坐位沐浴。 2. 站立位热身活动。 3. 大厅内步行 5～10 min，每日 3～4 次，上 1 层楼梯，或在活动平板上步行

五、住院期危险因素控制

需要控制的危险因素包括吸烟、血脂异常、高血压（hypertension）、体力活动缺乏、心理社会因素和超重等。危险因素的管理应在给患者进行早期评估时即开始，此时应了解患者学习控制疾病相关知识的意愿和理解疾病发展过程的能力水平。患者有了学习的意愿，反映了其在生理和心理状态是稳定的，意识到自己所面临的问题，并需要去了解解决问题的方法。这是危险因素得到控制的重要影响因素。另外，在危险因素的管理中，对患者家人的教育也同样重要。

吸烟是一个非常重要的危险因素。心血管疾病 1/5 的死亡原因可归结于吸烟。吸烟增加心血管事件的发生率。首先，烟草中最主要的副产物尼古丁可以促进去甲肾上腺素的释放，增加心率和血压，增加了心肌的氧耗量。此外，尼古丁收缩外周血管，干扰血流对组织的灌注；降低心室纤颤的阈值；促进血小板激活；干扰脂质代谢，降低高密度脂蛋白（high-density lipoprotein，HDL），升高氧化低密度脂蛋白（low density lipoprotein，LDL）。这些作用均导致动脉硬化发展。另一个吸烟的副产物一氧化碳（carbon monoxide，CO）可损伤内皮，降低红细胞携带氧气的能力，减少心肌供血。

戒烟对心血管疾病预后产生显著的影响。在罹患心肌梗死的人群中，戒烟可减少50%的全因死亡，其中，50%的死亡减少发生在戒烟的第1年。对超过70岁，进行了冠状动脉（简称冠脉）手术的老年患者，戒烟同样可减少其死亡率。

由于住院时间的缩短，没有充足的时间在早期就所有的危险因素给患者进行健康教育，特别是帮助患者戒烟。在这方面需遵循的原则有2个方面：①每一位患者都需确定其吸烟状况；②通过教育和行为治疗方法帮助患者度过停止吸烟的住院期，在出院时，评估患者继续戒烟的意愿，若患者愿意维持戒烟状况，给患者提供相关帮助。

六、制订出院计划

因为住院期心脏康复时间短暂，患者会很快出院，但出院不意味着治疗的终结，所以，出院计划的核心内容在于为进一步的康复制订正确的方案。制订出院计划必须考虑2个基本的原则：患者的安全和治疗计划的延续性。无论患者在何处继续进行康复治疗，患者的安全是最重要的。出院计划的主要内容包括以下5个方面。

（1）为保证患者在恢复过程中的安全，必须让患者掌握正确的生存技巧，包括识别症状和体征，硝酸甘油的使用，紧急情况的救治，等等。

（2）让患者了解活动的建议和限制。出院时，患者应了解活动过量时的体征和症状，并能够正确地使用如自觉疲劳程度量表（Borg rating of perceived exertion scale，简称Borg量表）来评定活动的水平。

（3）活动计划必须要依赖于患者的临床状态、症状和病史，以下的FITT标准必须执行。①频率（frequency）：每天2～3次。②强度（intensity）：活动心率达到静息心率每分钟增加20次；Borg量表评分＜11分或至个人耐受程度；按照症状限制活动强度的程度，包括气短、心绞痛和劳累，活动强度以活动时不出现以上的症状为宜。③时间（time）：5～20 min；每次活动控制在5 min以内，接着休息，1天内的活动时间达到20 min。④类型（type）：坐、站立位功能活动，关节活动度练习，步行。

（4）出院计划还应考虑到患者关心的问题。急性心肌梗死的患者在出院内第一个月关心的问题包括重返工作、开车、家务活动、爬楼梯、搬东西、性生活、步行和社交活动，心脏康复组成员必须根据患者的状况提供正确的个体化的建议。

（5）出院前的运动试验或一个6 min步行试验可提供患者进行活动时的反应情况，有助于制订个体化的家庭活动指南及出院后的康复计划。因此，出院计划应在实施运动试验后给出，较为恰当。

七、出院前运动试验

研究证明，急性心肌梗死后早期（心肌梗死后3 d至3周）运动试验是安全的。早期运动试验已经成为心梗治疗标准方案中的一部分。早期运动试验有诸多益处：①明确患者对运动的反应和运动能力；②帮助制订适合的运动处方；③识别需要进一步医疗（如手术等）的情况；④对患者的心理调节也有良好的作用，是心脏康复不可缺乏的一部分。

（一）心肌梗死后早期进行运动试验的安全性

患者在心肌梗死后早期进行运动试验时，出现死亡和严重心律失常的危险性非常低。致死性心脏事件（包括致死性心肌梗死和心脏破裂）的发生率为 0.03%，非致死性心梗发生率为 0.09%，复杂性心律失常（包括室性心动过速）发生率为 1.4%。症状限制性运动试验比次极量运动试验的事件发生率多 1 倍，但是，总的致死性事件的发生率仍然很低。这些数值主要来自通过临床选择的患者，一般无心梗并发症，如心力衰竭、严重心律失常和心肌缺血、左心室功能下降及其他严重疾病。在这些有并发症的人群中，早期运动试验的危险性增高。

次极量运动试验可在心肌梗死后 5～7 d 安全施行，症状限制性运动试验可在 3～6 周后施行，最早可在心肌梗死后 14～21 d 开始。

（二）心肌梗死后运动试验指南

美国心脏协会（American Heart Association，AHA）运动试验指南关于心肌梗死后实施运动试验的建议有 3 种类型。

Ⅰ类。对符合Ⅰ类情况的患者，有充分证据或普遍认同对其施行心肌梗死后的运动试验是有用的，按照以下的时间开始施行运动试验：①在出院前，实施评估预后、制订运动处方和评估治疗（4～7 d 内行次极量运动试验）；②出院早期，如果未施行出院前运动试验（评估预后、制订运动处方、评估治疗及心脏康复），可在 14～21 d 施行症状限制性运动试验；③出院后期，如果未施行早期运动试验（评估预后、设定运动处方、评估治疗及心脏康复），可施行症状限制性运动试验。

以上措施需排除下面谈到的Ⅱb 类及Ⅲ类情况。

Ⅱa 类。对于Ⅱa 类患者是否施行心肌梗死后运动试验，其临床证据有冲突，但倾向于实施，仅见于以下情况：已经施行了冠脉成形术，为进行心脏康复中的运动训练和活动，在出院后可行运动试验。

Ⅱb 类。对于Ⅱb 类患者是否施行心肌梗死后运动试验，其临床证据有冲突，支持的证据少于Ⅱa。在这类情况下，运动试验可在 3 种情况下实施：①已施行心脏导管治疗的患者，在出院前为了解处于临界狭窄程度的血管分布范围内有无缺血；②因左束支传导阻滞、室内传导延迟、左心室肥厚和洋地黄治疗出现的静息异常心电图及若干导联的静息心电图示 ST 段压低 >1 mm；③在持续参与心脏康复运动训练的患者中进行周期性随访运动试验。

Ⅲ类。给Ⅲ类情况的患者施行心肌梗死后运动试验是无益的（有时甚至是有害的），见于合并有其他影响生命的严重疾病或需行血管成形术等情况的患者。

（三）运动试验可以了解患者可能在运动中出现的不良反应

在可控制的环境中出现某些不良反应是相对安全的。虽然也有在心肌梗死后早期安全施行极量运动试验的报道，但是，临床上一般在心肌梗死后 1 个月内仍主要采用次极量运动试验。也可以主观地采用以下标准控制运动试验强度：对于 40 岁以下患者，最高心率控制在 140 次/分钟，最大工作负荷在 7 METs 以下；对于 40 岁以上的患者，最高心率为 130 次/分钟，最大工作负荷为 5 METs。对于服用 β-受体阻滞剂（β-receptor blocker）的患者，可使用 Borg 量表评分，15 min 为停止运动的标准。另外，通常的运动试验终止指标也适用于心肌梗死后运动试验。

有研究评价了心肌梗死后 5～7 d 进行运动试验的价值。这些研究证明，症状限制性运动试验比次极量运动试验更容易诱发心肌缺血，对最大运动能力的评价也比较准确。因此，早期症状限制性运动试验比次极量运动试验在运动处方的制订方面更有用，但是，这种在心梗恢复早期的症状限制性运动试验对判断疾病预后的价值是否优于心肌梗死后数周于恢复后期才施行的症状限制性运动试验，则尚无定论。

心肌梗死后早期的运动平板试验，主要选用改良 Bruce 方案和 Naughton 方案。在预测最大运动能力和缺血性反应方面，两种方案是相似的，但是，Naughton 方案的最大运动时间比较长。也有研究发现，出院前实施症状限制的改良 Naughton 方案比心率限制运动方案可以检出更多的心肌缺血。心肌梗死后 6 周，标准 Bruce 方案比症状限制的改良 Naughton 方案更多地发现缺血性心电图异常。因为，在 Bruce 方案中，患者可在较短的时间内达到更高的双乘积水平。心肌梗死后的运动试验方案需根据患者的具体情况进行个体化的选择，一般来说，起始的运动水平为 2 METs，并且每一级别提高 1～2 METs。

（四）早期运动试验对活动的指导

心肌梗死后的运动试验，对指导患者及家属在患者出院后安全地进行日常生活、休闲及职业的活动很有帮助。在运动试验中获得的工作负荷最大代谢当量值可用于预测患者在某项活动中的耐受程度。大多数的日常活动所需的代谢当量水平均不足 5 METs，因此，出院前对患者进行一个次极量的运动试验已足够满足患者出院后最初数个星期内的活动指导的需要了。

在心肌梗死后 3～6 周完成的运动试验有助于进一步的运动指导及帮助决定患者是否能重回工作岗位。大部分的职业活动达到的当量水平不足 5 METs，但是，有部分患者的工作涉及较重的体力活动，此时，不能仅仅根据运动试验的结果给予患者工作建议。常规的运动试验没有评估搬起重物、温度、环境及心理压力对能量需求的影响，但是，这几方面的因素在给予患者进行工作指导时均应考虑到。对于运动耐量低下、左室功能不全、有运动诱发的心肌缺血及对返回体力工作岗位有忧虑的患者，应进行模拟工作测试。

在心脏康复过程中，运动试验的实施是很重要的。首先，安全、有效的运动强度的设定必须参照运动试验的结果；其次，在给患者进行危险性分层，以决定运动训练时的监护水平，也需要参照运动试验结果；最后，在评估运动训练的作用时也要施行运动试验。因此，对所有的进入心脏康复程序的心脏病患者，均需施行运动试验检查。按照实践经验，经过 8～12 周的运动锻炼，稳定的心脏病患者需再施行 1 次运动试验检查。以下 3 种情况也需要复查：①心肌梗死 1 年后；②症状出现改变；③所用药物可能影响运动。此时的运动试验可有助于重写运动处方，评估患者的运动耐量变化，并给予患者治疗反馈。

　　总的来说，患者心肌梗死发生后，出院前运动试验可能的益处有 7 个方面：①设定安全的活动水平；②优化出院计划；③改变医疗策略；④决定随访的强度；⑤给予患者信心和鼓励；⑥打消家属的疑虑；⑦辨别运动诱发的心肌缺血和心律失常。

（梁崎）

第2章 冠状动脉性心脏病患者社区心脏康复

冠状动脉性心脏病（coronary heart disease，CHD），简称冠心病，是指冠状动脉粥样硬化导致冠脉管腔狭窄或阻塞，或（和）冠脉痉挛导致的心肌缺血缺氧或坏死，可有症状或无症状的心脏病。由于绝大多数是在冠状动脉粥样硬化的基础上所致，故狭义上将冠状动脉粥样硬化性心脏病（coronary atherosclerotic heart disease，CAHD）简称为冠心病。目前，更多的是使用稳定性冠心病、不稳定性冠心病两种临床分型。前者包括无症状心肌缺血和稳定型心绞痛，后者包括不稳定型心绞痛、急性心肌梗死（包括急性 ST 段抬高型心肌梗死和非 ST 段抬高型心肌梗死）和猝死。由于冠心病是我国的主要致死和致残疾病之一，每年新发病例多，带病长期存活患者多，患者长期的管理需依赖社区医疗力量，而心脏康复是较好地将二级预防和康复结合在一起的疾病管理方式，因此，开展冠心病的社区康复具有重要的意义。

一、社区冠心病患者的主要功能障碍

冠心病患者主要的功能障碍为体力活动能力下降。导致体力活动能力下降的主要原因为运动诱发心绞痛使患者自觉地控制活动，合并心功能下降时导致体能受损，长期卧床或体力活动缺乏导致体能减退。体能减退给冠心病患者带来严重的后果，患者的社会活动、休闲活动和日常家居活动均可能受到限制，使患者不能很好地担任社会和家庭角色，降低患者的生活质量。除此之外，限制体力活动使患者体能减退，体能减退反过来进一步限制体力活动，形成恶性循环。低体力活动本身就是冠心病的独立危险因素，也对冠心病的其他危险因素（如低 HDL 血症、高血压、高血糖和肥胖）有着不良影响，因此，体力活动缺乏可促进动脉硬化斑块的进一步发展。另外，低体力活动也与冠心病患者不良心理状况有关，缺乏活动者更易患抑郁、焦虑及存有敌对感和社会隔绝感。因此，纠正体力活动障碍，对于社区冠心病患者的身心健康而言，是一个关键的着重点。

除此以外，冠心病患者还可能合并其他的功能障碍，包括呼吸功能减退（尤其在伴慢性心力衰竭时）、代谢功能障碍（胰岛素抵抗、高血糖和血脂异常）、性功能障碍（男性冠心病患者常伴勃起功能障碍）、骨关节肌肉功能障碍（与长期缺乏体力活动相关的肌肉力量耐力下降、关节退行性改变和骨质疏松）、情绪和心理异常（常见为抑郁和焦虑）、疼痛（不同程度的心绞痛）和睡眠障碍。因此，冠心病患者的社区康复应综合考虑到患者各方面的功能障碍，进行全面的评估，给予相应的预防和干预措施，以促进患者的全面康复。

二、社区心脏康复的定义和目的

过去心脏康复以预防急性心肌梗死长期卧床相关的并发症、改善冠心病患者的生理和心理的症状，以及提高其各方面功能水平为目的。但是，自大量的流行病学和病理生理学机制研究结果的公布，人们逐渐认识到冠心病是一种慢性进展性的、多因素的、与环境和个体生活方式相关的动脉粥样硬化性疾病，心脏康复的焦点已经不仅仅局限于改善患者疾病相关的功能障碍，而是作为一种综合的长期干预措施，将个体化的运动训练与慢性病管理技巧相结合，以减缓或抑制动脉粥样硬化的进展，预防冠心病的发展、减少心脏事件的发生为目的。从这个角度出发，冠心病的心脏康复事实上与冠心病的二级预防密切结合，其最终的目的是降低冠心病再发和死亡，提高冠心病患者的生存质量。事实也证明，心脏康复的确具有冠心病二级预防的作用，使冠心病患者全因死亡率下降15%～28%，心源性死亡率下降26%～31%。获益程度与使用他汀、β-受体阻滞剂和阿司匹林（aspirin）相似，且可提高机体20%～50%的力量和耐力，这种改善将决定患者能否重新过上积极的生活。

因此，冠心病心脏康复即通过综合的干预手段（包括药物、运动、营养、教育、心理和社会支持），改变患者的不良生活方式，帮助患者培养并保持健康的行为，促进其采取活跃的生活方式，控制冠心病的各种危险因素，抑制和逆转冠状动脉粥样硬化发展，改善患者的症状，提高患者的功能能力，使其生理和心理达到最佳水平，减少残疾发生并促使其回归社会，最终使再发心脏事件风险和心血管死亡风险减少，在延长患者寿命的同时，提高患者的生存质量。

三、冠心病社区康复的重要性

随着冠心病诊治手段的快速发展，冠心病患者的住院时间已经大大缩短，例如，急性心肌梗死平均住院时间为 3～4 d。如此短的住院时间，使通过健康教育和其他的手段让患者获得冠心病二级预防知识，改变患者的生活方式和控制疾病的危险因素，变得几乎不大可能。因此，大量的冠心病康复和二级预防的工作需要在社区中完成。此外，心脏康复是一项长期乃至终身的，需要患者积极主动参与和配合的，并且花费低的干预措施；只有在社区中才能得到有效的实施。因此，社区康复在冠心病康复中占据着非常重要的地位。

四、冠心病社区康复的主要内容

冠心病社区康复的主要内容应包括 5 个方面：①康复评估，包括心血管危险因素的识别、疾病及其所导致的功能障碍的评估，以及患者进行运动的危险性的评估；②心血管危险因素的管理，包括血脂管理、高血压管理、戒烟、糖尿病管理和体重管理；③营养咨询和饮食干预；④体力活动咨询和运动训练；⑤心理社会管理。

五、实施冠心病康复评估的主要措施

（1）详细的病史询问包括 7 个方面：①冠心病诊断和手术治疗病史（须注意左心

室功能评估）；②并发症（包括外周动脉疾病、脑血管疾病、肺部疾病、肾脏疾病、糖尿病、肌肉骨骼疾病、神经肌肉疾病、抑郁症及其他持续存在的疾病）；③冠心病的症状；④用药情况（如剂量、次数和依从性）；⑤心血管危险因素；⑥生活方式；⑦进行健康教育的障碍和偏好；等等。

（2）细致和全面的体格检查包括 4 个方面：①心肺系统的检查［如心率、心律、血压、心肺听诊、下肢触诊（水肿及动脉搏动）］；②心血管手术和操作后的伤口；③骨科和神经肌肉状态；④认知能力。

（3）了解必要的实验室检查和辅助检查结果，包括 5 个方面：①空腹和餐后血糖、糖化血红蛋白、LDL、HDL、甘油三酯（triglyceride，TG）、肌钙蛋白、心肌酶、脑钠肽等；②心电图；③超声心动图；④运动试验；⑤冠脉造影结果；等等。

（4）强烈建议所有的冠心病患者在进行系统的运动训练前进行运动心电图试验，以评估运动耐量、运动血流动力学反应，运动诱发的症状，运动诱发的心肌缺血和心律失常。运动心电图试验是进行运动危险性分层的必要检查，同时，对指导个体化运动处方的制订具有重要的作用。

（5）使用问卷和量表评估，这包括 5 个问卷和量表：①营养和饮食问卷；②体力活动量表；③尼古丁依赖量表；④标准化的心理评测；⑤普适和疾病特异生存质量量表；等等。

六、冠心病社区康复的具体实施

冠心病社区康复的干预措施是多学科的、综合性的，包括 5 个方面。

（一）健康教育

健康教育是社区心脏康复的重要措施，贯穿在心脏康复的各个方面。有效的健康教育是实施成功的社区心脏康复的必要基础。

健康教育的目的应集中在 4 个方面：①改善心血管危险因素；②管理心血管急症（教会患者及家属识别心绞痛、可能的心脏急症发作，以及运动中诱发的疼痛和不适的判断）；③了解疾病发展的过程；④保持心理社会健康状态（加强患者对性功能、社会关系、抑郁、愤怒和敌意的认识），以及适应疾病所带来的限制。

健康教育的内容包括 6 个方面：①对疾病和药物的认识；②对心血管危险因素的认识；③对心血管急症的认识；④生活方式的调整和保持；⑤戒烟；⑥对运动的有效性和危险性的认识；等等。

健康教育的方法可根据患者的需要、偏好和特殊情况，可选用个别教育、小组教育、家庭教育等方式，选用小册子、录音带、视频、CD、电脑和网络等途径进行教育。例如，以家庭教育为主的，可采用电话和定期就诊来管理健康教育。

（二）药物治疗

药物治疗包括抗凝和抗血小板药物、控制血压药、调脂药、降糖药和胰岛素等的应用。美国心血管和肺康复协会（American Association of Cardiovascular and Pulmonary Rehabilitation，AACVPR）和美国心脏协会（American Heart Association，AHA）在最新心脏康复和二级预防指南中均强调，患者服用正确的药物在降低不良心血管事件的发生方面起着实在的作用，患者对药物治疗的依从是获得持续益处的必不可少的一部分。

（三）营养咨询和个体化饮食方案的制订

营养咨询和个体化饮食方案的制订，包括4个方面：①制订具体饮食方案，将饮食中的饱和脂肪和胆固醇含量控制在"治疗性生活方式改变饮食计划"推荐的限值内；②根据患者的具体情况及所患疾病需达到的特定目标制订个体化的饮食方案，需考虑患者可能的食物过敏和文化偏好；③对患者及家属进行饮食目标及保持健康饮食习惯的教育；④在咨询的过程中纳入行为改变模式和依从性策略。

（四）心理社会管理

心理社会管理，包括4个方面：①提供个人和（或）小团体的关于心脏疾病，压力管理，以及与健康有关的生活方式的改变，以调整有关的教育和辅导；②促进支持性康复环境和社区资源的发展，以提高患者及其家庭的社会支持水平；③教导和支持自救策略；④识别有显著心理困扰的患者，转介给心理专家。

（五）体力活动和运动训练

体力活动和运动训练在社区心脏康复方案中具有重要的作用。患者通过增加体力活动和参加运动训练，达到调整生活方式和增加运动耐量的目的。同时，运动本身在心血管危险因素的管理中是重要的干预措施，参与了高血压、血脂异常、高血糖和体重的管理，并且对患者的心理压力的管理也起着很大的作用。因此，在社区心脏康复中需要额外地强调这一干预措施，包括4个方面：①在最初的评估和之后的随访中，提供关于体力活动的建议、支持和咨询；②持续鼓励患者坚持一周内不少于 5 d，每天 30 ～ 60 分钟的中等强度的体力活动；③通过日常生活的手段来增加体力活动水平；④基于评估、危险性分层和并发症及患者的目标，制订个体化的有氧运动和抗阻运动方案。

七、冠心病患者运动危险性分层

所有的冠心病患者在进行运动训练前都需要就其在运动中出现心血管事件的危险性进行分层，该分层有助于个体化运动处方的选择、运动训练的进展，并决定运动中医务监督的强度。冠心病患者运动中出现心血管事件的危险性分层见表 2 – 1。

表 2-1　冠心病患者运动中出现心血管事件的危险性分层

危险性程度	症　状
必须具备所有条目才能认为该患者运动危险为低度	1. 在运动试验中及恢复期，没有复杂的室性心律失常。 2. 在运动试验中及恢复期，没有心绞痛和其他明显的症状（如异常的气短、头晕、眩晕等）。 3. 在运动试验中及恢复期，血流动力学反应正常（即随着运动负荷的增加或减少，心率与收缩压出现相应的升高或降低）。 4. 运动耐量≥7 METs。 5. 静息射血分数（ejection fraction，EF）≥50%。 6. 无并发症的心梗或血运重建术。 7. 休息时，无复杂的室性心律失常。 8. 无充血性心力衰竭。 9. 无事件后和手术后心肌缺血的症状和体征。 10. 无临床抑郁
该患者运动危险为中度	1. 在高水平运动负荷（≥7 METs）时，出现心绞痛和其他明显的症状（如异常的气短、头晕、眩晕等）。 2. 在运动试验中及恢复期，出现无症状的轻至中度心肌缺血表现（ST 段较基线水平压低 <2 mm）。 3. 运动耐量 <5 METs。 4. 静息射血分数为 40%～49%
具有一项或数项条目可认为该患者运动危险为高度	1. 在运动试验中及恢复期，出现复杂性心律失常。 2. 在运动试验中及恢复期，在低负荷水平（<5 METs）时，出现心绞痛和其他明显的症状（如异常的气短、头晕、眩晕等）。 3. 在运动试验中及恢复期，出现无症状的严重心肌缺血表现（ST 段较基线水平压低≥2 mm）。 4. 在运动试验中及恢复期，血流动力学反应异常（变时性功能不全；或随着运动负荷的增加，收缩压不升或下降，以及严重的运动后低血压）。 5. 静息射血分数 <40%。 6. 心搏骤停病史。 7. 休息时，有复杂的心律失常。 8. 有并发症的心梗或血运重建术。 9. 有充血性心力衰竭表现。 10. 有事件后和手术后心肌缺血的症状和体征。 11. 有临床抑郁

八、冠心病社区康复运动训练实施方法

（一）有氧运动

运动训练频率 3～5 次/周。强度为 50%～80% 的运动耐量，从最初的运动强度 50% 的运动耐量开始逐渐增加。通常采用心率来控制运动强度。训练需达到的靶心率设定为最大心率的 65%～85%，或为休息心率加上 60%～80% 的储备心率，但是，必须注意靶心率应低于诱发心肌缺血，或明显心律失常，或明显心绞痛的阈值心率的 10 次以下。如果患者未有心房颤动（房颤）病史，或服用了影响心率的药物，或不易监测心率，则可采用 Borg 量表（6～20 分），将运动强度控制在 11～15 分。运动训练的总持续时间为 20～60 分钟/次，初始运动时间短，可从 20 min 开始。运动数周后，逐渐增加运动时间，至运动总时间达到 45～60 min 最佳。如果患者的运动强度低，可通过适当地延长运动训练时间来完成总的热量消耗预定标准。

若患者在进入社区心脏康复时，因条件限制尚未行运动试验检查，则进行运动训练时要格外地保守，并且要加强运动中的监测。最好由患者的主管专科医生给出一个运动中不能超过的最大心率值。运动的初始训练强度，可根据患者的心脏事件住院时间、出院时间和患者在家庭中的运动情况谨慎设定。运动中的监测，是指连续收集、分析心电图、患者的症状和体征、血压、自我疲劳程度，并监测运动过度的症状。例如，使用平板运动训练，可将初始强度设定为 2～3 METs，或 1.6～4.8 km/h，坡度设为"0"；使用功率自行车训练，初始运动强度设为 25～50 W。根据患者在运动中的表现逐渐增加运动强度至 Borg 量表评分为 12～13 分，或达到专科医生给定的最大心率。运动模式可选择步行、平板运动、自行车及其他有氧运动器械等，也可采用中国传统的运动训练（如太极），选择持续或间歇的方式进行训练。

（二）抗阻训练

抗阻训练可增加冠心病患者的肌肉力量和耐力，增加功能能力和独立性，提高患者的生活质量，对危险因素的控制虽然不如有氧运动训练有效，但也起着一定的作用。因此，抗阻训练应成为冠心病患者运动训练中的一个组成部分。抗阻训练频率为 2～3 次/周。针对上下肢的主要肌群，如股四头肌、臀肌、肱二头肌、胸大肌等，进行训练。强度为每回合重复 10～15 次，训练至中度疲劳，持续时间根据训练的肌群而定，通常 8～10 种上、下肢肌肉，每种 1～3 回合，可采用的训练模式为弹力带、沙包、哑铃、重量训练设施。实施抗阻训练面临的最主要的问题是安全问题。训练前，需排除抗阻训练的绝对禁忌证，包括不稳定型心绞痛、失代偿心力衰竭、未控制的心律失常、未控制的高血压（＞180/110 mmHg）、糖尿病视网膜病变等。训练的过程中还需要注意 4 个方面：①应以中速或慢速有规律地完成所有动作；②完成动作的全程需避免屏气及屏气用力的动作（瓦氏动作），可通过用力时呼气、放松时吸气来避免；③上肢和下肢肌群训练交替进行，以保证运动中的充足休息；④起始的训练强度减低，可小于 1-RM①

---

① 1-RM 表示 1 次最大力量的收缩所抗拒的阻力的大小。

的 40%。运动训练必须包括热身、放松和柔韧性练习。运动中可根据实际情况监测心电图，以及查看心率、血压、症状和了解患者的自觉疲劳程度，避免运动诱发的心血管危险。

临床情况发生变化时，运动训练方案应进行调整和修正。每周的运动训练能量消耗应达到 1 000 kcal① 以上。运动场所可为社区医院、社区康复中心、社区活动场所和家里。

九、冠心病社区康复运动训练的安全策略

运动训练在大多数得到正确评估的患者中施行是安全的。参加心脏康复的患者，运动中心搏骤停、心肌梗死和死亡的发生风险分别为每 117 000 人/小时、220 000 人/小时和 750 000 人/小时 1 例。但是，安全仍然是冠心病社区康复运动训练的首要问题，为确保患者的安全，应掌握以下的安全策略并确保逐条实施，见表 2 - 2。

表 2 - 2　冠心病社区康复运动训练的安全策略

项　　目	注　意　事　项
策　　略	1. 确保所有的患者均为专科医生转介，在进行运动训练之前，确保每一位患者均完成正确的评估和定期的随访。 2. 心脏康复组成员均应熟练掌握并发症的紧急处理，并周期性练习紧急抢救技巧。 3. 确保抢救药物和设施的供给，必须有除颤器及维持生命的设备。 4. 注意进行运动的持续时间，尤其是高危患者
患者的安全教育	1. 向患者强调其应对在家中和运动中有关症状变化的警告信号保持警觉，包括胸部不适或其他心绞痛样症状、头晕、眩晕、脉搏异常、体重增加和气短等。 2. 教导患者学会在出现上述情况时的正确处理方法。 3. 强调遵循运动处方的重要性。 4. 提醒患者需根据环境的变化调整运动的水平，如炎热、潮湿、寒冷和海拔升高
运动中的监护	1. 在患者开始运动前，评估患者状况的改变、体重、血压、药物的依从性和心电图。 2. 正确地使用持续或间断的心电图监护。 3. 根据患者运动前的状况和活动反应，有必要时需调整运动的强度和持续时间。 4. 在运动中和运动后维持监督，直至患者离开。 5. 减少竞争性活动

---

① 1 kcal = 4.184 kJ。

十、冠心病社区康复的干预措施预期目标

（1）经过评估后，患者可获得一个包括短期目标和长期目标的康复计划。

（2）经过营养咨询和干预后，患者可遵循规定的饮食方案，了解饮食的基本原则，并有相应的治疗饮食行为问题的计划。

（3）危险因素管理目标包括 4 个方面。①完全戒烟；②血脂管理目标：LDL < 100 mg/dL，HDL >35 mg/dL，TG < 200 mg/dL；③高血压管理目标：SBP < 130 mmHg，DBP < 85 mmHg；④高血糖管理目标：空腹血糖正常（80 ~ 110 mg/dL），或糖化血红蛋白（glycosylated hemoglobin，HbA_{1c}）< 7.0%，将并发症及高血糖和低血糖发作减至最少，控制伴发的肥胖、高血压（BP < 130/85 mmHg），以及高脂血症。

（4）心理社会管理目标包括 5 个方面：①没有临床显著的心理困扰、社会孤立和药物依赖，情绪健康；②患者出现健康相关行为的变化，学会放松和其他的压力管理技巧；③能获得有效的社会支持；④如服用精神药物依从性好；⑤减少或消除酒精、烟草、咖啡因，或其他非处方的精神科药物的使用。

（5）体力活动与运动训练预期目标包括 5 个方面：①家务、职业和休闲体力活动增加；②症状减少，心理方面良好，压力减少，功能独立；③有氧能力和体成分改善，柔韧性、肌肉耐力和力量增加；④患者了解运动中安全原则，包括警戒症状（体征）；⑤心血管危险因素整体减少，最终死亡风险减少。

（梁崎　郭兰）

第3章　冠心病心脏搭桥术后的心脏康复

心脏搭桥术后是心脏康复和二级预防的适应证（Ⅰ类推荐，证据水平A级）。患者术后病情稳定就可以开始早期活动，目的为减少卧床的并发症。术后2～5周进行运动测试，有助于评价血运重建效果，指导和制订运动处方（Ⅰ类推荐，证据水平A级）。出院1周内适合的患者，可开始门诊康复训练。运动训练以有氧运动为主，辅以每周2次抗阻训练（Ⅰ类推荐，证据水平A级）。为避免影响胸骨伤口愈合，3个月内不应进行中重量至大重量的上肢力量训练。

心脏搭桥术后患者的心脏康复目的为减少患者的症状，提高患者的功能，延缓或抑制冠状动脉和移植的静脉桥的狭窄，降低心血管事件再发与死亡的风险，提高患者的生存质量。运动疗法是其中重要的干预措施，其实施的原则遵循心血管疾病患者运动的一般原则。

一、心脏搭桥术后住院期运动

病情稳定的情况下即可以开始早期活动，其目的是减少卧床的并发症，例如，体力下降，深静脉血栓形成，坠积性肺炎，等等。运动的方式包括有氧运动及呼吸肌训练。术后48 h内如果无运动禁忌证，可开始坐、站立、四肢的关节活动度活动，以及某些自理活动，如进食和洗漱，3～4次/天。之后，患者可开始室内短距离步行50～500步/天，可在他人协助下逐渐过渡到独立步行。患者活动训练进展速度取决于其病史、临床情况、症状及起病前的功能状态。

住院期间的心脏搭桥术后早期运动处方见表3－1。

表3－1　住院期间的心脏搭桥术后早期运动处方

活动处方参数	具 体 指 标
频　率	1. 术后1～3 d，2～4次/天。 2. 术后第4天开始，2次/天，并延长活动时间
强　度	综合考虑以下强度标准： 1. 无症状时尽量坚持。 2. 自觉疲劳程度评分≤13。 3. 以基础心率加30次为运动强度上限
持续时间	1. 耐受的范围内间歇运动，每组持续3～5 min，间歇时间略少于运动时间，或以2∶1的运动/休息时间比进行。 2. 总的运动时间10～15 min
运动方式	步行为主，辅以呼吸肌训练

心脏搭桥术后早期运动时，如果患者出现表 3-2 中的不良反应，应及时终止运动。

表 3-2　心脏搭桥术后终止运动指征

指　征	指　标
症状和体征	出现运动不耐受症状或体征（包括心绞痛），明显的呼吸困难
舒张压	DBP≥110 mmHg
运动中收缩压	运动中 SBP 下降≥10 mmHg
心　律	严重室性或房性心律失常，伴或不伴症状体征；Ⅱ度或Ⅲ度心脏传导阻滞
心肌缺血	出现心肌缺血症状（如心绞痛），或心电图提示出现缺血改变

二、心脏搭桥术后门诊期运动

如果无并发症，心脏搭桥术后患者通常在术后 1 周内即出院。门诊期运动疗法的目的有 4 个方面：①作为心脏康复及二级预防措施的一部分，帮助患者实施一个安全、有效、长期的运动和日常体力活动计划；②帮助纠正患者的心血管危险因素；③提高患者的功能能力水平，促进患者早日重返社会；④长期目标为降低疾病的再发及死亡。

运动实施应遵循以下步骤：运动前的评估→运动处方的制订→运动方案的实施→运动效果评价→运动处方的调整→运动训练的进展。

在制订冠脉搭桥后患者的个体化运动处方时，需根据评估结果进行。其安全性考量因素主要有 3 个方面：①患者的手术是否实现完全的血运重建；②是否涵盖了既往搭桥手术移植血管闭塞的病变区；③是否仍存在事件后的心肌缺血情况。因此，除了仔细进行症状的询问以便了解是否仍存在心绞痛，应进行症状限制性运动心电图试验，或者药物负荷心脏超声试验，以了解患者是否存在负荷诱发下的心肌缺血及负荷的水平情况。

如果患者在出院前未进行运动心电图试验评估，可按照表 3-3 的方法制订出院早期运动处方。

表 3-3　出院早期运动处方

活动处方参数	具 体 指 标
频率	2~3 次/天
强度	1. 活动心率达到静息心率加 20 次/分钟。 2. 主观劳累程度（6~20 分）评分 11 分，或至个人耐受程度。 3. 按照症状限制活动强度的程度，包括气短、心绞痛和劳累，活动强度应控制在出现以上症状之下
运动时间	1. 5~20 min。 2. 每次活动 5 min 以内，接着休息，总共的活动时间达到 20 min
运动方式	坐、站立位功能活动，关节活动度活动，以及步行

如果患者出院 2 周后病情平稳，出院早期的运动顺利完成，应强烈建议患者在 2 ～ 5 周进行运动测试，有助于评价血运重建效果，指导制订运动处方。通常情况下，冠脉搭桥术后患者的运动处方的制订方法与一般心血管病患者的大致相同。

抗阻训练也是冠脉搭桥术后患者心脏康复综合运动训练计划中的一部分。美国心脏协会在其发布的动脉粥样硬化性疾病的二级预防指南中明确指出，每周应有 2 次抗阻训练。开始抗阻训练时，必须考虑以下的注意事项，见表 3 - 4。

表 3 - 4　冠脉搭桥术后患者开始抗阻训练前的注意事项

序　号	注　意　事　项
1	阻力训练需至少在术后 5 周才开始。
2	患者已经完成了 4 周的监护下耐力训练。
3	必须没有以下 5 种情况的存在：①充血性心力衰竭；②未控制的心律失常；③严重的瓣膜疾病；④未控制的高血压；⑤不稳定的症状。
4	进行阻力运动训练之前，必须完成基础的肌肉力量检查；术后 5 ～ 8 周内，上肢提举抗阻水平限定在 5 ～ 8 磅（2.27 ～ 3.63 kg）内；3 个月内不应进行中重量至大重量的上肢力量训练；若无证据表明存在胸骨不稳定，则允许上肢全关节范围活动限制在无牵拉伤口感觉及不诱发疼痛以内

一旦初始运动处方设定好，患者应循序渐进地逐步达到既定的目标。无论是增加运动强度还是延长运动时间，总的运动量必须达到一定标准。以热量的消耗为标准，运动训练至少应达到 0.5 ～ 1.5 千卡/周的热量消耗。

患者常用的运动训练模式有 2 种：持续训练模式和间歇训练模式。

三、心脏搭桥术后实施运动训练的特殊考量

心脏搭桥术后实施运动训练的特殊考量主要包括以下 6 个方面。

（1）谨慎进行上肢运动，胸骨愈合创口愈合前避免进行上肢的剧烈运动；适当地进行上半身伸展、弯曲及轻度的阻力训练，以提高活动水平。

（2）为避免胸骨不愈合问题，一些患者可能需要低强度或改良运动处方。胸骨切开术后的 5 周内，患者不要做上肢的阻力训练。术后 8 周内，应谨慎进行上肢运动。

（3）需留意伤口感染的迹象，包括发红、肿胀和排液。伤口感染的患者需要使用无菌敷料，避免与其他康复项目中的患者产生交叉感染。

（4）由于存在大隐静脉移植血管早期堵塞的可能性，还应警惕患者是否出现心绞痛，或与心绞痛相同的症状、体征和运动不耐受，以及新的心电图（ECG）是否存在心肌缺血的征兆。患者也应被告知，并警惕上述状况。

（5）在开胸术后的最初几天里，包括房颤在内的心律失常并不罕见，并且也可在出院患者运动训练期间发生。复杂性心律失常和新发房颤一旦发生，应当立即报告给负责项目的医疗总监和转诊医师。

（6）胸腔积液和心包积液也可能在术后发生，一般在最初几周内发生，可表现为运动耐力下降、胸部不适及呼吸困难加重。这些症状应被立即上报给负责项目的医疗总监、外科医师和转诊医师。

（梁崎）

第4章　先天性心脏病的康复

在每 1 000 名活产的婴儿中，有 5 ～ 8 名患有先天性心脏病（congenital heart disease），10%～15% 的异常婴儿不需要矫正，70%～80% 的异常婴儿可经过介入或手术的干预得到矫正。婴儿早期即矫正异常，可避免由于长期的异常血流负荷导致的并发症，这些得到矫正的患儿，如术后无残留及后遗症，也无其他并发疾病的存在，可如同正常儿童一般正常生长发育。然而，由于先天性心脏病的疾病谱广泛，患者可能长期带病生存，或虽行手术干预，但术后并未获得完全矫正；或有残留；或有后遗症；或合并有其他影响功能的疾病；或因生长发育异常和长期体力活动限制，即使手术后仍不能回归社会。这些患者均需要进行心脏康复。

病例报告：

患者，男性，34 岁，因发现心脏杂音 20 余年，反复胸痛 9 个月入院。患者 12 岁时，曾因呼吸道感染到当地医院就诊，发现心脏杂音，无发绀、气促、头晕、晕厥，进行超声心动图检查诊断为"右室双腔，室间隔缺损"，建议继续观察。患者发育正常，平素无明显自觉不适，反复"感冒"，无活动后蹲踞或呼吸困难，无腹胀、脚肿，无胸痛，无心悸，可正常生活、工作及体育锻炼。近 9 个月，自觉胸痛，一过性，可自行缓解。今来我院门诊行心脏彩超检查，发现先天性心脏病 [右室双腔，室间隔缺损（膜周部），轻度主动脉瓣返流]，为求进一步治疗收入院。自发病以来，患者无明显自觉不适，无反复咳嗽，无发绀，发育正常，精神、胃纳佳，夜间睡眠好。二便正常，体重变化不详。患者无高血压病史，无冠心病史，无糖尿病史，无肝炎病史，无结核病史，无血吸虫病史，无手术史，无输血史，无过敏史。

患者无地方病地区居住情况；为无业人员；生活环境尚好；吸烟史有 10 多年，1 包/天，未戒断烟瘾；无饮酒嗜好；无疫水接触史，无食鱼生史；无吸毒史。体格检查：生命体征 T 37℃，P 63 次/分钟，R 20 次/分钟，BP 110/58 mmHg，58 kg。神志清楚，体查合作，唇甲无发绀，颈静脉无充盈无怒张，双肺呼吸音清，干湿啰音不明显，心率 63 次/分钟，律齐，胸骨左缘第 2～4 肋间可闻及收缩期 3/6 级杂音，腹平软，无压痛及反跳痛，肝肋下未触及，双下肢不肿，四肢肌力正常。

患者血、尿、大便常规及各项生化指标均为正常范围，6 min 步行距离为 554 m，全程指氧饱和度为 95%～98%。

患者超声心动图检查报告见图 4 – 1。

超声检查报告单

姓名：	江某		性别：	男		年龄：	34岁	检查号：	2014...
来源：	门诊		临床科室：	心内科门诊		住院号：		床号：	
仪器类型：	IE33（2）			检查部位：	〈常规心脏彩超〉				

检查参数：

AO: 29	AAO: 30	LA: 30	LVDd: 39
LVDs: 24	LVEF: 69	IVS厚: 8.8	LVPW厚: 8.5
RV常规: 20	MPA: 21	PV: 1.7	AV: 1.13
MV E: 0.76	MV A: 0.58	TV E: 0.61	RA: 45
			RV: 46

检查图象：

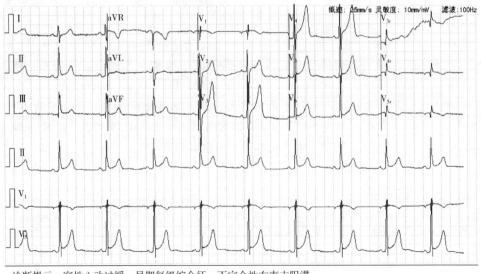

超声描述：
右室流入流出道之间见一肥厚粗大的壁束，厚6.3 mm，致一狭窄通道，内径：12 mm，血流加速呈彩湍流，Vmax: 2.7 m/s，△P: 30 mmHg。
室间隔膜周部连续性中断，缺损紧邻主动脉瓣，左向右分流彩束宽1.6 mm，Vmax: 4.09 m/s，△P: 67 mmHg，断口位于高压腔。
房间隔完整，各瓣膜形态正常。
室壁搏动好；降主动脉血流速度1.02 m/s。
组织多普勒 二尖瓣环室间隔组织速度S' 8.5cm/s, E' 7.6cm/s A' 7.6cm/s。

CDFI: 主动脉瓣返流，返流面积：0.76 cm²。

图4-1　超声心动图检查报告

患者十二导联心电图检查结果见图4-2。

诊断提示：窦性心动过缓，早期复级综合征，不完全性右束支阻滞。

图4-2　十二导联心电图检查结果

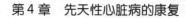

　　患者具备"室间隔缺损修补术，右室双腔矫治"的手术指征，无绝对禁忌证。入院后，患者完善术前检查，于静脉吸入复合麻醉体外循环支持下行室间隔缺损修补术和右室双腔矫治术。术中见：心脏增大（中），左心房（left atrium，LA）（＋），左心室（left ventricle，LV）（＋），右心房（right atrium，RA）（＋），右心室（right ventricle，RV）（＋＋），升主动脉（ascending aorta，AAO）：主肺动脉（main pulmonary artery，MPA）＝1∶1。室间隔缺损位于膜周流出道，直径1.5 mm，右室流出道（right ventricutar outflow tract，RVOT）可见肥厚肌束，最窄处约8 mm，形成双腔右室。

　　术后患者恢复良好，术后1周复查的超声心动图报告见图4-3，术后患者的心电图检查结果见图4-4。

人民医院
超声检查报告单

姓名：江某		性别：男		年龄：35岁		检查号：2014..	
来源：住院		临床科室：心外		住院号：		床号：15	
仪器类型：Vivid 7			检查部位：〈常规心脏彩超.〉				

检查参数：

AO：24	AAO：28	LA：25	LVDd：33
LVDs：22	LVEF：74	IVS厚：9	LVPW厚：9
RV常规：19	MPA：25	PV：0.75	AV：0.84
MV E：0.66	MV A：0.49	TV E：0.54	RA：42
			RV：51

检查图象：

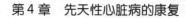	

超声描述：
室间隔修补处光滑完整，未见分流。
右室流出道收缩期内径9.5 mm，舒张期内径15 mm，流速1.09 m/s。
各瓣膜形态正常。
各房室不大，室间隔搏动低平。
心包腔内未见液性暗区。

组织多普勒 二尖瓣环室间隔组织速度S' 9 cm/s，E' 9 cm/s，A' 8 cm/s。
CDFI：三尖瓣返流，彩束面积1.5 cm²，估测肺动脉收缩压18 mmHg。

图4-3　术后患者超声心动图报告

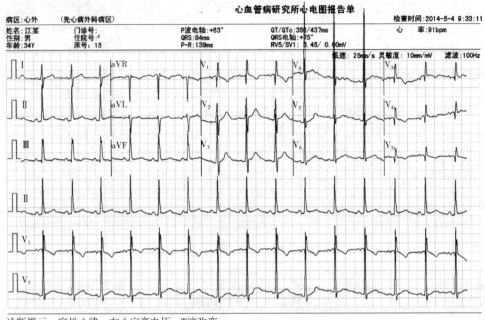

诊断提示：窦性心律，左心室高电压，T波改变。

图 4-4　术后患者的心电图检查结果

一、先天性心脏病患者可能具有的功能障碍

先天性心脏病疾病谱广泛，并且诊断技术和内外科治疗手段的进展大大延长了先天性心脏循环异常的患者寿命，因此，先天性心脏病患者是心血管疾病患者中的特殊人群，包括从未进行过心脏手术者、已进行过心脏手术并不再需要手术者、已进行过姑息手术者和除了器官移植外不能做手术者。成人先天性心脏病患者中未手术患者包括不需要手术者，须成年才进行手术者，不能手术除非做心、肺或心肺联合移植手术者。未手术可存活至成年的患者，常见缺陷包括主动脉瓣双瓣、主动脉缩窄、肺动脉瓣狭窄、继发孔型房间隔缺损、动脉导管未闭。未手术的患者可能存在心律失常、心功能衰竭、肺部血管病变、感染性心内膜炎、血液系统异常、肾脏病变、高尿酸血症等并发症，需要临床综合干预以获得良好预后。手术后的患者可能存在术后残留、后遗症，需要长期的管理。

先天性心脏病术后可能存在残留情况和后遗症。残留情况，是指心脏修补术后不可避免地留下的心脏、血管和非心血管疾病情况，在技术学上并非由于手术未达到目的所致。例如，在电生理方面，可有传导阻滞，特别是房室传导阻滞、房性心律失常等，也可能出现瓣膜异常，如肺动脉瓣和三尖瓣关闭不全等。非心血管疾病残留，不会因为心脏修补术后而得到改善。例如，合并存在神经系统疾病导致的功能障碍不会因为心脏术后而得到改善。

心脏修复术后的后遗症则与电生理紊乱、心脏自身瓣膜、人工材料、心肌和心内膜有关。右房切开室内修补术后，可因窦房结至房室结传导途径损伤、单独右束支损伤等出现窦房传导阻滞和右束支传导阻滞。右室切开室内修补术后，可出现右室激动顺序改

变和电不稳定性。左室或右室流出道或流入道修补后，可发生心脏自身瓣膜后遗症，如瓣膜关闭不全；若为轻度，则为可接受的后遗症。

心脏修复术后还需考虑修复材料的问题。修复材料的存在均需要面对材料退行性变、血栓形成、感染性心内膜炎的风险，含瓣膜导管还有假性内膜增生的可能。心室切开术后或心房切开术后，心肌形态和机械性后遗症通常较轻，除非有右室室壁瘤形成。应了解患者的术后的残留情况，以进行个体化的康复指导。

先天性心脏病患者最常见的功能障碍为运动耐量降低。运动耐量降低不仅仅见于未进行手术者，尤其是右向左分流的患者。由于运动显著增加静脉 – 动脉的分流程度，明显影响氧气摄取和通气动力学，使运动时获得稳定的氧摄取反应异常，可导致运动时的低氧血症。患者运动时，可能更多地依赖无氧代谢，使运动时酸性代谢产物增加。低氧、代谢性酸中毒及二氧化碳分流至外周动脉循环，均可刺激呼吸中枢，导致患者在轻度运动时立即出现通气量大增，表现为与运动强度不相称的呼吸困难，患者可能因此而不能继续运动。

先天性心脏病患者运动耐量的降低，可因缺损的不同、缺损的严重程度差异、病程的发展阶段、是否已行手术治疗和术后是否有残留而有明显的不同。但是，某些已经矫正了畸形且无残留缺损的患者的运动耐量的降低仍可长期存在，这通常与对患者的过度保护，限制患者参与体力活动有关。

先天性心脏病患者的运动能力降低，除了表现在运动耐量下降，部分先天性心脏病的患儿还可出现运动发育迟缓，可表现在大运动及精细运动的发育缓慢。有研究发现，大运动发育迟缓可在 63.2% 的先天性心脏病患儿中出现。这些患儿的运动表现，无论其缺损情况如何，均比在学校能参加体育课的患儿的运动表现要差些。

先天性心脏病儿童与成人，均可能存在行为和心理的障碍，表现为情感、社会交往和认知不同程度的异常，尤其是复杂型先天性心脏病的患者。患者可表现为焦虑、高压力状态、对挫折的低忍受力和抑郁状态。患儿或患者会出现自尊低下或过度夸大的情况。因为心功能欠佳，或担心猝死发生而被限制运动锻炼的患者，更容易感到自卑。在先心病的青少年还可能有反社会行为。患儿还可能因为缺氧所导致的神经受损、合并的其他先天畸形及染色体异常，导致存在学习障碍、智商测试得分低下、学业表现不佳、注意力障碍、言语异常、问题解决能力低下等表现。

本例患者由于长期无症状，体力活动不受限制，运动耐量基本正常。术前无合并其他的疾病，术后也无残留和后遗症，缺损已得到纠正，因此，术后患者的体力活动也可不受限制。

二、先天性心脏病康复的目的

先天性心脏病患者进行康复的主要目的，是尽可能地消除或减少疾病所致的损害、残疾和弱能，以及预防可能会出现的继发损害。通常来说，康复的目的在于 7 个方面：①增加体能，改善体力活动表现，帮助患者提高自我管理和自我照顾能力；②预防和治疗心脏疾病以外的并发症；③优化抗心律失常治疗；④促进整体恢复；⑤促进社会生活参与平等化，减少被歧视；⑥提高患者整体的生活质量；⑦降低疾病相关的病死率。

住院期的康复目的还包括促进患者的早期活动，增加通气和肺功能，预防和治疗围手术期并发症，尽早恢复体力水平。

本例患者的先天性心脏缺损已得到完全矫正，无残留和后遗症。术后早期，患者应尽早下床恢复功能性活动，出院后应建立健康的生活方式，参加体力活动和运动训练以提高运动耐量。

三、先天性心脏病康复的适应证

先天性心脏病康复的适应证包括 9 种情况：①术后的患者，需预防和减轻并发症；②由于严重缺损或复杂畸形综合征导致的心理运动发育障碍的患者；③需要优化和控制药物治疗的患者；④心脏移植术后患者；⑤需要健康教育的患者及患儿家长；⑥尽管已经成功矫正缺损，但仍表现低下的患者；⑦对疾病接受和管理不充分的患者；⑧需要教育和职业指导的青少年和成年患者；⑨为即将做手术治疗和介入治疗做准备的患者。

本病例为先天性心脏病术后的患者，属于心脏康复适应证。为避免并发症的发生，以及增强患者体能，改善患者的运动表现，应参与心脏康复。

四、先天性心脏病康复的主要内容

心脏康复必须是个体化、适合患者年龄、满足特定的需要的，其价值在于增加患者及其家庭处理疾病与带病生活的能力，也即帮助患者增加自助能力。先天性心脏病康复的主要内容包括康复评估、康复治疗、健康教育、疾病管理等。

其中，康复评估包括 3 个方面：①医疗及物理治疗评估，如通常的体格检查、实验室检查、心电图、24 h 动态心电图（Holter）、血压、超声心动图、氧饱和度监测、力量测试、功率自行车或运动平板测试等；②心理社会评估，包括行为异常模式、发育迟缓、情绪障碍、社会交往异常、疾病管理能力降低、家庭相关问题等；③精神运动评估，如体能、运动技巧等。

康复治疗内容包括物理治疗、运动治疗、作业治疗等。物理治疗包括特定的神经物理治疗、基于生物力学的物理治疗（如 Bobath、Vojta 等技术），呼吸训练，吸入气体或雾化技术，电疗等。运动治疗包括促进感知和活动的治疗、协调性训练、耐力训练、力量训练、速度和柔韧性训练、运动技巧训练、日常体力活动指导、参与不同体育运动建议、终身自发性体力活动和休闲活动指导。作业治疗以职业指导为主。心理社会治疗包括放松技术、游戏疗法、艺术疗法、音乐治疗、家庭治疗、学业和职业咨询等。

五、先天性心脏病康复的分期

先天性心脏病患者，无论是儿童、青少年，还是成人，无论是否行手术治疗，终身的管理（包括康复）都是必要的。至于在什么时间点介入康复、康复的强度如何，须基于个体化的原则。通常而言，康复多数在手术后开始，一般分为 3 个阶段，各个阶段均包括身体康复、健康教育、心理支持和社会支持等内容，因此，需要多学科的团队来开展先天性心脏病的康复。

先天性心脏病Ⅰ期康复为院内康复，通常持续数天至数周。康复的对象为手术后、介入治疗后的患者及住院的先天性心脏病患者。先天性心脏病Ⅱ期康复为出院早期康复，持续数周至数月。先天性心脏病Ⅲ期康复为长期康复，持续数年至终身。

六、先天性心脏病康复前需要评估的原因和心血管状况相关评估的详细内容

先天性心脏病患者由于疾病谱多样化，严重程度、术前术后情况，年龄及患病时间等因素的差异，心脏康复必须是个体化的，需要根据患者的具体情况进行制订，因此，详尽的评估是十分必要的。除了初始阶段的评估，在需要调整康复治疗方案时，仍需要重复评估。

与心血管状况相关的康复评估的详细内容主要包括 3 个方面。

（1）病史、症状及体格检查。进行康复评估前，需了解详尽的病史和手术史，评估患者现有的症状，并进行仔细的体格检查。了解先天性心脏病的类型，有助于增加对患者可能出现的血流动力学及电生理学并发症的认识。

（2）评估心室功能、心肌肥厚和心室扩张情况、压力负荷和容量负荷、肺动脉压、主动脉直径、心律失常情况，以及休息和运动时的氧饱和度。

（3）心肺运动试验及运动心电图试验。两项试验可获得最大摄氧量指标，该指标可用于制订适宜的运动训练强度，同时，也是预估患者预后的最佳指标。除此以外，还可了解患者运动中的氧气代谢情况，是否存在运动诱发的心律失常和传导阻滞，以及了解患者的运动中的血压反应。

七、先天性心脏病患者需参加体力活动的原因

体力活动是儿童生长发育的基本需要。个体的运动能促进儿童的精神神经的正常发育。集体性的体力活动，能帮助儿童建立自信心，培养合作精神，提高工作学习能力，建立稳定的情绪和积极的自我形象。在体力活动中的感知和运动体验决定儿童的生理和运动发育，对儿童的情感、心理社会和认知的发育具有决定性的影响。缺乏运动将对儿童整个人生的发展产生影响。

先天性心脏病患儿可因疾病本身导致自身活动能力下降，同时，也可因父母对患儿活动可能诱发的严重后果产生焦虑，进而刻意地限制患儿参与体力活动，从而导致患儿活动能力下降。过度的保护使患儿参与体力活动的机会大大减少，可导致患儿活动范围减少、感知能力和运动发育受损；社会孤立，导致社会心理发育、自我观念、社会行为和积极性受损。这种限制活动的现象不仅在未手术的患儿中存在，在术后无并发症和后遗症的患儿中也存在。

体力活动不仅仅是先天性心脏病患儿正常生理和心理发育的需要；对于先天性心脏病的成人，体力活动也是正常生活的需要，还是预防冠状动脉硬化性心血管疾病、肥胖、糖代谢异常、高血压病的手段。因此，先天性心脏病患者需要正确、安全地参与体力活动。

八、根据患者的心脏状况和临床情况的严重性进行体力活动的指导

某些类型的先天性心脏病患者在进行剧烈运动时和竞争性比赛时，存在心血管并发症和猝死的风险。但是，由于过度担心风险以至于限制患者参加体力活动，会降低患者的体能水平，并且可能会导致患儿或患者情绪异常、社会参与度下降等一系列的问题。患者是否参加运动以及参加何种运动需考虑6个因素：①运动的类型、强度和时间；②是否存在身体碰撞的危险；③运动训练过程是否导致风险增加；④运动中的紧张情绪增加心血管并发症风险；⑤并发症发作时，意识丧失可能对患者及观众带来的危险；⑥竞赛性运动和娱乐性运动的区别。

无论何种类型的先天性心脏病患者，在进行体力活动前应排除以下的禁忌情况，见表4-1。

表4-1　先天性心脏病患者参与体力活动的禁忌证

序　号	禁　忌　证
1	需要紧急外科手术的先天性心脏病患儿。
2	明显缩窄和（或）伴有心力衰竭，NYHA分级为Ⅲ/Ⅳ（术前）。
3	严重的肺动脉高压。
4	严重的发绀。
5	复杂性心律失常。
6	严重的心肌病、梗阻性肥厚型心肌病

不同的心脏状况和临床严重程度对体力活动的限制不同。在指导患者参与体力活动时，需进行评估分级，根据分级情况来指导患者的运动，见表4-2和表4-3。

表 4-2　心脏状况和术后临床表现的分级情况

级　别	心脏状况和术后临床表现
0	患者在外科手术或介入术前，有明显血流动力学异常的心脏缺损
1	患者已行心脏缺损矫正术或介入干预 1.1　无后遗症（完全矫正） 1.2　有轻度后遗症 1.3　有严重后遗症 1.4　患者在姑息性干预后有复杂心脏缺损 　1.4a　患者的体循环与肺循环被分开，如 Fontan 手术或 TGA 患者的 Mustard 手术 　1.4b　体循环和肺循环没有分开（如主动脉-肺动脉分流术）
2	有先天性心脏缺损但不需要做手术者 2.1　无关紧要的左向右分流缺损（如小的房间隔缺损或室间隔缺损） 2.2　无关紧要的瓣膜缺损或异常（如先天性二叶式主动脉瓣） 2.3　心电图提示临床上无关紧要的心律失常或改变 2.4　临床上无关紧要的心肌改变
3	不能手术治疗的心脏缺损患者
4	慢性心肌病患者 4.1　有临床症状者 4.2　无临床症状者
5	有可能需要长期/永久性治疗的患者 5.1　起搏器植入 5.2　抗凝治疗 5.3　抗心律失常治疗 5.4　抗心力衰竭治疗
6	心脏移植后的患者

表 4-3　根据目前临床情况的严重性分级进行运动训练的建议

组　别	严重程度	分　级	运动建议
0	需要外科手术的心脏缺损	0	不能参加运动
A	没有后遗症（完全矫正）	1.1	没有运动限制
B	有轻度后遗症	1.2；2.1；2.2；2.3；2.4；4.2	没有运动限制
C	有临床表现的后遗症	1.3；5.1；5.2；5.3	不能参加竞技性运动
D	有严重临床表现的后遗症	1.4a；1.4b；3；4.1；5.4	运动受限
E	有极其严重的临床表现	—	不能参加运动

本病例患者进行手术后，心脏缺损已得到完全矫正，没有任何后遗症，因此，可以参加任何类型的体力活动，包括参加竞技性运动。然而，由于患者为男性，长期吸烟，

有心血管的危险因素，必须在长期运动训练前，尤其是参加剧烈运动前，排除冠状动脉硬化性心脏病的可能，同时，也需要了解患者在运动中血流动力学的改变，有无运动诱发的心律失常和心肌缺血，因此，需要在进行运动训练前进行运动心电图的检查，若结果无异常，则患者参加运动无任何限制。

九、不同类型先天性心脏病患者的运动建议

虽然决定患者是否参与运动、运动有无限制主要是根据患者的临床状况，但是，不同先天性心脏缺损的情况对参与运动的要求还是有所差异。不同先天性心脏缺损者参与运动的建议见表4-4。

表4-4 不同先天性心脏缺损者参与运动的建议

先天性心脏缺损情况	运 动 建 议
先天性心脏阻滞	完全性心脏传导阻滞的患者不应参加持续高强度的等张运动及抗阻运动。如果已经安装起搏器，可根据患者耐受情况及起搏器类型参与运动。但是，身体接触的运动有损害起搏器的风险须尽量注意避免
冠脉异常	主动脉和右室流出道之间的异常冠脉可引起心绞痛、心肌梗死和猝死。尤其是左冠脉起源于右冠状窦，并行走于主动脉和右室流出道之间。运动时，可因主动脉根部和肺动脉主干扩张，增加异常冠脉和其近端分支之间的夹角，使管腔缩小，甚至使管腔呈缝隙状。患者可在用力活动时或活动后发生猝死，应该限制用力的活动。若已行手术治疗纠正畸形，且术后血流无阻塞，无心肌缺血，则可适当地参与运动
主动脉缩窄	主动脉缩窄的患者进行等张运动时，可出现收缩压不成比例地增高，手术后收缩压升高的情况与手术年龄和修补的完整性相关，须进行运动试验来了解患者的运动血压升高情况，根据运动试验结果来指导患者运动
先天性主动脉瓣狭窄	主动脉狭窄的患者在进行运动时，有猝死的风险；部分患者有运动诱发晕厥。因此，有运动晕厥的患者应进行超声心动图重建检查，了解主动脉狭窄的情况。晕厥的原因常为反射性低血压，也可能出现严重的室性心律失常。轻度主动脉瓣狭窄（静息压差 20 mmHg 或更小）未手术的患者若心电图正常、运动试验正常、左心室功能正常，24 h 动态心电图未发现心律失常，可不限制运动；中度狭窄（静息压差 20～50 mmHg）的患者应被限制行动，仅允许其参加低强度等张运动，不进行等长运动；静息压差超过 50 mmHg 的患者不应参加任何高强度的等张、等长运动，也不能进行竞赛运动。 先天性主动脉瓣狭窄的患者进行瓣膜成形或瓣膜置换术后，也要进行全面的评估才宜给予运动建议。若患者静息压差较小，但存在左心室舒张末期内径增大，主动脉瓣关闭不全中重度，心电图复极异常，静息和运动室性心律失常，则仍应限制患者的活动，不宜参加中、高强度的运动

续表4－4

先天性心脏缺损情况	运 动 建 议
肺动脉瓣狭窄	对于轻度肺动脉瓣狭窄患者，不限制体力活动。中度狭窄者不宜参加竞赛运动，即使患者能耐受；如果收缩期压差峰值超过 50 mmHg，特别是右心室功能不佳，此类患者仅能参加短时间轻度的等张运动。行瓣膜扩张术或成形手术后的患者，若患者右心室大小、室壁厚度及功能正常，则患者可不受限制安全地参加高强度竞争性运动。如果术后患者存在右心室流出道阻塞，特别是对合并右心室内径增大、收缩功能降低的患者，活动应限制在非竞争性、低中强度的运动
房间隔缺损	大多数无并发症的继发孔型房间隔缺损的患者，无症状、运动耐量相对正常，也可耐受高强度竞争性运动，但仍不宜参与。如果经过外科手术消除分流，肺血管阻力正常、窦房结功能正常、房室传导正常，右房右室容量正常或接近正常的患者，可以不加限制地参与体力活动
室间隔缺损	限制性室间隔缺损功能正常者可参与运动。室间隔缺损术后是否能参与竞争性运动取决于术后肺动脉压力。若患者在术后极量运动试验和24 h 动态心电图未出现严重心律失常，超声心动图检查室间隔完整、左室左房大小正常，左心室功能正常，心电图结果无显示左室容量负荷过重和右室压力过重，则患者可不加限制地参与运动。若术后仍有肺动脉压力升高，尤其是伴随运动诱发的右室异位节律，则患者仅能参加低强度、短时间的等张运动，避免等长运动
动脉导管未闭	若动脉导管未闭分流量很少，则对运动无任何影响。孤立性限制性动脉导管未闭阻断后，运动不受限制。中度限制和非限制性伴大量左向右分流及伴各种程度肺动脉高压的患者，在进行动脉导管未闭阻断术后的运动原则同室间隔缺损术后，主要参照肺动脉压力水平
法洛四联征	法洛四联征患者，运动时静脉回流增加，可导致该症患者右向左分流增加，体循环动脉血氧减少，乳酸性酸中毒发生风险增加，患者通气增加，表现为主观的呼吸困难。下蹲时，静脉回流减少，可减少右向左分流，因此，患者常采用蹲踞来缓解运动诱发的呼吸困难。除呼吸困难以外，患者运动出现晕厥和猝死风险存在，因此，除了低强度短时间的等张运动，其余运动不宜参加。 法洛四联征修补术后，可根据患者的年龄、术后残留情况、后遗症，进行评估，给予运动指导。若患者右室流出道阻塞轻度或不存在，分流不存在或极少，肺动脉瓣反流少，无明显室性心律失常，右心室大小和功能接近正常或正常，则患者可安全地从事等长和等张体育运动。术后可能存在的右室流出道阶差，可于运动时显著增加，也可能由于手术疤痕出现右室异位节律。如果存在以上情况，需进一步评估患者是否适合运动

十、先天性心脏病进行运动训练时运动强度的选择

如果患者满足以下所有条件：心室功能正常，无心肌肥厚，无心室扩张，正常肺动脉压或轻度肺动脉高压，主动脉无扩张或仅轻微扩张，无心律失常，无中心性发绀，可参加高强度运动训练。高强度是指相对强度，患者在运动中达到通过运动心肺试验或运动心电图试验获得的最大心率的75%～90%，Borg量表评分为15～17分。

如果患者具有以下情况中的任一种情况：重度收缩功能受损（EF＜30%），严重心肌肥厚，压力负荷和容量负荷显著升高，中重度肺动脉高压，明显的心律失常负荷及恶性心律失常，均只能参加低强度运动训练。低强度运动时，自我疲劳程度评分为11～12分，心率＜最大心率的60%。

其他情况的患者可进行中等强度的训练。中等强度运动时，自我疲劳程度为13～14分，心率达到最大心率的60%～75%。

本病例患者为先天性室间隔缺损（ventricular septal defect），在右室双腔心矫正术后，心室功能正常，无心肌肥厚，无心室扩张，正常肺动脉压或轻度肺动脉高压，主动脉无扩张或仅轻微扩张，无心律失常，无中心性发绀，可进行高强度运动训练。但是，由于患者术前无规律运动，术后的运动需遵循循序渐进的原则，先由中等强度运动开始，逐渐增加至最佳增进患者体能的运动强度，达到康复的目的。

患者术后行运动平板心电图试验，采用Bruce方案，运动至疲劳，最大心率达到170次/分钟，血压为180/80mmHg，运动无诱发ST段改变，无心律失常。根据运动试验的结果，设定患者运动靶心率为120次/分钟，Borg量表评分为13分，运动方式为快步走，运动10 min，休息3 min，总共3回合，合计运动时间为30 min。患者可适应该运动方案，在运动中无不适，建议出院后4周内保持该运动训练，每周3次，隔日进行。4周后再增加运动时间和频率，待患者适应后再增加运动强度。

十一、先天性心脏病患者进行抗阻训练的可能性

抗阻训练可增加先天性心脏病患者的肌肉力量和耐力，增加功能能力和独立性，提高患者的生活质量。经过评估适合运动的患者，在抗阻训练中遵循安全原则，可进行抗阻训练。抗阻训练频率为2～3次/周。针对上下肢的主要肌群，如股四头肌、臀肌、肱二头肌、胸大肌等，进行训练。强度为每回合重复10～15次，训练至中度疲劳，持续时间根据训练的肌群而定，通常每次8～10种上、下肢肌肉，每种1～3回合，可采用的训练模式为弹力带、沙包、哑铃、重量训练设施。实施抗阻训练最需要注意的是安全问题。训练前，需排除抗阻训练的绝对禁忌证包括不稳定型心绞痛、失代偿心力衰竭、未控制的心律失常、未控制的高血压（＞180/110 mmHg）、糖尿病视网膜病变等。训练的过程中还需要注意：①应以中速或慢速有规律地完成所有动作；②完成动作的全程需避免屏气及屏气用力的动作（瓦氏动作），可通过用力时呼气，放松时吸气来避免；③上肢和下肢肌群训练交替进行，以保证运动中的充足休息；④起始的训练强度减

低，可小于 1-RM 的 40%。运动训练必须包括热身、放松和柔韧性练习。运动中可根据实际情况监测心电图，以及查看心率、血压、症状和了解患者的自觉疲劳程度，避免运动诱发的心血管危险。

　　本病例患者可安全进行抗阻训练，应将抗阻训练作为康复训练方案的一部分，每周进行 2 次，以增加肌肉体积、力量和耐力。

（梁崎）

第 5 章　主动脉夹层术后患者的心脏康复

一、心脏康复对主动脉夹层术后患者的意义

（一）主动脉夹层的定义

主动脉夹层（aortic dissection），是指各种原因导致的主动脉内膜、中膜撕裂，主动脉内膜与中膜分离，血液流入，致使主动脉腔被分隔为真腔和假腔。真、假腔可以相通或不通。血液可以在真、假腔之间流动或形成血栓。主动脉夹层的主要危险因素为高血压，以及导致主动脉壁结构异常的因素，如动脉粥样硬化、遗传性结缔组织疾病［马方综合征（Marfan syndrome）和动脉炎］等。临床上主要表现为剧烈的胸部、背部或腹部疼痛，可伴有心脏的并发症，如急性主动脉瓣关闭不全、急性心肌梗死、急性心包积液或心包压塞，以及急性心力衰竭（acute heart failure，AHF），甚至心源性休克。主动脉夹层如果累及分支动脉，可以出现相应脏器灌注不足的表现，如脑缺血、脊髓缺血、肾损害、胃肠缺血和下肢缺血等，临床表现凶险和复杂，是一种严重危及生命的危重心血管疾病。

主动脉夹层可根据夹层的累及的范围进行分型，常用的为 DeBakey 和 Stanford 分型。凡是夹层累及升主动脉者为 Stanford A 型，相当于 DeBakey I 型和 II 型；夹层仅累及胸降主动脉及其远端为 Stanford B 型，相当于 DeBakey III 型。分型的目的在于指导临床治疗和评估预后。此外，还根据发病的时间分期。发病时间 ≤ 14 d 为急性期，发病时间 15 ~ 90 d 为亚急性期，发病时间 > 90 d 为慢性期。

（二）主动脉夹层的手术治疗

主动脉夹层初步治疗的原则，是有效镇痛、控制心率和血压，减轻主动脉剪应力，降低主动脉破裂的风险。随后根据主动脉夹层的类型、并发症、疾病进展等因素综合考虑，选择进一步的治疗方案。

Stanford A 型主动脉夹层一经确诊，原则上均应积极行外科手术治疗。Stanford B 型主动脉夹层基本治疗方式是药物治疗。一般而言，Stanford B 型主动脉夹层患者急性期药物保守治疗的病死率较低，部分患者可获得长期良好的预后。但是，复杂和进展的 Stanford B 型主动脉夹层也需要手术治疗，其方法主要有腔内修复术（thoracic endovascular aortic repair，TEVAR）、开放性手术和 Hybrid 手术治疗等。

根据 2014 年欧洲心脏协会（European Society of Cardiology，ESC）指南，Stanford A 型主动脉夹层主要采用手术治疗，Stanford B 型主动脉夹层主要推荐腔内治疗。

（三）主动脉夹层术后患者的并发症

国内 Stanford A 型主动脉夹层的手术死亡比例为 3.1%～15.5%。术后早期并发症主要有呼吸系统并发症、急性肾功能衰竭、神经系统并发症，包括脊髓损伤和脑卒中、出血、脏器功能不全、感染等，急性期手术死亡和并发症发生率更高。急性期手术死亡率和并发症发生率高于慢性期；既往脑血管病史、脏器灌注不良、体外循环时间长等是住院死亡的危险因素。

1. 急性呼吸功能不全

急性呼吸功能不全是 Stanford A 型主动脉夹层术后最为常见的并发症，发生率为5%～15%。与患者长期吸烟或合并慢性肺疾病、肥胖、年龄、体外循环时间过长、输注大量库存血、术前血肌酐浓度增高等有关。另外，此类患者也是呼吸道医院感染的高危患者，需要做好防范措施。

2. 脑部并发症

脑部并发症主要有一过性脑功能损害、脑卒中、脑出血等。高龄和既往脑血管病史是患者术后发生脑部并发症的主独立危险因素。

3. 脊髓损伤

由于胸段脊髓动脉发自肋间动脉，而肋间动脉直接发自胸主动脉，因此，主动脉夹层患者在术前即可因为肋间动脉供血受影响而出现脊髓缺血。术后也可因为再灌注损伤或炎症而出现脊髓缺血。据国内学者报道，进行全胸腹主动脉置换术后脊髓缺血的发生率为 22.6%，患者多表现为不完全性截瘫。术后出现截瘫时，应提高组织灌注压，并尽早行脑脊液穿刺引流，将脑脊液压力控制在 10 mmHg 以下，有助于改善预后。

4. 肾衰竭

Stanford A 型主动脉夹层术后肾衰竭的发生率为 5%～12%。术前肾功能不全、围手术期大量输血、体外循环时间长、术后急性呼吸功能不全等，是患者术后发生急性肾衰竭的主要危险因素。

5. 出血

术中及术后大量出血或输血，可直接危及患者生命。术后应注意观察患者。

6. 感染

感染是主动脉外科手术后院内死亡的危险因素之一。Stanford A 型主动脉夹层术后医院感染的发生率约为 12%，以呼吸道感染为主。

（四）主动脉夹层术后患者的功能问题

主动脉夹层术后的患者面临较高的并发症风险及多种功能下降的问题，包括 4 个方面。

1. 呼吸功能问题

呼吸功能问题可表现为呼吸困难、肺容量降低、气体交换障碍、气流受限、呼吸肌功能障碍、呼吸模式异常及气道廓清障碍。导致呼吸功能问题出现的主要的因素包括术后肺和胸廓的顺应性下降、肺部感染、黏液分泌增加和性质改变、纤毛功能下降、肺不张、咳嗽反射异常、气道阻力增加、呼吸肌肉疲劳、术后代谢率增加、可能存在的低氧血症和高碳酸血症、心排血量（cardiac output，CO）降低、贫血、卧床、镇静药物，或本身脑部并发症导致中枢驱动不足等。以上诱导因素均可能单独或共同导致呼吸功能出现诸多方面的问题。术后早期的呼吸训练、体位改变、早期活动等康复治疗措施，有助于改善患者的呼吸功能。

2. 心血管功能问题

心血管功能问题在术后早期可表现为呼吸困难、运动耐量显著降低及外周血管灌注不良等。主动脉夹层术后患者长期的运动耐量下降的问题更值得关注。目前，由于对该疾病的诊断和手术水平的提高，Stanford A 型主动脉夹层术后患者的 1 年和 3 年的存活率，国外报道分别为（96%±2%）和（91%±4%），但是，这些患者仍存在新发夹层、动脉缺血、动脉瘤形成和破裂等风险。据报道，10 年内需要再次手术干预的发生率为 20%。同时，部分患者出现主动脉夹层是由体力活动诱发。因此，患者存在对运动的恐惧和不安，使患者本人不能主动参与运动和体力活动。如果此时缺乏专业人员的鼓励和指导，患者的体力活动水平在术后将会明显降低。长期的低体力活动使心血管的危险因素（如高血压、高血糖和脂代谢异常）得不到很好的控制，本身不利于主动脉夹层的二级预防，也可能促进动脉粥样硬化病变的发展，使患者心血管疾病再发的风险增加。同时，低体力活动使患者机体出现体能下降，表现为运动耐量的降低。另外，如果患者长期处于低体力活动水平状态，一旦患者参加较剧烈的体力活动和运动，或者情绪激动时，机体的心血管反应较剧烈，将使患者出现心血管急症的风险增加。因此，应尽早开始合理的心脏康复，指导患者进行适宜的体力活动和运动，对心血管危险因素的控制、运动耐量的增加，以及降低患者在进行突然的剧烈活动或情绪应激时的心血管反应，均有益处。

3. 肢体活动功能降低

部分术后的患者在术前可能就存在脑和脊髓的缺血相关的症状，术后也可能出现脑和脊髓的并发症。两者均可导致肢体活动障碍，临床表现为偏瘫和截瘫。康复干预对这些患者肢体功能的恢复有效。除此之外，长期的卧床、术后的应激状态、代谢率增加、能量摄入不足等原因，均可使患者即使在没有神经损害的情况下，也出现肌肉量丢失、肌力和肌耐力下降、肢体的活动能力下降。此时，针对肌肉本身进行的康复训练，可以促进肌纤维生成，增加或维持肌肉体积，提升肌力和肌耐力。

4. 心理异常

患者还可能出现疼痛、认知功能下降、抑郁、焦虑、恐慌和孤立等心理异常，此时也需要相应的康复干预。

（五）主动脉夹层术后患者心脏康复的循证医学依据

一项针对主动脉夹层患者生活方式改变的调查研究结果显示，主动脉夹层发生后的患者体力活动减少，中高强度的活动尤其是举起重物的活动减少明显，部分患者因此不能重返之前的工作岗位。患者运动减少的主要原因为对运动的害怕心理，担心运动诱发主动脉夹层再次发作。保持运动的患者基本是进行步行等低强度的有氧运动。即使如此，运动对患者的益处依然存在，体现在血压控制较好及新发抑郁减少。每周参加 2 次以上有氧运动的患者，收缩压为（126. 67 ± 10. 30）mmHg；而无运动的患者，收缩压为（141. 10 ± 11. 87）mmHg。在保持体力活动的患者中，有 24% 的人出现新发抑郁；而无运动的患者，则有 50% 的人出现新发抑郁。

因此，以运动为基础的心脏康复，对主动脉夹层术后患者的长期血压控制、活动能力、心理状态、工作状态和生活质量，都可能有益。但是，目前缺乏足够的临床研究数据来支撑主动脉夹层术后患者心脏康复指南性文件的制定。

目前，关于主动脉夹层后患者进行以运动为基础的心脏康复的安全性和有效性的临床研究较少。瑞典的一项研究中，Stanford A 型主动脉夹层术后 612 周的患者进行症状限制性运动试验并与主动脉瓣狭窄术后患者的运动试验结果比较，主动脉夹层患者运动血压由运动前（143 ± 16）mmHg 升高至（200 ± 32）mmHg，主动脉瓣狭窄的患者血压运动前为（150 ± 16）mmHg，运动高峰期为（213 ± 27）mmHg，两者的运动血压反应相似。心率的反应也相似。这表明主动脉夹层术后患者运动血流动力学的改变和其他心血管疾病患者的反应相似。患者在检测后进行以运动为基础的心脏康复方案合计 12 周，内容包括每周 3 次、每次 1 h 的运动训练，以及药物治疗、健康教育和心理社会支持方案。具体的运动方案为有氧运动、力量练习和牵伸，根据个体的具体情况由物理治疗师进行调整。主动脉夹层术后患者经过运动训练后，峰值摄氧量由运动前（23. 5 ± 7. 9）mL/（min · kg）增加至（28. 6 ± 8. 4）mL/（min · kg），最大工作负荷由（143 ± 80）W 提高至（178 ± 97）W。测试后，进行运动组的生存质量评分，无论是躯体维度还是心理维度，均高于无运动测试直接进行运动训练组，以及无运动训练的对照组。

二、主动脉夹层术后患者的康复评估

（一）术后早期评估

术后早期评估的目的在于，排除早期活动禁忌证后，能够让患者尽早活动，以避免卧床导致的并发症，并且可以早期发现患者存在的功能问题，予以康复治疗干预。

1. 现病史和麻醉手术史评估

了解主动脉夹层分型分期及手术方法，如 Bental 手术、David 手术、孙氏手术、杂交手术、全腔内修复手术等，了解手术时间、出血量、体外循环时间、麻醉苏醒时间、动脉插管部位等，有助于评估术后并发症和病情严重程度，以便安全开始早期康复干预。

2. 排除早期活动禁忌证

心率 <40 次/分钟或 >130 次/分钟；平均动脉压（mean arterial pressure，MAP）<60 mmHg 或 >110 mmHg；血氧饱和度 ≤90%；通气指标：吸入氧气浓度（FiO_2）≥0. 6 或呼气末正压（positive end-expiratory pressure，PEEP）≥10 cmH_2O；呼吸频率 >40 次/分钟；意识水平：Richmond 烦躁 - 镇静评分（Richmond agitation-sedution scale，RASS）为 4，5，3，4；体温 ≥38. 5℃ 或 ≤36℃；血管活性药物使用情况：多巴胺 ≥10 mcg/

（min·kg），去甲肾上腺素/肾上腺素≥0.1 mcg/（kg·m）。若有以上并发症，则推迟患者的早期活动。

3. 症状评估

主要症状评估包括进行呼吸困难、咳嗽、咯痰、咯血、喘息、水肿、疲劳等的评估，进行呼吸困难严重程度、痰液、呼吸模式、胸廓活动度和呼吸道廓清等能力的评估。

4. 胸部疼痛评估

特别需要评估胸部疼痛情况，包括伤口疼痛，以及是否有心绞痛表现，还须评估头颈部、肩部、背部、腹部疼痛。如有疼痛，采用 VAS 评分记录。

5. 并发症评估

并发症评估包括脑和脊髓损伤缺血、下肢缺血、呼吸道感染、出血、肾功能损伤等。

6. 并发的疾病的评估

对并发的疾病，如冠心病、糖尿病、骨质疏松、肿瘤、神经系统等，进行评估。

7. 使用的药物情况

对使用的药物情况进行评估，尤其是降压药物、β-受体阻滞剂、激素、抗生素等药物的使用情况。

8. 患者的肌力评估

评估患者的四肢肌力、呼吸肌力及关节活动度等。

9. 评估患者的心理情况

评估目前患者对疾病的认识及心理。

（二） 出院前评估

出院前评估的目的在于为患者制订出院计划，安排随诊，了解患者运动耐力情况，指导出院后的体力活动。内容包括 3 个方面。

（1）出院前，完成主动脉 CTA 或 MRA、经胸心脏多普勒超声、胸部 X 线检查和心电图。

（2）评估 β-受体阻滞剂使用情况及血压。

（3）进行运动耐量评估，可进行 6 min 步行试验。

（三） 出院后长期康复期评估

出院后，随诊期按规定时限进行评估的目的在于了解术后主动脉的变化情况，疾病危险因素的控制情况，尤其是血压是否达到目标值。除此之外，进行运动耐量的评估，以便更好地指导患者运动和活动，同时，还需要关注患者的工作和心理情况。内容包括以下 9 个方面。

1. 出院后的检查

出院后第 3、第 6、第 12 个月复查主动脉 CTA 或 MRA、经胸心脏多普勒超声、胸部 X 线检查和心电图。

2. 评估 β-受体阻滞剂使用情况

评估 β-受体阻滞剂使用后，血压是否达到目标血压值 120/80 mmHg。

3. 评估体力活动时血压的变化情况

评估体力活动时血压的变化情况，可行 24 h 动态血压检查。检查期间保持日常体力活动水平。

4. 评估患者体力活动情况

评估患者体力活动情况，包括日常生活活动、职业活动和休闲活动。同时，评估连续久坐时间和睡眠情况。

5. 运动心肺功能和运动心电图评估

建议无禁忌证的患者在进行运动训练前均应进行运动心肺功能及运动心电图检测，并且应定期复测，以便了解患者的变化情况。研究表明，主动脉夹层术后 6 周患者可安全进行极量或症状限制性运动心肺功能测试，患者的血流动力学反应与主动脉瓣术后的患者的运动反应相似。经过运动测试后，患者对自身运动情况有了解，可帮助患者恢复正常生活的信心。测试可提供患者的最大运动耐量、最大摄氧量、无氧阈、运动血压改变、最高血压、运动心率、最大心率、运动诱发症状的阈值、是否有心肌缺血、是否有运动心律失常等诸多指标，有利于制订个体化运动处方及运动方案的安全实施。

6. 6 min 步行试验（6-minute walk test，6MWT）

如患者无条件进行运动心肺功能检测，推荐进行 6 min 步行测试。

7. 个体化评估方案

由于术后主动脉夹层患者年龄、性别、伴发的疾病、术前的体力活动水平、参与休闲运动和锻炼的爱好、职业对体力活动的要求、进行康复的目的均有差异，为帮助患者恢复正常生活和职业状态，提高术后的生活质量，同时，确保运动训练的安全性，对于有高强度体力活动（包括职业活动和休闲活动）需求的患者，有必要针对患者的具体情况设定个体化的评估方法。

8. 心理评估

由于主动脉夹层术后患者普遍存在抑郁和焦虑状态，有必要进行相应的评估，以便识别。

9. 生活质量评估

推荐进行健康调查简表（SF-36）评估。

三、主动脉夹层术后患者的心脏康复

（一）主动脉夹层术后患者 I 期（住院期）康复

1. I 期康复目的

为避免绝对卧床导致的并发症，通过活动促进全身氧合，改善机体氧的运输和利用，维持机体的有氧能力，促进患者自我照护能力的恢复。

2. I 期康复的主要内容

I 期康复的主要内容包括早期活动、步行为主的有氧运动、上下楼梯、呼吸训练、日常生活活动。

3. Ⅰ期康复方案的具体实施

术后48 h内经评估，若无早期运动禁忌证，可开始坐、站立、四肢的关节活动度活动和某些自理活动（如进食和洗漱），3～4次/天。之后可开始室内短距离步行50～500步/天，可在他人协助下逐渐过渡到独立步行。其活动训练进展速度取决于患者病史、临床情况、症状及起病前的功能状态。

住院期间的心脏搭桥术后的早期活动和运动处方见表5-1。

表5-1　住院期间的心脏搭桥术后的早期活动和运动处方

参　数	指　标
频　率	1. 术后2～5 d，2～4次/天。 2. 术后第6天开始，2次/天，并适当延长活动时间
强　度	综合考虑以下强度标准：①无症状时尽量坚持；②自觉疲劳程度评分≤13；③以基础心率加30次为运动强度上限
持续时间	1. 耐受的范围内间歇运动，每组持续3～5 min，间歇时间略少于运动时间，或以2：1的运动、休息时间比进行。 2. 总的运动时间为10～15 min
运动方式	1. 步行为主。 2. 辅以呼吸肌训练，术后早期可用激励式肺量计进行深吸气训练以预防肺不张，后期可采用抗阻力呼吸训练器进行呼吸肌力训练。 3. 若患者已可较轻松完成室内独立步行，可进行上下阶梯训练，训练强度同上。 4. 只允许进行针对下肢肌群的低阻力的抗阻训练，不能进行上肢肌群的抗阻训练；训练全程不能出现屏气用力动作，避免出现伤口区疼痛和渗血，需全程监控血压，SBP不能超过140 mmHg

4. Ⅰ期康复训练注意事项

住院期康复训练，患者需全程在心电和血压监护下完成，治疗师需密切关注患者的症状和体征，并注意监护指标的变化。在运动训练过程中出现表5-2所列情况，应立即终止训练，评估患者病情；若病情需要，则马上启动心血管事件紧急处理流程。

此外，在活动和运动时，需注意伤口情况，避免上肢过度活动，以免牵拉胸壁伤口而影响到伤口的愈合。如果出现渗血渗液情况，需立即告知主管医生。避免患者出现上肢肌肉等长收缩的运动，特别是用力抓握的动作，这可能会引起患者血压突然升高。

表5-2　需要立即终止活动的情况

参　数	指　标
症　状	心绞痛，明显的呼吸困难，显著乏力，头晕，出汗过多，皮肤苍白，意识不清
监护参数	呼吸>40次/分钟，心率下降>10次/分钟，血压下降>10 mmHg，平均肺动脉压增加>10 mmHg，血氧饱和度（surplus pulse O_2，SPQ_2）<90%，SBP上升>180 mmHg
心电图	心肌缺血，明显的室性和房性心律失常，二度或三度传导阻滞

5.Ⅰ期康复健康教育

主动脉夹层术后患者住院期间的健康教育，是让患者了解疾病且能长期参与疾病的管理和康复的关键措施，因此，需对患者及其家庭进行健康教育，包括5个方面的内容。

（1）主动脉夹层发生的危险因素，主要为高血压。明确患者长期受药物控制的血压和心率的目标值与必要性。

（2）日常生活中应避免出现主动脉夹层发生的诱因，如剧烈的体力活动和运动、屏气用力的动作（包括用力排便、急剧的体位改变），尤其是下蹲起立、弯腰伸腰动作及情绪应激等。

（3）重建健康生活方式的重要性。需要让患者了解，生活方式的改变是疾病预防的基础。健康生活方式的内容包括坚持低盐低脂饮食、进行适量的体力活动、避免久坐行为、保持合理的体重、保证充足的睡眠、保持良好乐观的心态、戒除吸烟和饮酒。

（4）心血管急症症状的识别和紧急处理，主要为胸痛、气促、晕厥和心悸等。

（5）长期终身随访的必要性。

（二）Ⅱ期康复（出院6周以内）

1.Ⅱ期康复目的

Ⅱ期心脏康复运动实施的目的是促进并维持患者起病前的体能状态，减轻患者运动的焦虑和顾虑，通过运动提高体力活动水平，促进健康生活方式形成。

2.Ⅱ期康复的主要内容

Ⅱ期康复的主要内容包括日常生活活动的恢复、以步行为主的有氧运动训练、重建健康生活方式。

3.Ⅱ期康复方案的具体实施

（1）运动实施应遵循以下的步骤：运动前评估→运动处方制订→运动方案实施→运动效果评价→调整运动处方→运动训练进展。

（2）制订主动脉夹层术后患者的个体化运动处方时，需根据评估结果进行。其安全性考量因素主要为患者进行体力活动和运动时的血压情况。应确保患者血压已经达到目标值即120/80 mmHg以下，心率目标值在60～80次/分钟。强烈建议患者进行运动心电图和动态血压监测，以便了解患者日常生活活动时的血压和心率情况，6周后可安全进行运动心电图和运动心肺功能检测，对制订个体化运动处方很有必要，且可增强患者对参与活动和运动的信心。

（3）如果患者在出院前未进行运动心电图和运动血压评估，可按照表5-3的方法制订出院的早期运动处方。

表5-3　主动脉夹层术后患者出院的早期运动处方

参　数	指　标
频　率	2～3次/天
强　度	1. 活动心率达到静息心率加20次/分钟。 2. 主观劳累程度（6～20分）评分为11分，或至个人耐受程度。 3. 按照出现的症状（包括气短、心绞痛和劳累）限制活动强度程度，活动强度应控制在出现以上症状之下
运动时间	1. 5～20 min。 2. 每次活动5 min以内，接着休息，总共的活动时间达到20 min
运动方式	坐、站立位功能活动，关节活动度活动和步行

（4）健康教育的内容同Ⅰ期康复期，重点在于通过调整生活方式和药物，达到良好血压的控制，戒除烟酒，了解运动和体力活动对血压的影响，避免导致血压急剧升高的活动。

（三）Ⅲ期康复（出院6周以后至长期）

1. Ⅲ期康复的目的

逐渐提高患者的体能水平，帮助控制心血管危险因素（包括降低血压、控制血糖、调节血脂和减重），通过运动提高体力活动水平，维持健康生活方式，恢复正常生活和工作，预防疾病的再次发生。

2. Ⅲ期康复的主要内容

Ⅲ期康复的主要内容包括正常的日常体力活动、以有氧运动为主的运动训练、心理和职业康复。

3. 运动和体力活动的血压反应

Ⅲ期康复时期，患者的日常活动能力逐渐恢复，对疾病有了一定的了解，但是，患者仍可能对参加有一定强度的运动没有信心。若患者未经评估和指导，进行不恰当的运动或活动，导致主动脉内的压力上升，对于已经扩张的发生过夹层的动脉来说，其血管壁受到的切应力上升，可能导致夹层再次发生，进而需要再次手术干预。因此，这个时期选择正确的运动方式尤为重要。

因此，在指导主动脉夹层术后患者进行运动和体力活动之前，有必要了解患者在做某项运动或体力活动时的血压改变情况。

（1）有氧运动。有氧运动中血压升高的程度与运动的强度有关。例如，以代谢当量（METs）作为运动强度的衡量标准，运动强度每增加1 MET，收缩压升高8～12 mmHg，而舒张压基本维持不变；进行速度为4.8 km/h的轻快步行运动，代谢当量为3.3 METs，SBP在运动中可能升高18～28 mmHg，如果患者运动前SBP为120 mmHg，则运动中SBP为138～148 mmHg，这种血压水平是患者可以承受的。

（2）抓握运动。在日常生活中，很多活动需要抓握这个动作，如拿起重物、拉行李箱、抱孩子、抓住某样物品等。抓握需要前臂的肌群进行等长收缩。进行抓握运动时，如果全力抓握 1 min，SBP 上升达 50 mmHg，DBP 可上升达 30 mmHg。如果以 30% 最大抓握力进行抓握时，SBP 上升 20 ～ 30 mmHg，DBP 上升 10 ～ 20 mmHg。因此，在日常生活中，如果患者抓握很重的物品需要费较大的劲时，血压的上升是非常显著的。对于主动脉夹层术后的患者而言，尽可能不去进行抓握提起较重物品的活动，要谨慎控制抓握重量及用力的程度和时间。

（3）举起重物。举重时的血压反应，主要取决于举起重物时的费力程度。患者越费力，血压上升程度越高。当举起重物出现闭气用力的瓦氏动作时，血压升高尤为显著。当需要重复举起的重量超过第一次举起的重量的 80% 时，瓦氏动作是不可避免的。因此，主动脉夹层术后的患者应避免举起过重的物品。通常推荐是不要超过自身重量的 50%，并且应该在举起重物时避免瓦氏动作的发生。另外，重复举起某一轻至中等重的重物直至力竭时，血压也可逐渐升高，甚至超过单次举起一个比较重的物品时的血压。因此，主动脉夹层术后的患者应该避免重复举起某物的动作。

（4）负重下蹲。在负重下蹲时，患者血压升高显著。有研究测得，在健康正常人进行该运动时测得的最高值可达到 320/250 mmHg，远超过上肢屈肘运动时测得的最高值 255/190 mmHg。因此，主动脉夹层术后的患者应避免进行负重下蹲的运动。

（5）性生活。研究结果表明，健康成人进行性生活时心率可达 125 次/分钟，血压上升至 150 ～ 160 mmHg。如果与平板运动试验测得的心率和血压的改变比较，男性在进行性生活时，最大心率和最高收缩压分别为运动试验测得的最高值的 72% 和 80%，相当于 Bruce 方案 2 级运动时的心率和血压。女性在进行性生活时，最大心率和最高收缩压分别为运动试验测得的最高值的 64% 和 75%，相当于 Bruce 方案 1 级运动时的心率和血压。但是，未治疗的高血压病患者在进行性生活时，血压可达到 237/138 mmHg。由于研究数据有限，通常认为应该鼓励主动脉夹层术后患者恢复性生活，在进行性生活时，避免紧张和费力应该是安全的。

4. β-受体阻滞剂和运动

主动脉夹层术后的患者，若无禁忌证则必须应用 β-受体阻滞剂控制心率和血压。若使用最大耐受剂量，血压仍未达到 120/80 mmHg，则需要加用其他降压药来控制血压。由于 β-受体阻滞剂具有降低运动心率和血压反应，减少心室和主动脉壁张力的作用，因此，将应用了 β-受体阻滞剂的患者与未使用的患者比较，在同一运动强度下，其心率和血压双乘积较低，患者的心血管负荷也较低，对该强度运动的耐受力也较强。因此，在设定运动方案时，需根据患者是否使用 β-受体阻滞剂对运动强度进行调整。理想的方法应在患者服用了药物之后进行运动心电图测试，根据运动中的心率和血压反应，以及最大运动心率和运动耐量来设定个体化的运动方案。

5. Ⅲ期康复运动和活动建议

由于临床研究数据尚且不足，因此，关于主动脉夹层术后的患者是否进行某项运动或活动的建议，基本是基于专家意见，而不是随机对照的临床研究。

对于马方综合征患者运动和活动，专家给出的建议见表 5-4，医生在指导主动脉夹层术后患者的运动和活动时也可将其作为参考。在该建议中，心率严格控制在 110 次/分钟以下，但已有研究表明，主动脉夹层术后患者进行有氧运动时，心率超过 110 次/分钟并没有带来危险。因此，在设定主动脉夹层术后患者的有氧运动时，最好依据运动心电图或运动心肺功能测试，按照 50%～60% 的储备心率或 50%～60% 的最大摄氧量标准来控制患者的运动强度。

表 5-4 马方综合征患者的运动和活动建议

序　号	建　议
1	可进行非竞争性的、按不剧烈的有氧节奏进行的等张收缩运动，尽可能减少突然停顿、方向的快速改变，或与其他运动者、器械或地面进行接触的运动。
2	可进行中等强度的有氧活动（0～50% 的有氧能力），对于服用 β-受体阻滞剂的患者，心率控制在 100 次/分钟以下；未服用 β-受体阻滞剂的患者，心率控制在 110 次/分钟以下。
3	避免需要肌肉持续进行等长收缩的运动，如举重、爬较陡的坡、体操和俯卧撑等。
4	避免参加气压急剧改变的运动，如深潜、搭乘未增压的飞行器。
5	推荐进行高重复次数、低重量的抗阻运动，而不是低重复次数、大重量的抗阻运动，并且应在肌肉疲劳之前就停止运动

运动训练过程中可出现血压升高和心率加快，使主动脉内的血流切应力增加。体力活动或情绪应激导致的收缩压的急剧升高是很多主动脉夹层患者起病的触发因素，甚至急剧的体位改变也可能是主动脉夹层的触发因素。欧洲心脏协会的指南建议术后的患者限制参加竞技运动、等长收缩的大重量举重和身体接触的运动，但可参加低强度的休闲活动。美国心脏协会的指南则认为，虽然关于主动脉夹层术后患者采取何种强度的运动对患者是安全和有益的数据欠缺，但是，由于有氧运动一般不会导致平均动脉压明显升高，且患者很少在进行有氧运动时起病，如果通过药物良好地控制患者的心率和血压以后，再进行有氧运动，最终还是有益的。然而，若患者想参加较剧烈的有氧运动（如跑步等），则需要进行症状限制性运动试验，以便明确患者无运动高血压反应。对于等长运动，由于其升高血压的作用明显，尤其是进行举重时，通常会伴随屏气用力动作，后者可显著提升胸腔内压，进而升高主动脉内压力，可触发主动脉夹层的发生，因此，应该避免此类运动。

根据已有的研究证据，对于主动脉夹层术后的患者，运动的益处要超过可能带来的危险，特别是体力活动有助于长期血压平稳控制方面的益处。医生应该让患者了解，这也有助于帮助患者克服对体力活动的害怕，甚至恐慌心理，以便患者长期地正常活动和运动。医生应建议患者恢复体力活动和运动，还应在性生活和排便——这些患者关注但一般不会主动询问的方面给予建议。这些建议包括患者可进行通常水平的体力活动（包括举起不超过 50% 体重的重物）、所有的生活活动（如骑车、园艺活动及携带杂物等），也应建议患者恢复正常的性活动。

为保持健康，对成人体力活动的推荐为，在一周的大部分天数中，每天参加不少于 30 min 中等强度的有氧活动（3～5 METs），一周累计 150 min 即可。并非一定需要参加高强度的运动才能维持身体健康。因此，对于绝大多数主动脉夹层术后的患者，只要保持与年龄相称的轻至中等强度的有氧运动（如快速地步行、轻松地骑车），劳累程度在"较轻松"至"有点累"的水平，就是安全的、能耐受的，并能带来更好的健康促进效益的。至于力量训练，只要是轻至中等的重量，限制每一回合重复次数，不要做到力竭，以及不使用屏气用力动作，对某些有体力工作要求的患者而言是有益的，应该鼓励其进行力量训练。

运动既可以是主动脉夹层的触发因素，也可以是保护因素。严格地限制主动脉夹层术后的患者进行运动，不仅无助于疾病的控制，还将严重影响患者的运动耐量、血压控制及生活质量。但是，主动脉夹层术后的患者运动的心血管风险较一般人群高，选择适合的运动，并且应由有经验的医生、运动治疗师与护士指导和监测患者进行运动训练，才能保障运动的安全。

（梁崎）

第6章　高血压病的临床康复

一、概述

高血压（hypertension），是以体循环动脉压升高为主要表现的临床综合征，是最常见的心血管疾病，其中，病因不明的高血压称为原发性高血压，又称高血压病。高血压本身除了导致患者出现头痛、头晕等症状，还是多种心脑血管疾病的独立危险因素，并且可因长期的高血压导致重要脏器（如脑、心、肾功能）出现损害，因此，高血压的诊治和康复具有重要的意义。

高血压病患者的首要治疗目标，是最大限度地降低长期心血管发病和死亡的总危险。除了降压治疗，还需要控制所有可逆的危险因素，包括吸烟、血脂异常和糖尿病，同时，须治疗并存的临床情况。建议普通高血压病患者的血压（收缩压和舒张压）均应严格控制在 140/90 mmHg 以下；糖尿病和肾病患者的血压则应降至 130/80 mmHg 以下；老年人收缩压降至 150 mmHg 以下。

高血压病患者的治疗方案，包括非药物治疗和药物治疗。在非药物治疗方面，生活方式的调整是所有治疗的基础。所有患者，包括需药物治疗的患者，均应改善生活方式。

调整生活方式的目的，同样是降低血压、控制其他危险因素和并存的临床情况。其降低血压和心血管疾病发生风险的作用已得到广泛认可，所有高血压病患者都应采用。这些措施包括戒烟，减轻体重，适当运动，减少过多的酒精摄入，减少盐的摄入量，多吃水果和蔬菜，减少食物中饱和脂肪酸的含量和脂肪总量，减轻精神压力，保持心理平衡。

吸烟显著增加心血管疾病危险，导致血管内皮损害，显著增加高血压病患者发生动脉粥样硬化性疾病的风险。任何年龄戒烟均能获益。应强烈建议并督促高血压病患者戒烟，可通过药物辅助戒烟，并且应对戒烟成功者进行随访和监督，避免复吸。

超重和肥胖也是导致血压升高的重要原因，降低升高的体重，减少体内脂肪含量，可显著降低血压。最有效的减重措施是控制能量摄入和增加体力活动。

一般的体力活动可增加能量消耗，不仅有利于降低和控制体重，对高血压病患者还有重要的治疗作用，包括降低血压、改善糖代谢等。因此，建议每天应进行适当强度的 30 min 左右的体力活动。运动的形式和运动量，均应根据个人情况，设计个体化的运动方案。

长期、过量的心理或精神压力引起的心理应激，尤其是负性的心理反应，会显著增加发生心血管疾病的风险，主要原因包括过度的工作和生活压力，以及异常心理状态（包括抑郁症、焦虑症、A 型性格、社会孤立和缺乏社会支持等）。应采取各种措施，帮助患者预防和缓解精神压力，以及纠正和治疗异常心理；必要时，需加以专业心理治疗。

二、高血压临床康复

（一）运动前评估

高血压病患者在进行运动锻炼之前，通常需要进行全面的评估，以便制订个体化的运动方案。评估的内容包括 4 个方面：①查看患者的病史、症状，尤其是在活动中出现的症状；②分析心血管危险因素、靶器官损害、糖尿病和并存的临床情况等，进行危险性分层；③需要评估骨关节肌肉系统、神经系统及心理状况；④主要应评估患者的心血管功能状态，尤其应该了解心血管系统在运动中的反应。因此，高血压病患者在运动训练前，最好能完成运动心电图试验或心肺运动试验。

高血压病患者进行运动心电图试验或心肺运动试验可达到 5 种目的：①了解患者运动时的血流动力学的改变，有无存在心脏变时性功能不全（chronotropic incompetence，CI），有无血压的异常升高或降低反应；②了解有无运动诱发的心绞痛、心肌缺血及心律失常；③了解患者的最大摄氧量或运动最大心率，以便评估患者的心血管功能状态，同时为制订运动处方提供依据；④了解患者有无运动诱发的其他症状，如头晕、呼吸困难、下肢疼痛及关节疼痛等；⑤评估运动或其他干预措施的治疗效果。

（二）运动训练对高血压病患者的益处

运动训练通过多重机制，降低总的外周血管阻力（systemic vascular resistance，SVR），或降低心排血量，或两者同时降低，从而达到降低血压的效果；而且，运动降低血压的作用是独立在减少体重、改变体成分和膳食改变之外的。大量的研究结果表明，有氧训练可以有效地降低正常人和高血压病患者的血压水平，不仅可降低静息状态血压，对动态血压也有良好的影响。同时，运动训练还可降低运动时的血压过度反应，使患者在运动中的心脏负荷减少，降低了运动诱发的心血管意外的风险。

单次运动后即可出现血压降低的表现。血压降低的幅度和持续时间与运动度及持续时间相关。一般认为，运动强度在 40%～60% 最大摄氧量水平，持续时间至少 20 min 的有氧运动，可降低 SBP 10 mmHg 和 DBP 5 mmHg，这种血压降低的效果可持续 1～4 h。12 h 后这种降压效果基本消失。

4 周以上的有氧运动训练降低血压的效果明显。一项综合分析了 25 项有氧运动降低高血压病患者血压效果的研究结果表明，年龄在 15～70 岁的高血压病患者，平均基线收缩压为 150 mmHg，训练持续时间为 4～52 周。训练完成后，经过校正的 SBP 平均降低 10.8 mmHg，DBP 降低 8.2 mmHg。对女性亚组的分析发现，运动降压效果更显著，运动训练可降低女性高血压病患者 SBP 达 19 mmHg，DBP 达 14 mmHg。

高血压病患者在进行有氧运动时，若其运动高峰期 SBP > 200 mmHg，DBP > 110 mmHg，则存在过度的血压反应。有研究表明，运动血压的过度反应可能与高血压、心脏病的发病危险升高有关，也可能与心血管死亡率升高相关。有氧运动训练可削弱运动血压过度反应。有研究结果表明，16 周的有氧训练，高血压病患者最大工作负荷显著升高，但峰值 SBP 降低 20～27 mmHg，DBP 降低 10～14 mmHg。

左心室肥厚（left ventricular hypertrophy，LVH）被认为是心血管疾病的独立的危险因素，在高血压病患者中普遍存在。高血压同时合并 LVH 的患者，其心血管死亡，包括猝死的危险性，是无 LVH 者的 3 倍。有氧运动训练可减缓运动血压反应，在同一负荷的情况下，经过训练的受试者血压和心率都较未训练者低。因此，通过运动训练增加体能可减少 LVH 的发生。

早期的研究强调，抗阻运动中 SBP 显著升高，增加心脏的后负荷，因此，不建议心血管病患者（尤其是高血压病患者）参加抗阻训练。抗阻运动导致血压显著升高的主要原因为抵抗的阻力比较大，造成肌肉完全疲劳且肌肉仍在抵抗巨大阻力时，受试者自然做出的关闭声门、屏气用力的 Valsalva 动作，后者可导致胸腔内压显著升高，从而使主动脉内的压力自然随之显著升高。如果患者在进行抗阻活动时，避免阻力过大及 Valsalva 动作，血压并不会显著升高。抗阻训练是否能够降低血压，临床研究的结果并不一致。虽然抗阻训练对降低血压的作用尚未获得一致性的确定，但是美国运动医学院（American College of Sports Medicine，ACSM）、欧洲高血压协会（European Society of Hypertension，ESH）及欧洲心脏协会（ESC）均建议，有氧运动是控制血压的首选的运动方式，抗阻训练是有益的补充。在进行抗阻训练时，患者应避免高强度的等长运动（如举重等）。

（三）运动降低血压的机制

运动训练通过多重机制，降低总的外周血管阻力，或降低心排血量，或两者同时降低，从而达到降低血压的效果；而且，运动降低血压的作用是独立在减少体重、改变体成分和膳食改变之外的。

有氧运动后的血压降低与心排血量及外周血管阻力的变化有关。运动终止后的外周血管阻力变化呈双相性反应。运动刚终止时，外周血管阻力降低而心排血量保持不变，接着心排血量下降而外周血管阻力上升，综合表现为血压的下降。长期运动训练能降低血压的机制，也与外周血管阻力下降有关。运动训练后，全身血管阻力降低，血浆去甲肾上腺素浓度降低和血浆肾素活性降低是运动降低血压的主要机制。

运动降低血压的机制还与运动能增加胰岛素敏感性有关。胰岛素增加肾小管对钠的重吸收，提高交感神经的活性，两者均能导致血压升高。运动训练能够降低血浆胰岛素水平，当血压降低时，伴随着胰岛素敏感性升高。由于肥胖通常伴随血浆胰岛素升高、糖耐量增加和胰岛素抵抗，因此，肥胖的 1 期高血压病患者通过运动和饮食调节降低体重后，血压往往恢复到正常水平。

运动降低血压还与长期运动降低交感神经张力有关。交感神经张力升高可以减弱压力感受器的反应，在高血压病患者体内普遍存在交感神经张力升高。每周 3 次，每次 60 min，持续 6 个月的有氧运动训练，可以显著降低未服用任何降压药的高血压病患者的血压，与运动降低交感神经张力、提高压力感受器敏感度和降低心率有关。

（四）高血压病的运动治疗

1. 高血压病的运动水平建议

根据美国运动医学院的指南，高血压病患者进行运动至少应达到的频率、强度、运动类型和运动持续时的标准的建议见表6－1。

表6－1　高血压病患者最低水平运动建议

运动类型	强度	持续时间	频率
有氧运动（如步行、自行车、慢跑和跑步）	中等强度：$40\% \sim 60\%$ VO_2max 或 HRR，或 RPE $12 \sim 13$ 分	30 min	5 次/周
	高强度：$60\% \sim 84\%$ VO_2max 或 HRR，或 RPE $14 \sim 16$ 分	20 min	3 次/周
抗阻训练（如主要肌群的渐进性力量训练、爬楼梯、利用体重进行的训练弹力带训练）	$8 \sim 12$ 次重复次数，运动至大致疲劳	每组肌群训练 1 次	不少于 2 次/周，不连续

注：VO_2max——最大摄氧量（maximal oxygen consumption）。

HRR——储备心率（heart rate reserve），为最大心率与静息心率的差值。

RPE——自觉疲劳程度（rating of perceived exertion），即 Borg 量表得分。

2. 运动处方

高血压病患者通常需要每周 $3 \sim 5$ 次的有氧运动训练，超过 5 次的运动训练可能增加肌肉酸痛、软组织拉伤及关节损伤发生的危险。达到理想降压效果的运动频率尚未完全确定，但是，由于高血压病患者通常合并肥胖，而需要减重和控制体重反弹每周需额外消耗 1 000 kcal 热量，几乎需每天运动才能完成。因此，如果患者无运动损伤，同时合并超重或肥胖，建议患者在每周大部分时间均应参与运动训练。

运动持续时间通常需要 $30 \sim 60$ min，可一次完成或分次完成。但是，一次完成的长时间的中等强度运动降压的效果较分次完成的效果要好，因此，建议患者采取持续长时间运动的方式。如果运动强度大，训练的时间可以短一些，但至少应有 20 min 的训练。

运动的强度直接影响到运动的效果，通常推荐的运动强度为 $40\% \sim 70\%$ VO_2max，Borg 量表评分为 $12 \sim 13$ 分的水平，即中等强度的运动。中等强度的有氧运动不仅能降低血压，还能提高高血压病患者的生存质量。

适合高血压病患者的有氧运动可选择的种类很多。开始时，可以采用步行、慢跑和骑功率自行车的运动方式，因为这些运动比较能控制运动强度，并且易于监护。游泳也能明显降低高血压病患者静息血压水平，虽然游泳时监护患者的血压和心率较陆地运动困难，但是，对合并肥胖、运动诱发哮喘及骨关节损伤的患者，游泳是一个较好的选择。

太极是我国传统的运动训练方法，通常认为，太极对血压的调节具有良好的作用。荟萃分析的结果显示，太极运动能降低 SBP 3～32 mmHg，降低 DBP 2～18 mmHg，具有显著的疗效，并且太极运动基本无任何不良反应，因此，它是高血压病患者运动的较好的选择。

除了有氧运动，高血压病患者还应每周进行 2 次抗阻运动训练。抗阻训练主要针对四肢和腰背部的大肌群，选择高重复次数、低阻力的训练强度。只要在训练的过程中避免出现屏气用力的动作，高血压病患者进行抗阻训练就是安全的。

3. 运动注意事项

长期的血压升高会导致左心室肥厚和收缩性或舒张性心力衰竭，这些患者具有更高的发生复杂性心律失常的危险。运动虽然对这些患者来说，依然在安全可控的范围内，但是，仍然建议在这些有 LVH 的患者在刚开始运动训练时，要增加医疗监护的力度，直到运动可安全顺利地进行。

高血压病患者服用的降压药物，通常不会对运动训练产生不良影响，以至于需要终止运动。β-受体阻滞剂可降低运动最大有氧能力，并且可影响运动心率反应。因此，服用 β-受体阻滞剂的患者在运动时，可通过监测自我劳累程度来控制运动强度，而不是通常的采用心率来控制运动强度。β-受体阻滞剂还会影响温暖环境下运动时的体温调节。因此，在较热的天气条件下进行运动的患者，需要控制运动的强度和运动量，并要注意补充足够的水分，穿着舒适透气的衣物，并保证环境的通风。另外，利尿药能减少血浆容量，在治疗的初期应用它，还能降低最大功能能力。服用利尿剂降压的高血压病患者在进行运动训练时，一定要注意补足水分。其他的降压药，如血管紧张素转化酶抑制剂和钙通道阻滞剂（calcium channel blocker，CCB），均可以影响运动血压反应，但是，导致运动血压不升，甚至血压下降则甚为少见。

超过 65 岁的老年高血压病患者在进行运动时，更容易出现运动后血压过低，晕厥或心律失常，因此，这些患者在运动终止时，要延长放松期。训练结束时，患者不要马上终止运动，而应该继续保持步行或慢跑，逐渐减慢速度至停止运动，整个放松期可达到 10 min 以上。服用利尿药的老年患者更容易出现运动期脱水，因此，应在运动前、运动中及运动结束后都要补充水分，并注意脱水的症状，如口渴、疲劳、胃纳减退和头晕等。

训练结束时，患者应避免突然终止运动。突然终止运动时，肌肉收缩停止，肌肉对静脉的挤压作用消失，使静脉回流迅速减少，导致心排血量突然下降，患者可能出现运动后血压过低甚至晕厥的症状，尤其是服用 α-受体阻滞剂及钙通道阻滞剂的患者。

高血压病患者在运动中，还可能出现血压过高的情况。如果运动时，SBP > 250 mmHg，DBP > 115 mmHg，运动训练应即刻停止。患者需再次就诊，调节高血压药物治疗后才重新开始训练。

部分患者在运动中出现血压不升的情况。如果运动中 SBP 升高不足 20～30 mmHg，或随着运动强度的增加反而出现血压下降的情况，往往意味着左室流出道不通畅，或严重左室功能不全，或严重心肌缺血。在某些患者运动时间过长或运动强度过大的情况下，或是某些患者服用利尿药或 β-受体阻滞剂，也可能出现运动血压不升。当发生这些情况时，患者需立即终止运动，进行进一步的检查和治疗。

高血压病患者在运动中，除了监护血压和心率的变化，还应注意运动诱发的症状，尤其需注意有无运动诱发的胸痛、心悸和呼吸困难，如果有这些症状发生，应该进行进一步的检查，以便排除潜在的心脏病变。

高血压病患者运动时，还应注意环境污染物的影响。环境中的有害物质能使患者血压上升，心血管事件发生的危险性增加。因此，高血压病患者运动时，应远离繁忙的道路，推荐在安静的道路、公园和休闲场所进行运动。

（梁崎）

第7章 糖尿病的运动康复

一、概述

糖尿病（diabetes mellitus，DM）是由于胰岛素分泌不足或胰腺功能减退引起的，以空腹血糖升高为特征的代谢性疾病。基于病因，糖尿病有4种分型，分别为1型、2型、妊娠糖尿病和其他特殊原因导致的糖尿病（如遗传缺陷或药物所致）。其中，2型糖尿病占多数，约占糖尿病患者总人数的90%，1型占糖尿病患者总人数的5%～10%。根据国际糖尿病联盟（International Diabetes Federation，IDF）统计，目前全球有糖尿病患者2.85亿，按目前速度增长的话，估计到2030年，全球将有近5亿人患糖尿病。由于中国是世界上人口最多的国家，糖尿病患者数量占全球的1/3。2008年的调查结果显示，在20岁以上的成人中，年龄标化的糖尿病患病率为9.7%，而糖尿病前期的比例更高达15.5%，相当于每4个成人中就有1个高血糖状态者，更为严重的是，我国60.7%的糖尿病患者因未被诊断而无法及早进行有效的治疗和教育。重视糖尿病的早期诊治和康复，减少糖尿病的慢性并发症，对延长患者寿命、提高患者的生活质量及减少社会医疗负担具有极其重要的意义。

糖尿病治疗的原则为纠正糖尿病患者不良的生活方式和代谢紊乱，以防止急性并发症的发生，减低慢性并发症发生的风险，提高糖尿病患者的生活质量，保持患者良好的状态。治疗方案为个体化的综合治疗，包括饮食控制、运动、血糖监测、糖尿病自我管理教育和药物治疗。2型糖尿病患者常同时合并高血压、肥胖和血脂异常，因此，糖尿病的治疗也需要包括降压、减重和调脂。

生活方式干预是每一位糖尿病患者必须要采取的治疗措施。其中，饮食治疗是所有糖尿病治疗的基础，是预防和控制糖尿病的手段中不可缺少的组成部分。饮食治疗的原则为依据治疗目标进行个体化医学营养治疗，控制总能量的摄入，合理均衡分配各种营养物质，达到并维持理想的血糖水平。减少心血管疾病的危险因素，包括控制血脂异常和高血压。

增加体力活动是糖尿病患者生活方式干预的重要组成部分。运动增加胰岛素敏感性，有助于血糖控制，有利于减轻体重，还有利于炎症控制、疾病预防和心理健康等。因此，应鼓励患者尽一切可能进行适当的体力活动。

生活方式干预的另外一个重要内容为戒烟。吸烟会促进糖尿病大血管并发症的发生和发展。因此，应劝诫每一位吸烟的糖尿病患者停止吸烟。

生活方式干预是2型糖尿病的基础治疗措施，应该贯穿于糖尿病治疗的始终。

在糖尿病患者的综合治疗措施中，还应该包括糖尿病患者的教育。每位糖尿病患者一旦确诊，就必须接受糖尿病教育。

二、糖尿病的临床康复

糖尿病患者的临床康复核心内容为运动训练。通过运动训练，医生可干预患者的生活方式。因为运动可改善患者的血糖水平，增加对血糖的控制，改善患者的胰岛素抵抗，同时，对患者合并存在的超重、肥胖、血压升高、血脂异常均有改善作用，所以如果不存在运动的禁忌证，所有的糖尿病患者均应进行运动训练。

（一）糖尿病康复评估

对糖尿病患者进行详尽的康复评估是制订个体化运动治疗方案的前提。只有通过评估，才能全面地了解患者的生理和功能状况，发现患者的功能问题与严重程度；根据评估结果制订的康复训练方案才能满足患者的需要；根据患者的进步情况对方案进行动态的调整，以保证患者治疗的有效性和安全性。

康复评估应包括病史（包括并发症或并发症史、过去史、个人史、吸烟情况）、症状、体征（尤其是足部的皮肤、血管和感觉情况）、营养史和营养状况（有无肥胖、超重，尤其是腹型肥胖）、目前的进食情况、血糖控制情况（包括空腹血糖、餐后血糖及糖化血红蛋白水平）、用药情况（尤其是胰岛素的使用，包括类型、剂量、注射时间和注射部位），以及各种并发症情况和运动功能评估等。

了解糖尿病患者运动前后的血糖变化情况，是保证患者运动安全的前提。尤其是 1 型糖尿病患者、曾经在运动后发生过低血糖症的患者、曾患高渗性昏迷和酮症酸中毒的患者、服用磺脲类降糖药和注射胰岛素控制血糖的患者，有必要在运动前、运动结束和运动结束后 6 ～ 15 h 监测血糖变化。运动诱发的低血糖症可导致严重后果，1 型糖尿病患者比 2 型患者更容易出现该症状。若患者在运动后出现无力、眩晕、发抖、出冷汗、视物模糊，甚至意识丧失，则极有可能为低血糖症。低血糖还可发生在运动终止后 6 ～ 15 h，称为迟发性低血糖症，其危害是相同的。为避免出现低血糖，除了一些必要的预防措施，运动训练前进行血糖情况的评估很重要。

运动也可诱发高血糖，通常发生在血糖控制欠佳的患者。例如，若在运动中出现脱水，则更易发生高血糖。患者在运动中，还可因为脂肪分解增加、缺氧等，使脂肪的代谢产物酮体增加，严重者甚至导致酮症酸中毒。患者可出现虚弱、多尿、疲劳、口渴和丙酮呼吸，是糖尿病急性并发症之一。通常只要运动前血糖水平不高于 11.1 mmol/L，一般不会导致运动诱发的高血糖。若 1 型糖尿病患者运动前血糖高于 13.9 mmol/L，2 型糖尿病患者运动前血糖高于 16.7 mmol/L，或者尿酮体检查阳性，则不要进行任何形式的运动训练，直到血糖控制在可接受的水平。

糖尿病的慢性并发症的评估对制订个体化康复训练计划非常重要。糖尿病的慢性并发症可遍及全身各个器官，有时在诊断糖尿病前就已经存在，有些患者可有 2 个以上的并发症，有些患者在治疗过程中先后出现不同的并发症。评估并发症的目的在于根据患者的并发症情况制订适合该患者的运动方案，避免运动训练导致并发症加重，预防其他并发症的发生和发展。

糖尿病的慢性并发症分为五大类：大血管病变、微血管病变、神经病变、眼部病变和糖尿病足。

糖尿病大血管病变主要为动脉粥样硬化性改变，可累及主动脉、冠状动脉、颈动脉、脑动脉、肾动脉和肢体动脉，因此，患者可有以上各种动脉受累的表现。在评估的过程中，医生需注意了解患者相关的病史，如有无脑卒中史、一过性脑缺血发作史、心绞痛史、心肌梗死史、冠脉成形术史和冠脉搭桥术史，有无糖尿病肾病和下肢动脉病变史，注意询问特征性症状，如胸闷、胸痛、头晕、肢体无力、尿少、浮肿、下肢疼痛和间歇性跛行，并注意相应的体征。若患者没有明确的大血管病变并发症史，也缺乏典型的症状，考虑到糖尿病患者存在大血管病变的可能性较高，并且潜在存在的冠脉病变将影响运动治疗的安全性。因此，很有必要在开始运动训练前，对患者进行运动心电图检查，以评估冠脉病变存在的风险和严重程度，并可根据运动心电图的检查结果制订适合的运动处方来指导患者的运动训练。

按照美国运动医学院的运动指南推荐，糖尿病患者在运动训练前建议进行运动心电图检查的情况，见表 7 - 1。

表 7 - 1   糖尿病患者在运动训练前建议进行运动心电图检查的情况

序 号	患 者 情 况
1	30 岁以上 1 型糖尿病患者。
2	35 岁以上 2 型糖尿病患者。
3	超过 35 岁但糖尿病史超过 15 年的患者。
4	合并有 1 个或 1 个以上的冠心病的危险因素。
5	已有或被怀疑有冠心病的患者。
6	有微血管病变并发症的患者。
7	体力活动活跃的患者，或准备开始一个较剧烈的运动计划的患者

糖尿病微血管病变主要累及视网膜、肾、神经和心肌组织，以糖尿病肾病和视网膜病变最常见，对运动训练的影响也较大，需进行详尽的评估。糖尿病肾病分为 5 期：①初期，常无自觉症状；②2 期，可在运动后出现尿蛋白间歇性升高；③3 期，出现微量蛋白尿，可在运动训练后尿蛋白排出增多；④4 期，出现浮肿和肾功能减退；⑤5 期，为尿毒症期，具有尿毒症的各种症状体征，并需要透析治疗，严重影响糖尿病患者的运动耐量和生活质量。已经合并肾脏并发症的患者，虽然运动后可出现尿蛋白排出量增加，但是，尚无证据表明，运动会加剧糖尿病肾脏病变。考虑到运动对患者的多种益处，仍应建议患者进行可耐受的中等强度的运动。

糖尿病视网膜病变也非常常见，特别是糖尿病病史超过 10 年的患者，大部分患者合并程度不等的视网膜病变。视网膜病变，影响患者的视力，导致视物模糊、视力下降，甚至失明，是糖尿病患者参加运动训练的障碍之一，也是运动意外摔倒的危险因素。剧烈运动训练还增加视网膜剥离的危险，因此，糖尿病患者在进行较剧烈的运动前，须进行眼底检查，以便了解视网膜的病变情况。

糖尿病的神经病变并发症也是影响运动训练方案的制订和实施的重要方面。糖尿病周围神经病变非常常见，初期累及感觉神经，通常下肢重于上肢，表现为肢端对称性感觉异常，可为麻木、疼痛、踏棉花感、烧灼感，或完全感觉丧失，严重影响运动训练的实施。当出现运动神经病变时，患者出现肌肉萎缩、肌张力和肌力下降，甚至出现瘫痪。例如，累及心血管自主神经系统的患者，可出现异常的心率和血压变化，可在运动中出现心率变时性降低、异常心动过速、血压异常降低等，均导致运动的危险性增加。自主神经病变，还将导致患者对低血糖识别困难，可能导致严重的后果。

糖尿病的眼部并发症除了视网膜病变，还有黄斑病、白内障、青光眼、虹膜睫状体病变等，均可影响患者的视力，必须进行详细评估，以指导安全运动。

糖尿病患者的足部情况评估非常重要且必要。糖尿病患者，可因外周神经病变、下肢动脉供血不足及细菌真菌感染等，导致足部疼痛、皮肤溃疡肢端坏疽等，严重影响以下肢为主的运动训练方案的实施，降低患者的运动耐量，降低其生活质量。运动可增加下肢皮肤损伤的危险，并可能由此导致患者出现糖尿病足部并发症。因此，糖尿病患者足部的评估、护理和运动中的各项注意事项，须严格落实，以避免不良足部事件的发生。糖尿病患者足部的评估包括皮肤的完整性，有无伤口、红肿、胼胝，趾甲有无嵌甲、甲沟炎，有无真菌感染表现，足部皮肤感觉有无减退和异常，足背动脉搏动情况，等等。

糖尿病患者的评估还需要注意患者有无并发的疾病。例如，糖尿病患者常为超重或肥胖，需注意体重对下肢关节的影响。糖尿病患者还可能合并血脂异常，因此，应了解患者的血脂情况。糖尿病患者还可能合并高血压病、高尿酸血症等，均应在康复训练前进行充分的评估。

（二）糖尿病康复运动治疗

1. 运动对糖尿病患者的益处

运动不仅是糖尿病患者生活方式调整中重要的组成部分，还由于运动对糖尿病患者具有诸多益处，尤其有助于长期稳定控制血糖，预防各种慢性并发症，因此，应成为患者的主要治疗措施之一。糖尿病患者进行运动训练的益处见表7-2。

表7-2　运动对糖尿病患者的益处

序　号	运动对糖尿病患者的益处
1	对有2型糖尿病发病倾向的患者具有1级预防作用。
2	改善葡萄糖-胰岛素动力学，控制血糖。
3	预防和减少肥胖。
4	改善血脂。
5	降低血压。
6	减少冠心病发病风险。
7	增进体能。

续表 7 - 2

序　　号	运动对糖尿病患者的益处
8	可能减少各种慢性并发症发生。
9	提高生活质量。
10	心理、社会的益处

2. 糖尿病患者运动的一般原则和运动处方主要内容

糖尿病患者的运动训练原则与一般人群的相似，但必须注意不同类型糖尿病参加康复运动训练的目的不同：① 1 型糖尿病患者必须依靠胰岛素控制血糖，参加运动的目的在于促进心血管健康和体能；② 2 型糖尿病患者运动的目的在于控制体重、帮助控制血糖、预防糖尿病并发症，同时，也促进心血管健康和体能。

糖尿病患者运动疗法，包括有氧运动和抗阻训练两部分。有氧运动是大肌肉群的、有节奏的、持续性的运动，如步行、慢跑、游泳、有氧体操、自行车、球类运动等，可根据患者的兴趣、爱好、实施的可行性、运动前的评估情况，特别是有无并发症等来进行选择。运动频率为每周 3～7 次，建议最好每天都有运动。运动的强度一般为中等强度，50%～80% 最大摄氧量或储备心率，Borg 量表评分为 12～16 分。运动时间一般每次持续 20～60 min，或者至少每次 10 min，每周累计 150 min。如果患者每周进行累计 300 min 或以上的中等强度运动，其获益可能会增加。医生也可根据患者的具体情况选择低强度长时间持续运动或高强度间歇运动方案。

糖尿病患者的抗阻训练是康复训练的重要部分。如果患者没有抗阻训练的禁忌证，没有严重的视网膜病变和近期的激光手术治疗，均应鼓励患者进行抗阻训练。抗阻训练的频率为每周 2～3 次，最好 2 次之间间隔 48 h；强度为 2～3 组，每组以 60%～80% 最大力量重复 8～12 次，进行 8～10 个多关节主要肌肉群训练，或者将每组分成若干个部分，针对不同的肌肉群进行训练。

3. 糖尿病患者的运动注意事项

糖尿病患者的运动注意事项较多，为确保患者运动安全，医生帮助糖尿病患者实施运动训练前，必须落实每一项注意措施。

糖尿病患者运动可能的风险见表 7 - 3。

表 7 - 3　糖尿病患者运动可能的风险

序　　号	可能的风险
1	代谢状态恶化。
2	低血糖，尤其是接受胰岛素注射治疗和口服降糖药治疗的患者。
3	增殖性视网膜病变带来的运动并发症。
4	肌肉骨骼和软组织损伤。
5	足部损伤并发症。
6	心肌梗死和猝死风险

（1）低血糖症风险。低血糖症是糖尿病患者，尤其是 1 型糖尿病患者，最常见和严重的运动风险。在接受胰岛素注射治疗和口服降糖药治疗的 2 型糖尿病患者也可以出现低血糖症；在接受强化胰岛素治疗、多剂型胰岛素治疗和胰岛素泵治疗的患者中，低血糖发生的风险增加，尤其进行较长时间的运动的患者。低血糖可发生在运动时，运动结束时，甚至是运动终止后 6～15 h，仍可能发生延迟性低血糖症。在 1 型糖尿病患者中，延迟的低血糖症更为常见，有报道称，运动结束后 31 h，其仍发生低血糖症。因此，接受胰岛素治疗的患者应避免参加可能因低血糖给自己或公众带来危险的运动和体育活动，如潜水、跳伞、滑翔运动，赛车运动等。有关服用 β-受体阻滞剂的患者和合并自主神经病变的患者，由于这些患者对低血糖的症状不敏感，尤其需要注意预防低血糖症。预防运动诱发低血糖症的措施见表 7－4。

表 7－4　降低运动诱发低血糖发生风险的具体措施

序　　号	患者采取的具体措施
1	保持稳定的生活习惯，包括睡眠、进食、服药和注射胰岛素的时间、运动等。
2	认真地自我监测血糖水平。
3	如果在肢体注射胰岛素，应避免在注射 1 h 内参加必须使用该侧肢体的运动。
4	避免在胰岛素高峰期及口服降糖药活性高峰期运动。
5	最好在少量进食或进食碳水化合物零食后运动。
6	在进行长时间运动之后进食高碳水化合物类零食。
7	让他人知晓自己的糖尿病情况，正确识别低血糖危险、相应症状，以及正确地处理低血糖事件的方法。
8	在运动中及运动后数小时内，对低血糖症状保持警觉。
9	一旦出现低血糖症状马上终止运动，并进食碳水化合物。
10	运动前、运动中及运动结束后保证足够的水分摄入，以避免脱水

对于使用胰岛素（insulin）治疗的患者，为避免低血糖的发生，可在运动计划实施的初期减少基础胰岛素使用量的 10%～40%，调整用量直至进食量、体力活动水平和胰岛素水平达到新的平衡。如果不调整胰岛素用量，可根据血糖水平和参加的运动强度，在运动前和运动中补充额外的进食量，调整的方法见表 7－5。

表 7－5　糖尿病患者运动前及运动中增加进食量的指导方法

运动类型和强度	血糖水平/(mmol·L^{-1})	碳水化合物额外进食量
低至中等强度（如步行）	<5.6	运动时间 <30 min 时，无须增加；较长时间的运动补充 10・15 g/h
	>5.6	无须增加
中等强度运动（如网球、游泳、慢跑）	<5.6	运动前补充 20～50 g，运动中补充 10～15 g/h
	5.6～10.0	运动前无须补充，运动中补充 10～15 g/h
	10.0～13.9	无须补充
	>13.9	不要运动，直到血糖控制在良好水平

续表 7 - 5

运动类型和强度	血糖水平/(mmol·L^{-1})	碳水化合物额外进食量
剧烈运动（身体接触的分组运动、篮球、赛跑、自行车比赛、游泳、重体力活动）	<5.6	运动前补充 50 g，其余根据血糖水平调整
	5.6～10.0	运动前补充 20～50 g，运动中补充 10～15 g/h
	10.0～13.9	运动前无须补充，运动中补充 10～15 g/h
	>13.9	不要运动，直到血糖控制在良好水平

（2）增殖性视网膜病变风险。糖尿病单纯型的视网膜病变不是运动的禁忌证，但是，这些患者仍需要避免参加身体接触性的运动，以避免头部被撞击，也应避免抗阻及静力性收缩的运动。以上原因可导致部分患者视网膜新生血管形成，从而进展为增殖型视网膜病。由于运动可增加眼部血流和血压，而新生血管又较为脆弱，容易破裂出血，可导致视网膜脱落，甚至失明。因此，活动性增殖性视网膜病变的患者，应避免参加剧烈的有氧运动和抗阻训练，避免使用举重类的训练器，以及可能会使用瓦氏动作的运动训练模式。至于近期有做过视网膜出血、近期激光治疗、近期眼部手术的患者是禁忌做任何类型的运动的。

（3）肌肉和软组织损伤风险。虽然糖尿病患者参加运动训练发生肌肉和软组织损伤的风险并不比非糖尿病的人群高，但是，糖尿病患者一旦有损伤，其伤口的愈合较正常人要困难得多。因此，需要在运动中避免出现肌肉和软组织损伤，其方法包括运动前必须要有热身，运动后需要放松，需增加柔韧性练习，以及需避免参加身体接触性的体育活动。在开始运动训练前，患者从低、中强度开始，逐渐增加运动量；从延长运动时间和增加频率开始，再增进运动强度，循序渐进，避免突然的剧烈活动，可减少肌肉和软组织损伤风险。

（4）足部皮肤破损风险。糖尿病足是导致糖尿病患者运动功能降低的最主要的原因，并且溃疡、截肢和死亡都可能因糖尿病足所致。因此，对所有的糖尿病患者而言，正确的足部护理都是至关重要的。由于足部外周神经病变导致感受压力和疼痛的能力下降，糖尿病患者对足部的损伤不够注意，同时，合并下肢动脉病变使血供减少，以及由于血糖控制不佳导致易于感染，以上诸多原因可使患者一旦因运动而导致足部皮肤破损后，即具有发展为糖尿病足的风险。因此，所有的糖尿病患者均应在运动前后检查足部皮肤情况，尤其是糖尿病史超过 20 年，或年龄超过 40 岁的患者，更应定期由医生或足科医生检查足部情况，评估是否适合继续参与运动训练。

已经有下肢动脉供血不足和神经病变等疾病的高发糖尿病足的患者，应避免对足部具有高冲击力的运动（如跑步及高强度的有氧运动），可选择步行、自行车和游泳这些对足部影响较小的运动方式。运动鞋袜的选择对糖尿病患者至关重要。要选择圆头厚底、系鞋带、面料柔软、透气性好的鞋子，大小要合适，鞋子的长度要比患者的足长 1 cm，宽度依跖趾关节宽度大小而定，高度应该使足趾有一定的空间，鞋底需要有弹性，最好选择有气囊鞋底的运动鞋。穿鞋前，应检查鞋内有无异物。袜子应选择松软合适、透气、吸水性强的纯棉制品。袜口不宜太紧，保持袜子干净，每天更换。不宜赤足行走，防止足部皮肤损伤。

　　其他的足部注意事项还包括 7 个方面：①定期清除足部胼胝状和圆锥状角质增生（俗称"鸡眼"）；②纠正足部畸形，如蹬外翻和平足；③定期剪脚趾甲，清理甲沟；④治疗足部真菌感染；⑤保持足部皮肤润泽，不干燥；⑥脚趾间保持干燥；⑦每日进行足部清洁。

　　（5）运动心血管并发症。运动诱发的心血管急症，包括心绞痛、心肌梗死和猝死，是严重的并发症。为避免出现以上的风险，应在运动前进行评估。应根据患者出现心血管并发症风险的高低，进行运动心电图、超声心动图，或者核素检查，以便发现潜在的心血管并发症。延长热身和放松时间，控制运动靶心率比缺血阈心率低 15 ～ 20 次，注意监测运动中缺血的相关症状，或者在高风险患者运动时，对其进行心电图监护等，均可减少运动导致的心血管并发症。

（梁崎）

第8章　肥胖症的临床康复

一、概述

肥胖症（obesity）是一种由多因素引起的慢性代谢性疾病，其特征为体内脂肪细胞的体积和细胞数增加，体脂占体重的百分比增加，并在某些局部过多地沉积脂肪。脂肪组织不再仅仅被认为是无活性的或只是储存能量的组织。越来越多的证据表明，脂肪组织是参与免疫和炎症的生理与病理过程的活性组织。脂肪组织能够生成和释放一系列的脂肪因子（如瘦素、脂联素、抵抗素和内脂素等），以及炎症前因子和抗炎组织因子（如肿瘤坏死因子-α，白介素4，白介素6等）。脂肪组织参与慢性代谢性疾病，如2型糖尿病和心血管疾病的发展过程。如果脂肪主要在腹壁和腹腔内蓄积过多，就被称为中心型（向心性）肥胖。向心性肥胖是引发多种慢性病的重要危险因素之一。2002年，我国居民营养与健康状况调查结果显示，我国18岁以上的成人超重和肥胖率分别为22.8%和7.1%，大城市成人超重和肥胖率分别为30%和12.3%，儿童肥胖率也高达8.1%。国民超重和肥胖者已占人口总数的1/4。

肥胖可导致多种疾病的发病危险性升高。据世界卫生组织（World Health Organization，WHO）报告，肥胖患者患2型糖尿病、胆囊疾病、血脂异常、胰岛素抵抗、气喘和睡眠呼吸暂停综合征的危险显著升高，为非肥胖者的3倍以上；患冠心病、高血压、高尿酸血症和痛风、骨关节病和脂肪肝的危险中度升高，为非肥胖者的2～3倍；女性肥胖者患绝经后乳腺癌、子宫内膜癌，男性患前列腺癌和结肠直肠癌的危险轻度升高；同时，肥胖者出现生殖激素异常、多囊卵巢综合征和生育能力受损的情况增多，也较非肥胖者更容易出现背部疼痛及麻醉并发症。因此，只有通过预防和治疗肥胖才能有效地减少以上的慢性疾病发生。

二、肥胖症的诊断

肥胖症公认的定义是体内贮积的脂肪量超过理想体重的20%以上。肥胖症的诊断主要根据体内脂肪堆积过多和（或）分布异常。参考的指标包括：①体重指数（body mass index，BMI）是较常用的衡量指标。BMI = 体重(kg)/[身高(m)]^2。亚太地区肥胖和超重的诊断标准为：BMI≥23为超重，BMI≥25为肥胖。②体脂的分布特征可用腰围来衡量。腰围为通过腋中线肋缘与髂前上棘间的中点的径线距离。男性腰围≥90 cm（女性腰围≥80 cm）可视为中心型肥胖。③皮下脂肪堆积程度可由皮脂厚度来估计。25岁正常人肩胛皮脂厚度平均为12.4 mm，大于14 mm为脂肪堆积过多；肱三头肌部位皮脂厚度，25岁男性平均为10.4 mm，女性平均为17.5 mm。④内脏脂肪可用B超、双能

X 线骨密度仪、CT 扫描，或磁共振测定。

在确定肥胖后，应鉴别患者属于单纯性肥胖或继发性肥胖。无内分泌疾病或找不出可能引起肥胖的特殊病因的肥胖症，为单纯性肥胖，其诊断是在排除继发性肥胖后被诊断的。单纯性肥胖者占肥胖症总人数的 95% 以上。

继发性肥胖可为一些少见的遗传性疾病、内分泌代谢性疾病及心理疾病所致，如遗传病 Prader-Willi 综合征、Bardet-Biedl 综合征、MOMO 综合征、瘦素受体突变所导致的先天性瘦素缺乏症和黑皮素受体突变等。内分泌代谢疾病包括甲状腺功能低下、皮质醇增多症、生长激素水平低下等。进食障碍性心理疾病包括暴食症、夜间进食综合征等。某些药物也可以导致肥胖，如胰岛素、硫酰脲、噻唑烷二酮、不典型的抗精神病药、抗抑郁药、糖皮质激素、某些抗癫痫药（如苯妥英钠、丙戊酸钠、苯噻啶）和某些剂型的激素类避孕药。一般继发性肥胖都有原发性疾病的临床特征，易于排除。

三、肥胖症的康复

肥胖症患者的康复目的应包括 3 个要素：①体重的降低和长期地维持适当的体重。按照世界卫生组织提出的要求，肥胖和超重都需要降低 10% 的初始体重。肥胖症患者初始体重降低 10%，并发症的发生风险减少。②并发症的预防。③健康生活方式的建立和维持。肥胖症患者的康复方案的主要组成部分有 3 个方面：①饮食疗法；②增加体力活动；③行为疗法。

为了使肥胖症患者达到康复目的，有必要给肥胖症患者提供咨询服务，以便帮助患者建立健康的生活方式和行为习惯。咨询服务可以个人或以小组的形式进行。这种咨询服务对肥胖症患者的预后具有良好的影响。一项名为"糖尿病预防"计划，对超过 3 200 例参加者进行的研究表明，通过咨询服务进行健康生活方式（低热量低脂饮食，每周体力活动 150 min）调整的患者，2.8 年后体重平均减少 5.6 kg，远高于服用二甲双胍组的 2.1 kg 及安慰剂组的 0.1 kg。同时，生活方式调整组糖尿病发生风险降低了 58%，二甲双胍组仅降低 31%。10 年后随访，生活方式调整组体重虽然恢复到基线值，但 2 型糖尿病的发生仍然是 3 组患者群里最低的，比安慰剂组降低了 34%。因此，给肥胖症患者提供咨询服务，帮助患者调整生活方式，能在早期降低体重，且对患者的长期预后有良好的影响。

（一）饮食疗法

肥胖症患者的饮食疗法有多种，包括低脂饮食，低碳水化合物饮食，低热量饮食、极低热量饮食，地中海饮食，低血糖负荷饮食，等等。有研究表明，这些主要的节食方法（如低热量、低碳水化合物及低脂）在降低体重效果上没有任何差异。

低脂饮食，主要是减少食物中脂肪的含量，以达到减少热量摄入的目的，但不减少摄入食物的总量。低脂饮食的方案较多，包括 Ornish 低脂减重膳食、美国国家胆固醇教育计划（National Cholesterol Education Program，NCEP）推荐的低脂膳食、美国心脏协会推荐的低脂膳食等。这些低脂膳食的原理都是通过减少脂肪占据全天热量供应的比例，提高谷物、水果和蔬菜这些低能量密度、体积较大、易产生饱腹感的食物摄入，从而减少全天的能量摄入来达到降低体重的目的。低脂饮食，还有降低血浆胆固醇，尤其是低密度脂蛋白的水平，以及降低甘油三酯的益处。例如，Ornish 低脂减重膳食限制所有的肉类摄入（包括猪肉、牛肉和鱼肉等），蛋乳品只允许无脂酸奶、牛奶、奶酪和蛋清。限制的食物还包括所有的脂肪、油类、坚果、种子、鳄梨及精制的碳水化合物（包括糖果、白米及白面）。除了这些食物，其他的食物可以不限制地食用，主要是水果、蔬菜和谷物。据美国国家胆固醇教育计划的推荐，低脂饮食中由饱和脂肪提供的热量只占 7%，胆固醇摄入量需少于 200 mg/d。美国心脏协会则建议将脂肪提供的热量控制在 10%～20% 这一比例，能量摄入主要来自谷物、水果和蔬菜。需强调的是，低脂饮食除了限制饱和脂肪酸和胆固醇的摄入，还应限制反式不饱和脂肪的摄入。反式不饱和脂肪来自加工过的植物油，常见于人造黄油、快餐食品、饼干、糕点、植脂末等。反式不饱和脂肪酸特性上与饱和脂肪相似，均可提高体内 LDL 水平，降低 HDL 水平。

低碳水化合物饮食法，是指增加食物中脂肪和（或）蛋白质的比例，比如 Atkins 饮食法和高蛋白质饮食法。Atkins 饮食法，是美国医生罗伯特·阿特金斯（Robert Atkins）创造的减重饮食方法，其要求完全不吃碳水化合物，而可以吃高蛋白的食品，即不吃任何淀粉类、高糖分的食品，而多吃肉类、鱼。其核心是控制碳水化合物的摄入量，从而将人体从消耗碳水化合物的代谢转化成以消耗脂肪为主的代谢模式。该方法达到的体重下降是因饱足感增加而导致能量摄入减少的结果。有研究表明，这种方法的减重效果良好，与低脂饮食及地中海饮食比较，Atkins 饮食 1 年体重降低 4.7 kg，而后两者减重分别为 2.9 kg 和 4.4 kg。低碳水化合物饮食的减重效果早期来自水分丢失较其他饮食多，后期的减重效果与其他同热量水平的饮食相似。低碳水化合物饮食可能还对血脂有良好的影响。有研究对绝经前肥胖妇女的减重效果，Atkins 饮食与提倡平衡减重的 Zone 饮食法、低脂的 Ornish 饮食法及高蛋白化合物低饱和脂肪酸的 LEARN 饮食法进行比较。结果显示，Atkins 饮食减重效果明显优于其他方法，并且高密度脂蛋白、甘油三酯水平和收缩压的改善均较其他方法为佳。但是，也有观点认为，这种高蛋白低碳水化合物饮食可增加心脏病的发病风险，因此，虽然这种方法非常流行，但并不为美国心脏协会所推荐。但是，如果肥胖者进行高蛋白低碳水化合物饮食时，所获得的脂肪主要来源于植物而非动物，那么心脏病的发病风险减少。高蛋白低碳水化合物饮食的主要副作用是高蛋白增加肾脏排泄负荷，不适合已有肾功能不全的患者。其他的不良反应，还有腹泻、虚弱感、皮疹和肌肉痉挛等。此外，中国人通常的饮食习惯以碳水化合物为主，不一定能适应高蛋白减重饮食。

低血糖负荷饮食法，适合合并糖尿病或糖耐量受损的肥胖症患者。低血糖负荷饮食法的原则为选择血糖生成指数低的食物作为主要饮食，并且将总热量摄入值低于平时饮食，以获得减重效果，同时，降低血糖水平。食物血糖生成指数（glycemic index，GI），是指食物能够引起人体血糖升高多少的能力。高 GI 的食物，进入胃肠后消化快、吸收率高，葡萄糖释放快，葡萄糖进入血液后峰值高，也就是血糖升得高；低 GI 食物，在胃肠中停留时间长，吸收率低，葡萄糖释放缓慢，葡萄糖进入血液后的峰值低，下降速度也慢，简单地说，就是血糖比较低。当血糖生成指数在 55 以下时，可认为该食物为低 GI 食物；当血糖生成指数在 55～75 之间时，该食物为中等 GI 食物；当血糖生成指数在 75 以上时，该食物为高 GI 食物。因此，根据 GI，合理安排膳食，对于调节和控制人体血糖大有好处。一般来说，只要一半的食物从高 GI 替换成低 GI，就能获得显著改善血糖的效果。

低热量饮食，又名热量限制饮食，所谓的"低"可与肥胖症患者平时饮食的热量比较，也可与普通人群比较，热量低于平常。通常患者每天只摄入 800～1 500 kcal 热量，形成能量负平衡，每周可使体重下降 0.5 kg。美国国立卫生研究院回顾分析了 34 个随机对照试验，发现该方法能在 3～12 个月内减少 8% 的体重。低热量饮食除了可以降低体重，还可降低血浆甘油三酯、胆固醇水平，可以改善胰岛素抵抗，因此，对心血管疾病的预防有一定的作用。但是，低热量饮食也可能会导致营养摄入不足，从而导致肌肉萎缩、肌肉力量下降、骨质密度下降，以及贫血、头晕、疲乏、易激惹、敌意和抑郁等不良反应。有些患者可因此种饮食方式对食物总是处于饥渴状态，从而引起进食行为异常等心理疾病。

极低热量饮食，是指每日只摄入 400～800 kcal 热量，主要是指蛋白质、脂肪和碳水化合物的摄入受到严格限制。通过使机体处于长期饥饿状态，每周能使体重下降 1.5～2.5 kg。极低热量饮食除了有低热量饮食的同样的副作用，因其能引起体重明显减少、痛风风险增加及电解质平衡紊乱等不良反应，而不做广泛推荐。尝试该方法的患者需要在医生的指导下进行，并严格预防并发症的发生。无论低热量还是极低热量饮食均不适合少年儿童和准备妊娠的女性。

食物替代饮食疗法，是采用食物替代品（如能量棒、平衡食谱饮料等）来代替普通食品，这些替代品的热量都比较低，从而能在短期内使体重降低。有研究发现，采用食物替代品代替每日的两餐，3 个月内体重降低 7.1 kg，而同样热量的普通食物的减重效果只有 1.3 kg。荟萃分析（meta-analysis）结果显示，该方法平均在 3～12 个月内降低 2.5 kg 的体重。但是，由于这种食品替代物无法替代真正的食物，一旦终止服用，恢复之前的饮食方式，体重往往恢复，甚至超过减重前的体重。因此，如果食物替代饮食疗法不应作为常规的减重饮食疗法。

各种减重饮食达到减重效果最主要的原因，不是食品的组成成分，而是对摄入热量的限制。各种饮食疗法的短期和长期的安全性是类似的，因此，在选择饮食疗法的时候应考虑到患者的具体需要。例如，需根据患者的并发疾病去选择；合并高胆固醇血症或动脉硬化的患者，应选择低脂饮食；合并糖尿病或糖耐量异常的患者，应选择低血糖负荷饮食。

此外，选择饮食疗法时，还需考虑患者的饮食习惯和偏好，需选择患者能够较容易坚持的饮食方法。一个成功的减重饮食应该是肥胖症患者能够坚持数月以达到减重 5%～10% 的饮食疗法。由于体重的减少幅度与肥胖症患者的心血管疾病危险因素（如糖化血红蛋白、血压、甘油三酯及高密度脂蛋白的降低幅度）呈正相关，因此，在获得初始的体重下降之后，还应该长期维持或进一步降低体重水平。因此，若需要长期的热量限制，可通过减少食物分量、减少食物的热量密度，或计算所摄取食物热量等方式进行。

（二）运动疗法

1. 运动前评估

肥胖症患者在开始运动训练前进行医疗评估是很有必要的。一方面，由于肥胖症患者可能合并糖尿病、高血压、高脂血症等情况，需要医疗评估去识别。另一方面，肥胖症患者心血管疾病风险增高，进行医疗评估也有助于识别潜在的心血管问题。医疗评估除了病史和体格检查，还应有运动心电图试验。运动心电图试验对制订肥胖症患者个体化的运动治疗方案、确保运动训练的安全实施，尤为重要。

肥胖症患者运动试验的一般原则和其他患者相同。需要特别注意的事项包括以下 4个方面：①肥胖症患者合并髋关节和膝关节骨性关节炎的风险较高，若存在这些骨关节的问题，需要调整运动试验方案，以避免加重关节的症状。如果患者进行运动平板试验比较困难，可考虑行功率自行车运动试验或上肢功率自行车运动试验。即使患者没有合并膝关节和髋关节的问题，但对于运动试验实施的易行性来说，功率自行车相较于平板而言更适合肥胖者。②肥胖者的运动耐量可能较差，因此，运动试验方案可选择低起始负荷，如 2～3 METs，运动进展以每级别增加 0.5～1.0 METs 为宜。③肥胖者在进行运动试验时，达到标准的运动终止指标可能比较困难，因此，未必需要按照标准来要求患者终止运动试验。可根据患者的实际情况，如患者未达到预测心率但已经出现不能耐受的气喘、疲乏、肢体不适等，应终止运动试验。④为了确保运动血压测量的准确性，肥胖者运动血压监测的袖带必须是大号的，以适合肥胖者上臂围的袖带为宜。

2. 肥胖症患者运动训练的一般原则

肥胖症患者运动训练遵循的一般原则和健康人群运动训练的原则是一致的。运动训练方案，必须包括有氧运动、抗阻运动和柔韧性运动。运动频率要求每周至少 5 次以上，确保 1 周的大部分天数都需要参加运动训练。有氧运动的强度必须是中等强度或以上。初始训练强度可为中度（40%～60% VO$_2$max 或心率储备），逐渐过渡到更高强度（50%～75% VO$_2$max），以便获得体能的提高。运动时间每天 30～60 min，每周至少合计 150 min，逐渐增加到每周 300 min 的中等强度运动时间，或者高强度运动时间，合计每周 150 min。运动时，可采用间歇运动方式，但运动每节段的时间需超过 10 min，总的运动时间（不包括运动间歇时间）必须达到 30～60 min。间歇运动的方式和持续运动方式一样有效。运动形式方面，以大肌群的有氧运动训练为主，如跑步、游泳、自行车、球类运动、爬山等，但应辅以主要肌群的抗阻训练。

但是，以上推荐的运动量为维持肥胖症患者健康和体能的一般推荐。若肥胖症患者需要减轻体重，防止减轻的体重反弹，则需要更多的体力活动。维持体重，防止体重再次增加，至少需要每周 250～300 min，或每周 5 d、每天 50～60 min 的中等强度运动。对某些肥胖症患者而言，甚至需要每天 60～90 min 的运动，运动的频率应至少达到每周 5 d 以上，每天的运动时间为 50～60 min。达到这一时间可采用持续运动方式，也可以分时段进行，但每一时段应大于 10 min，一天累计要达到 50～60 min。采用累计运动时段的运动策略更容易被患者接受和实施，有助于维持长期的运动习惯。

针对骨骼肌的抗阻训练，是肥胖症患者运动训练中的重要组成部分。因为骨骼肌是人体葡萄糖代谢和甘油三酯清除的主要器官，同时，也是基础代谢率的主要决定因素。肥胖症患者进行饮食治疗，伴随体重下降的常常是瘦体重的减少。瘦体重的减少使基础代谢率增加，对长期的体重控制不利。而抗阻训练可防止节食导致的瘦体重的降低，并可以增加瘦体重，从而增加基础代谢率，对长期的体重控制有显著意义。从理论上说，肌肉每增加 1 kg，基础代谢率增加 21 kcal。因此，长期坚持抗阻训练，如 1 年以上，每日能量消耗与不训练者有着显著差异，对年龄增长所导致的肥胖起着预防作用，也有利于长期的体重控制。

对于肥胖症患者，抗阻训练是有氧训练的良好补充。除了增加蛋白转换、增加瘦体重，抗阻训练还可以减少有氧训练导致的氧化应激和同型半胱氨酸的增加，减少有氧训练的损害。

单纯的抗阻训练可能并不能减少体重，甚至可能因为瘦体重的增加，导致肥胖症患者的体重指数增加。因此，减重治疗应该将节食、有氧运动和抗阻训练三者结合才能达到理想的体重减少和控制。

大量的研究表明，抗阻训练能够增加胰岛素敏感性，增加糖耐量水平。抗阻训练虽然不能减少休息时的能量消耗，但是，抗阻训练能够增加肥胖症患者的肌肉力量和功能水平，应在运动训练方案中纳入抗阻训练。

（三）减少体重的行为疗法

有效地降低体重的方案，应包括限制能量摄入和通过体力活动增加能量支出，具体的实施方法见表 8 - 1。

表 8 - 1　减少体重的行为疗法

序　号	行　为　疗　法
1	根据年龄和性别制定减重目标。
2	最低的目标位在 3～6 个月至少减重 5%。
3	同时改变饮食和体力活动行为并保持才能获得长期减重的效果。
4	降低能量摄入，控制在 500～1 000 kcal/d，以获得体重减轻的效果；减少能量摄入应包括脂肪摄入减少，占全天能量摄入的 30% 以下。
5	逐渐增加体力活动至每周至少达到中等强度 150 min。
6	逐渐增加多的体力活动至每周 200～300 min 或 2 000 千卡/周以上以获得长期的体重控制。
7	抗阻训练。
8	行为调整策略

（梁崎）

第9章　慢性心力衰竭患者的运动训练

慢性心力衰竭（chronic heart failure，CHF）是各种心脏疾病发展的严重阶段。传统的治疗方法，包括：强制性的卧床休息，以便减少体力活动带来的不适；减少心脏负荷和代谢需求，以便减少潜在的不利影响。但是，限制体力活动带来许多风险，包括远期运动耐量的降低、压疮、静脉血栓、肺栓塞和肌肉萎缩。而先前由卧床疗法能获得的许多益处（如能降低周围血管阻力、利尿、减少肾上腺素能神经的活动），已经可以通过药物来达到这一目的，同时，人们发现了限制活动的害处要比益处大。因此，自1990年以来，医学界针对心力衰竭（简称"心衰"）患者卧床疗法提出了大胆的质疑，提出了运动疗法可以作为慢性心衰常规治疗的一部分，特别是症状发生早期。目前，美国心脏学会（American College of Cardiology，ACC）及美国健康和人类服务部门已确认运动可以作为慢性、稳定型心衰患者的常规疗法，欧洲心脏协会也于2008年更新了心衰治疗指南，明确指出运动训练提高心衰患者的运动耐量和生存质量，不会对左心室重塑带来不利的影响，并且可能降低轻至中度心衰患者的死亡率及住院率，推荐心衰患者规律性参加体力活动和运动训练（Ⅰ级推荐）。

一、慢性心力衰竭患者运动训练的益处

有规律的运动训练对心衰患者有许多益处。与健康人群相似，运动可降低患者的高血压；增加HDL，降低TG，以改善脂代谢；增加胰岛素敏感性，以及减少冠脉疾病死亡率。规律的运动还可以降低体重，减少患其他并发症的危险性。对于心衰患者而言，规律运动可减轻其心衰症状，减少住院时间，提高患者的生活质量。

（一）心脏和血流动力学方面

运动耐量的大小与心衰患者的生存率已被证实是密切相关的。运动训练可以增加心衰患者的最大摄氧量，增加运动耐量，并且可以延迟无氧代谢，从而可以使病人明显增加极量运动能力及亚极量运动能力。

运动训练是否导致心室不良重塑，既往存在许多争论。但最近的ELVD-CHF（exercise in left ventricular dysfunction and chronic heart failure）研究结果表明，长期的运动训练，对稳定的慢性心力衰竭的患者可起到抵抗心室重塑的作用。

（二）呼吸系统

运动训练，可以降低每分通气量及每分通气量与生成的CO_2的比率（VE/VCO_2）。运动训练可以改善慢性心衰患者的通气状态，表现为患者在运动、休息及日常活动时，气促减少。

（三）神经激素系统

规律运动，可以减少交感神经紧张和神经激素活性，亦可增加副交感神经紧张及改善应激能力。训练后，患者在休息时心率较训练前降低。训练可以降低去甲肾上腺素水平，增加心率变异性。这两者均可以作为生存率预测的独立指标。运动亦使心室节律异常，敏感度下降。另外的研究显示，通过运动训练可以明显地降低血管紧张素、心钠素、醛固酮及抗利尿激素的水平。

（四）外周血管

运动训练可减少 SVR，增加运动肌肉的血流。运动可改善血管内皮功能，是降低外周血管阻力的原因之一。内皮功能改善可减少血小板聚集。此外，内皮的一氧化氮（nitric oxide，NO）可能在调节骨髓肌线粒体氧化中起一定的作用。

（五）骨髓肌改善

运动可以增加肌肉体积和力量，改善肌肉的灌注及代谢。骨骼肌线粒体密度增加，细胞色素 C 氧化酶增加，使肌肉的有氧能力增加。肌肉的有氧能力增加与最大运动耐量增加及亚极量运动状态中无氧代谢的延迟是相关的。

二、运动前评估

与其他心脏病患者相似，在开始运动之前对心衰患者应进行正规负荷试验，以鉴别高危人群，从而帮助指导患者运动，并设定运动处方。评价心衰患者的最好时机，是在药理学上认为他们已获得最好的治疗时，即在他们最好的状态下被评价；若是在患者心衰发作当时或恢复以后立即获取信息，则会低估患者的能力，高估了危险性。

三、慢性心力衰竭患者实施运动训练的方法

慢性心衰患者同样需要改变生活方式，增加日常活动，如快步走、爬楼梯（而不是乘坐电梯）、干家务活、参加休闲活动。正确实施运动训练需要准确地选择患者，确定训练模式、运动强度和训练进展监控。

（一）患者的选择

运动训练通常推荐给稳定的 NYHA Ⅰ～Ⅲ级的慢性心力衰竭的患者。虽然进展期和急性期心衰患者被排除在运动训练之外，但是，一旦其病情好转，给予其个体化运动方案的早期的活动将有利于预防患者残疾的进一步加重，并为之后的运动训练计划奠定良好的基础。

目前，如何由强制的休息过渡到开始运动训练尚没有固定的模式。表 9－1 给临床医生提供了一个简单的建议，让医生和治疗师可以根据患者的临床情况和需要来制订个体化的运动训练建议。

临床稳定和早期活动，对达到功能自主、确保患者能完成症状限制性运动试验和启动常规运动训练都是非常重要的。在过渡阶段，可考虑单独或联合实施逐渐增加的活动或体操、呼吸训练和小肌肉的力量训练。每一种运动方式在实施时，均要先对患者个体进行评估，以便确定临床和血流动力学的稳定，确保患者的接收度及证实其安全性。因此，这个阶段的运动训练是相差很大的。

临床稳定性确定以后，有必要对患者进行是否适合运动的筛查。筛查的手段包括病史、临床体格检查、休息时的心电图（ECG）、症状限制性运动试验及超声心电图检查。如有必要，患者尚需进行 24 h 动态心电图、胸片和负荷超声心电图检查。

最后，选择运动方式尚需考虑患者的年龄、合并的疾病、休闲和工作的习惯、爱好和能力、后勤限制，以及运动训练设施和场地的供给。

表 9-1 列举了心衰患者运动试验和运动训练的禁忌证，以及可能导致运动危险性增加的情况。

表 9-1　运动试验和训练禁忌证（A），运动训练禁忌证（B），运动训练危险性增加（C）

项　目	内　容
A	1. 急性冠脉综合征早期（2 天内）。 2. 未处理的威胁生命的心律失常。 3. 急性心力衰竭（早期血流动力学不稳定阶段）。 4. 未控制的高血压。 5. 高度房室传导阻滞。 6. 急性心肌炎和心包炎。 7. 有症状的主动脉狭窄。 8. 严重的肥厚型阻塞性心肌病。 9. 急性系统性疾病。 10. 心脏内血栓形成
B	1. 前 3～5 天进行性运动不耐受及休息时出现呼吸困难。 2. 低强度运动出现显著的心肌缺血（<2 METs，<50 W）。 3. 未控制的糖尿病。 4. 新近形成的血栓。 5. 血栓性静脉炎。 6. 初发心房颤动（房颤）/心房扑动（房扑）
C	1. 过去 1～3 天体重增加大于 1.8 kg。 2. 正在进行持续性或间歇性的多巴胺治疗。 3. 运动时收缩压下降。 4. NYHA 心功能Ⅳ级。 5. 休息及在用力时出现的复杂性室性心律失常。 6. 卧位休息心率 >100 次/分钟。 7. 已有的限制运动耐量的并发症

（二）最佳训练方案选择

目前，尚无统一的慢性心衰患者的运动训练方案，通常推荐基于详细的临床评估制订的个体化的运动方案（见表 9-2、表 9-3 和图 9-1）。影响运动训练方案的变量包括强度（有氧和无氧运动的强度）、类型（耐力、抗阻和力量训练）、方法（持续和间歇）、应用（全身、局部和呼吸肌）、管理（有监护和无监护）与设施（院内和家庭）等。

表 9-2　慢性心力衰竭患者实施抗阻力量训练方案的基本推荐

训练方案	训练目的	训练方式	强　度	重复次数	训练总量
步骤 1 训练前期	学习和实践正确的训练方法，认知训练，增加肌肉间协调性	动态抗阻	<30% 1-RM，RPE<12	5～10	2～3 次/周，1～3 回合/次
步骤 2 抗阻/耐力训练	增加局部有氧耐力和肌肉间的协调性	动态抗阻	30%～40% 1-RM， RPE=12～13	12～25	2～3 次/周，1 回合/次
步骤 3 力量训练，增强肌肉的训练	增加肌肉体积，增加肌肉间协调性	动态抗阻	40%～50% 1-RM， RPE<15	8～15	2～3 次/周，1 回合/次

表 9-3　根据运动耐量、年龄和活动习惯设定运动处方

	不足 65 岁		超过 65 岁	
	体力活动活跃	体力活动不足	体力活动活跃	体力活动不足
$VO_2 max \leq 10$ mL/(kg·min) 或 6 MWT<300 m	CT RT RST LIT	CT RT RST LIT	CT RT RST LIT	CT RT LIT
$VO_2 max>10$，但≤ 18 mL/(kg·min) 或 6 MWT 300～450 m	CT RT RST MIT	CT RT RST —	CT RT RST —	CT RT — —
$VO_2 max>18$ mL/(kg·min) 或 6 MWT>450 m	CT RT RST HIT	CT RT RST HIT	CT RT RST HIT	CT RT RST HIT

注：$VO_2 max$——最大摄氧量，由心肺运动试验获得，是评估运动耐量的金指标。若无法进行心肺运动试验时，6 MWT（6 min 步行试验）是有用的替代指标。

CT——持续耐力运动训练（continuous training, CT）。

LIT/MIT/HIT——低、中、高强度训练（low-, moderate-, high-intensity training, LIT/MIT/HIT）。

RST——抗阻力量训练（resisted sled training, RST）。

RT——呼吸训练（respiratory training, RT）。

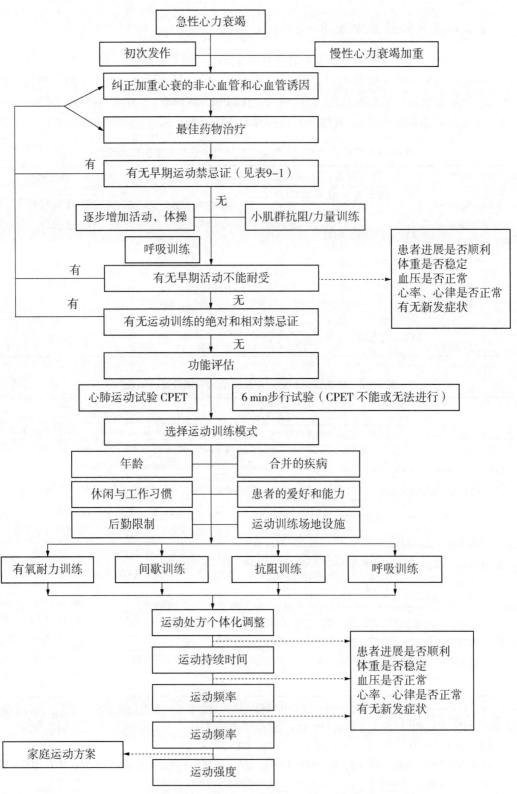

图 9 - 1　根据患者临床情况和个体需要制订运动训练方案流程

（三）慢性心力衰竭耐力运动训练

1. 持续性耐力运动训练

在氧代谢稳定状态，典型的持续性运动训练的强度为中至高强度，在此阶段患者需持续运动甚至达 $40 \sim 60$ min。对持续性耐力运动训练的研究是最充分的，其有效性和安全性也是确定的，因此，在指南中最常得到推荐。持续运动训练通常在平板或功率自行车上完成，由于教与学都比较容易，因此，也是被广泛接受的一种运动训练方式。

对于失适应比较严重的患者，起始的运动强度要降低，进展速度放缓，如低强度运动 $5 \sim 10$ min，每周 2 次。如果患者耐受良好，先增加每次训练的时间，然后增加每天训练的次数，最终达到每周 $3 \sim 5$ d、每天 $20 \sim 60$ min 的中至高强度的运动目标。

运动强度的设定最好能通过症状限制性的心肺运动试验获得的最大摄氧量来确定，这是运动强度评估的金标准。运动强度设定可参照 $VO_2 max$，摄氧储备量 $VO_2 R$ 和无氧阈标准。推荐的运动强度为：起始阶段 $40\% \sim 50\%$ $VO_2 max$，逐步进展到 $70\% \sim 80\%$ $VO_2 max$ 或 $VO_2 R$。

由于在日常的临床工作中，并不是随时可进行运动心肺试验，因此，可根据较便利的 6 min 步行试验、最大心率和储备心率，以及 Borg 评分来设定运动强度。训练的靶心率为 47% HRR，或 $10 \sim 14$ 分的 Borg 量表评分。

在临床上根据 RPE 来调整运动是非常方便的。通常采用 Borg 量表来进行 RPE 评分。评分从 6 分开始，当评分为 6 分时，患者自我感觉非常轻松，意味着此时的运动强度非常低。如果评分为 20 分，患者的自我疲劳程度已达到耐受的极限，意味着运动强度非常大。一般达到 Borg 量表评分的 $13 \sim 15$ 分时，无氧代谢开始，此时的运动强度为中等强度以上。通常在指导患者运动时，评分达到 $13 \sim 15$ 分是非常合适的，尤其是在患者没有医疗设施或医护人员监护的情况下，RPE 评分不宜超过此标准。

采用心率指导运动强度时，患者也应在训练前进行运动试验，以获得实测的最大心率。此时，即可采用储备心率（HRR）来制订运动训练的强度，即训练的心率需达到静息时心率加 $50\% \sim 75\%$ HRR。HRR 定义为最大心率减去静息时心率。需要注意心衰患者可能服用 β-受体阻滞剂、地高辛、胺碘酮等控制心率的药物，使实测的心率值低于预期。同样，许多慢性心衰患者运动变时反应异常，这在指导运动中也应考虑进去。合并房颤的心衰患者心率很难监控，此时最好用 Borg 量表分级来替代。

在用 RPE 或心率来指导训练强度时，允许患者根据习惯或自我感觉适当进行调整。运动计划必须是灵活的。除了自我疲劳程度，在运动中尚需额外注意胸部不适、呼吸困难、头晕、眩晕、呕吐、面色苍白、四肢皮肤湿冷、眼花、黑蒙等症状。需提醒患者注意这些症状的出现。

2. 间歇耐力训练

近期的研究结果提示，对于心衰的患者，间歇运动训练比持续运动训练在增加运动耐量方面效果更佳。与持续性运动训练不同，进行间歇性运动训练时，运动期和间歇期交替进行数回合。运动期较短，$10 \sim 30$ s，中至高强度（$50\% \sim 100\%$ $VO_2 max$），间歇期可不运动或低强度运动 $60 \sim 80$ s。

通常需根据患者的能力选择间歇运动的强度。高强度间歇运动训练可在运动平板上完成，运动强度可达到 90%～95% VO$_2$max。运动前后常规热身和放松 5～10 min。低强度间歇运动可在功率自行车或平板上进行。如果在功率自行车上进行，可先完成 RAMP（raise，activate，mobilize，potentate）测试，根据测试结果得到 50% 的功率输出为运动强度。运动时间为 30 s，间歇 60 s，总时间应达到 15 min。若患者不能耐受，可改为运动时间 20 s，间歇 70 s，或 10～80 s。另外，通常前三个回合运动强度还可适量降低，以便让患者更好地适应。患者适应之后增加运动强度，总共可进行 10～12 个回合，总时间可达到 15～30 min。

慢性心力衰竭患者运动训练的理想目标为每次 30～40 min，每周进行 3～5 次。低强度或短时间的运动则需增加频率和时间，但是实践中应灵活掌控，尤其是运动的初始阶段。实际上，许多心衰患者开始时只能坚持 10～20 min，经过长时间的适应，患者才能够耐受。运动前的热身是必须的。热身活动包括牵伸肌肉肌腱、缓慢走路等，可减少受伤危险，尤其对使用血管扩张药和利尿剂的患者，热身可以避免严重的及症状性低血压发生。患者至少运动多长时间尚无确切的规定。文献中大多数的相关计划和试验采用 3～24 周，没有远期研究证明 6 个月以上运动是否会增加益处或可能带来危害。最好的建议是，只要患者可耐受，就坚持进行常规运动，最好终身坚持。

（四）抗阻力量训练

抗阻力量训练，是指肌肉抵抗阻力进行收缩的训练。由于肌肉骨骼需要承受逐渐增加的阻力，长期训练后肌肉力量和骨质密度均增加，因此，抗阻力量训练被认为是一种促蛋白合成的干预措施，有助于预防废用综合征。

骨骼肌的功能变化被认为是慢性心力衰竭患者运动耐受力的重要决定因素。另外，增龄也与骨骼肌体积持续丢失有关，因此，老年心衰患者肌肉废用更显著。这些患者尤其需要考虑予以抗阻力量训练。

过去曾经担心，在抗阻力量训练的用力阶段，比如，举起重物时，心室的后负荷会增加，可能导致左心室功能恶化及不良的心室重塑。虽然这种担心并未被证实，但是，对是否常规推荐心衰患者进行抗阻力量训练仍然存在争议，因为耐力训练对心衰患者运动耐量和左心室功能的促进作用，相比抗阻力量训练，具有明显的优质作用。因此应该认识到，耐力训练是慢性心力衰竭患者的主要运动训练模式，而抗阻力量训练只是其中合理的补充，不能替代耐力训练的作用。

进行抗阻力量训练时，心血管的负荷决定于训练时的阻力大小（阻力大小以 1-RM 的百分之几表示）、参与收缩的肌肉的体积大小，以及肌肉收缩时间与休息时间的比值。如果阻力降低，收缩时间缩短，两次收缩之间的休息时间延长，压力负荷就会降低。对于进展期心力衰竭的患者和运动耐量极低的患者，抗阻力量训练可以安全地实施，只要是小的肌肉群进行训练，训练回合减少，每次训练的肌肉收缩次数限定，且收缩/休息比值至少达到 1∶2。对于这些心衰患者，可以采用弹力带进行抗阻力量训练。

为了确保训练的最大安全性，心衰患者启动抗阻力量训练时，必须由有经验的运动治疗师在医疗监护下实施。运动方案是个体化的，每一个患者独立进行。通常分为 4 个步骤。

1. 准备阶段

在准备阶段中，让患者熟悉运动训练的模式，增加肌肉间的协调和身体的认识。准备的运动应缓慢实施，可不予阻力或予极低的阻力（如小于 1-RM 的 30%），直到患者对所需要进行的运动训练有信心。

2. 抗阻/耐力训练期

此期进行高重复次数（12 ~ 25 次）、低阻力（1-RM 的 30% ~ 40%）的训练，由于患者血流动力学的负荷低，因此，被认为是耐力训练和抗阻力训练的结合。如果患者耐受此期的训练，并对训练有信心，可过渡到下一训练阶段。

3. 力量训练期

力量训练期运动训练强度增高，达到 1-RM 的 40% ~ 60%，目的在于增加肌肉体积。

每一期的训练，都要注意腹肌收缩（Valsalva 动作）和该动作引起的血压升高的危险；还需要根据患者的动机水平、个性，以及之前进行抗阻力量训练的经验对运动方案进行调节。

4. 确定抗阻训练的强度

对于慢性心力衰竭的患者来说，测定 1-RM 是不合适的，因为测定时不可避免会出现 Valsalva 动作。因此，可采用阶梯测试方案。训练的强度应设定为，患者可以重复进行 10 次收缩，而不会导致腹肌收缩和不适症状的出现。测定时，应结合使用 Borg 量表。对于中度危险以上的患者，测试时的 RPE 最大评分不应超过 15 分。

（五）呼吸训练

研究表明，慢性心力衰竭的患者进行呼吸肌训练可提高运动耐量和生活质量，尤其对已有呼吸肌力量减弱的患者。因此，对于需要在通常的耐力训练增加呼吸肌训练的患者，应常规进行呼吸肌肌力的测试。

开始进行呼吸肌训练的起始强度为 30% 最大口腔内压（PI_{max}），每 7 ~ 10 d 调整一次，最大为 60% PI_{max}。每次训练 20 ~ 30 min，每周 3 ~ 5 次，最少训练 8 周。为获得最佳效果，需考虑任何训练刺激，无论是特异性（针对呼吸肌的），或是非特异性的（如有氧训练等），均可以增加已有呼吸肌力量减弱的患者的呼吸肌力量和功能。对于呼吸肌力量正常的患者，呼吸肌训练也有助于改善运动耐量。

呼吸肌训练可采用的方法有等量二氧化碳过度通气训练、激励式呼吸训练器（见图 9 - 2）。呼吸肌训练可采用的设施有吸气抗阻压力负荷训练仪、计算机控制反馈训练仪等。多数的临床研究选用阈值呼吸肌训练器（threshold inspiratory muscle trainer，美国制造）（见图 9 - 3）、如果吸气肌功能较好，可选用呼吸练习器（power breathe，英国制造）（见图9 - 4）。这些手持式的呼吸训练器相对来说，价格低廉，可居家自行训练。计算机控制的反馈呼吸训练仍在研究中。

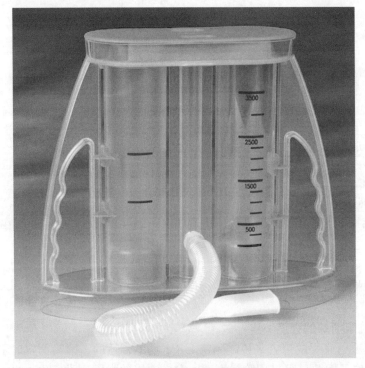

图 9 - 2　激励式呼吸训练器

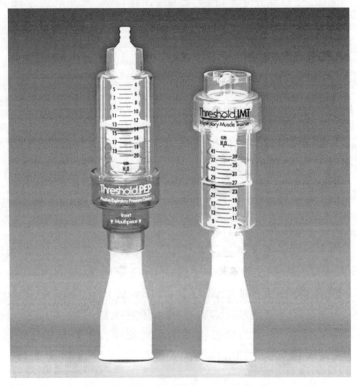

图 9 - 3　阈值呼吸肌训练器

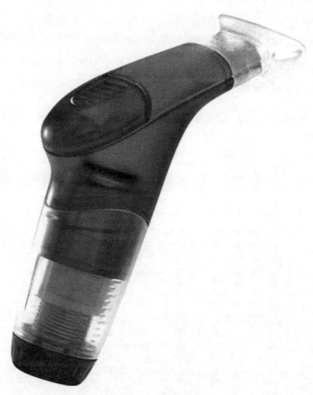

图 9-4　呼吸练习器

（六）训练设施：院内训练及居家训练

　　慢性心力衰竭的患者通常在院内开始进行运动康复训练。一方面院内康复有监护，相对安全有效，但另一方面也受到资源的限制。重要的是，运动训练需要长期坚持才能获得理想的效果，患者参加康复训练主要目的也是在于能够保持长期的活跃的生活方式。因此，应该鼓励患者回归家庭后仍能坚持训练。由院内设计良好的、有监护的运动训练，通过一个渐进性的方式过渡到居家训练，这是一种很有必要的避免运动效果快速消退的手段。通常情况下，心衰症状比较严重的患者，启动康复训练应在院内，在有直接的监护下进行。稳定的和已经有过良好训练的患者可在完成了基线的运动试验之后，在指导和建议下，开始居家运动训练方案。这些患者应增加复诊频率，以便评估运动的益处，发现问题即刻调整方案。如果患者已能较好地适应低水平的运动，经评估后可过渡到较高水平的运动。

　　慢性心力衰竭患者各种运动训练模式的特点见表 9-4。

表 9 - 4 慢性心力衰竭患者各种运动训练模式的特点

	渐进性运动（体操）	持续耐力训练	间歇耐力训练	抗阻力量训练	呼吸训练
变量	—	峰值摄氧量（oxygen uptake, VO_2），VE/VCO$_2$ 斜率，无氧阈速率（velocity of anaerobic threshold, VAT），运动训练前后的峰值 HR, SBP	峰值 VO_2，VE/VCO$_2$ 斜率，VAT，运动训练前后的峰值 HR, SBP	肌肉体积	PI_{max}
怎样开始	患者可活动时当天早晨可开始运动；根据症状和临床状况调整运动训练持续时间和频率	起始阶段：从低强度（40%~50% VO_2max）开始，直到运动持续时间达到 10~15 min；根据患者症状和临床状况调整运动训练持续时间和频率	低强度：推荐从低低强度开始，缓慢增加（对失适应严重的患者），如 50% VO_2max 的强度，运动 10 s，总运动时间 5~8 min 间歇 80 s； 高强度：如患者运动耐受好，延长运动时间至 30 s，缩短间歇时间至 60 s，下一步调整运动强度至 60%~100% VO_2max，总训练时间 15~30 min；最后调整运动频率和运动训练持续时间	强度：<30% 1-RM。 重复：5~10 次。 频率：2~3 次/周，1~3 回合/次	—
训练进展	—	起始阶段：首要目的在于逐渐提高运动训练强度 50%→60%→70% VO_2max；次要目的：增加单次训练持续时间，由 15~20 min 至 30 min	—	强度：1-RM 的 30%~50%。 RPE：12~13。 重复：15~25 次。 频率：2~3 次/周，1 回合/次	—
理想训练目标强度	RPE <15	RPE <15	RPE <15	强度：1-RM 的 40%~60%。 RPE <15。 重复：8~15 次。 频率：2~3 次/周，1 回合/次	RPE <15
其他效应	减少因限制活动导致的症状；增加肌肉骨骼的柔韧性，运动协调性、肌肉力量，有益于日常生活活动	—	—	增进神经调节；减少炎症因子；增加骨骼肌的柔韧性、活动协调、肌力，有益于日常生活活动	—

续表 9-4

	渐进性运动（体操）	持续耐力训练	间歇耐力训练	抗阻力量训练	呼吸训练
优势	易于实施，易于被患者接受	可在非常低的运动负荷下运动训练；制订的运动训练强度重复性较好；可进行持续的心率、心律和血压监测；易于在医院里实施；是较易被接受的运动模式	可在很低或很高的运动强度运动训练	预防和管理骨关节肌肉损伤和紊乱，预防骨质疏松；预防骨骼肌老化；减少跌倒	—
限制	—	院外运动设施缺乏；长期依从性未确定	短期和长期的依从性未足够证据，通常不推荐中-高危的患者进行高强度训练，需要更多的研究	需要精确设计运动训练方案，专用设施限制了使用；短期和长期的依从性未确定；缺乏足够证据，通常不推荐中-高危的患者进行高强度训练，需要更多的研究	长期依从性未确定
安全性	如果运动是基于个体化的运动处方，且为逐渐"金字塔"式增加训练量时，其安全性良好。正确的运动方案基于推荐的运动强度和负荷评估，并能早期发现不良反应。使用 ECG 监测可发现心脏节律的异常				
设施	院内和院外				

（七）运动训练临床应用障碍分析

1. 健康服务提供者对指南的依从性

健康服务提供者是否依从指南推荐，可预测慢性心力衰竭患者的预后。然而，不管是药物，还是非药物治疗（如运动训练方面），指南的依从性并不理想。

阻碍医生向患者推荐运动治疗的主要障碍来自医生个人的经验。例如，健康服务的提供者不了解运动对患者的益处是主要的原因之一。因此，有更多的循证医学的依据可能会促进指南的依从性。另外，因资金受限导致的训练场地和设施的缺乏也是其中的一个原因。因此，组织和政策上的支持非常重要，让运动训练方案成为心衰患者管理的不可或缺的一部分，可以促进运动训练在心衰患者中的应用。

2. 患者对治疗建议的依从性

患者对治疗的依从性是一个涉及多个层面的问题，包括社会与经济因素、与健康服务相关的因素、患者的病情、治疗和患者本身。参加心脏康复的患者不足 50%，影响患者参加心脏康复的主要因素有以下几点：年老、较低的社会经济水平、性别（女性）、心理特性（如抑郁）、缺乏动机，以及经济和医疗方面的考虑。而心衰患者的体力不足及其他症状也是其中的影响因素。在 HF-ACTION（heart failure：a controlled trial investigating outcomes of exercise training）研究中，3 个月后仍然坚持训练的患者仅为 29%～42%。因此，更有必要针对患者参加训练的障碍来采取额外的措施，让患者增加运动训练的依从性。采用远程医疗方式的居家训练方案可能有助于此。

（梁崎）

第10章　运动猝死风险预测

大量研究显示，运动能够促进心血管的健康，降低冠脉疾病的发生率，但也可能导致运动损伤，诱发运动猝死。运动猝死，是指与运动相关的猝死（sport-related sudden death，SRSD），指有或无症状的运动员和进行体育锻炼的人在运动中或运动后 24 h 内意外死亡。运动猝死虽然发生率远低于其他运动性疾病，但它发生的突然性和悲剧性，使其成为运动医学中最为严重的实际问题。

近几十年来，有关运动猝死的研究大多集中在年轻运动员。目前，针对普通人群运动猝死的研究较少。法国最近的一项研究显示，2005—2010 年，人群的运动猝死率是每年 4.6 人/百万人口，其中，只有6%是年轻竞技运动员。可见，普通非竞技运动员人群运动猝死的风险远高于竞技运动员，因此，预测普通人群的运动猝死风险将有利于采取合适的预防措施，从而降低运动猝死的发生，更好地推广大众运动。

运动猝死多是在机体已有潜在的疾病基础上，在运动和运动时的心理应激作用下，由急剧的血流动力学改变、外周交感神经作用及心肌缺血等因素相互作用导致的严重结果。此外，运动参与者的性别、年龄与运动习惯，运动的强度和环境，对运动猝死的前驱症状的警觉程度，以及抢救措施的及时与否，将影响运动猝死风险的高低。

一、运动参与者的特点

（一）性别

运动猝死存在明显的性别差异，虽然不同的研究显示的运动猝死案例，男女比例并不完全一致，但都发现男性的运动猝死率明显高于女性。Eloi Marijon 等人的调查发现，普通人群中男性的运动猝死率是女性的 20 倍；英国一个三级病理转诊中心在 1996—2008 年接收的 118 例运动猝死者中，96%是男性；而徐昕等人对我国的运动猝死调查研究后发现，运动猝死者的男女性别比例为 7.2∶1。Borjesson 等人对国际年轻运动员的研究发现，心源性运动猝死存在明显的性别差异，男运动员的运动猝死风险是女运动员的 9 倍。运动猝死的性别差异可能与女性的冠状动脉疾病起病较晚、女性不愿参加大负荷的运动等因素有关。

（二）年龄

Eloi Marijon 等人对法国进行连续 5 年的调查发现，运动猝死的平均年龄为（46 ± 15）岁。Paz Suárez-Mier 等人对 1995—2001 年在西班牙马德里毒理研究所注册的 61 例运动猝死者进行研究，发现其年龄范围为 11 ~ 65 岁，平均年龄为（31.9 ± 14.2）岁。Franklin 等人报道，一个有着 290 万名成员的大型商业健康机构在 2 年内出现了 71 例运动猝死者，其平均年龄为（52±13）岁。

（三）是否存在相关的基础疾病

运动猝死的原因主要可以分为心源性猝死和非心源性猝死，其中，心源性猝死占大部分。运动参与者若存在基础心血管疾病，尤其是潜在的心血管疾病，其运动猝死的风险将大大增高。导致运动猝死的心源性病理变化包括主动脉的异常（如马方综合征）、心脏离子通道的异常、冠状动脉的疾病、心肌的病理变化（如肥厚型心脏病、致心律失常性的心肌病）、瓣膜病、心脏传导系统的病理变化。除了原因不明的运动猝死，急性冠脉综合征是普通人群运动中心源性猝死的首要病因。心源性运动猝死者疾病基础呈现明显的年龄分布差异，35岁以下的运动猝死者主要是由于潜在的心血管异常，包括肥厚型心脏病、先天性冠脉异常和致心律失常性右心室发育不良；而35岁之后运动猝死原因多为冠状动脉疾病。有心血管疾病的人群在运动中更容易出现心肌缺血、心室纤颤、房室传导阻滞，甚至心脏突然停搏等意外，从而出现运动猝死。

徐昕等人的研究发现，心源性猝死比例最高，占70.73%；其次为脑源性猝死，占15.85%，其中，多数为脑血管意外。此外，哮喘、急性感染、癫痫等非心源性疾病也有提高运动猝死的风险。患有这些疾病的患者，在运动时应采取相应的预防措施，并多加监测生命体征和相关症状。

（四）运动习惯

运动猝死的风险与运动习惯有着密切联系。多项研究数据显示，久坐的生活方式并伴有确诊的或隐匿的心脏病的人群，在进行不习惯的、剧烈的运动时，其运动猝死的风险大为提高。Franklin等人报道，一个有着290万名成员的大型商业健康机构在2年内出现了71例运动猝死者，其平均年龄为（52±13）岁，包括61例男性和10例女性；其中，接近一半的运动猝死个案发生于不经常运动或少于每周1次的运动参与者身上。由此可见，坚持一定频率的规律运动有助于降低运动猝死的风险。

此外，是否进行充分的热身和整理运动与运动猝死风险也紧密关联。运动前后各进行至少5 min的热身运动和整理运动能够使血流动力学变化减缓，可减少突然的剧烈运动所造成的心肌缺血，并避免运动终止后突然的血压下降，从而降低运动猝死的风险。

（五）运动时的心理状态

心理应激包括抑郁、焦虑、恐慌症，社会孤立和缺乏高质量的社会支持，急性和慢性生活事件，心理工作特点，以及A型行为、敌对行为。Jenkins的研究发现，急性心理应激与心脏猝死有紧密的联系。大量的研究证据表明，焦虑、抑郁、睡眠障碍、疲劳和情感流失与冠心病和猝死紧密关联；而社会流动、搬迁和教育水平等与猝死则没有明显的关联。此外，情绪应激能够直接引起显著的心律失常，进而导致运动猝死。Myers和Dewar曾报道，在100例运动猝死的病例中，有40例在24 h内有急性心理应激因素。也有研究发现，有亲人丧失事件经历的心脏猝死者是对照组的6倍。由此可见，运动参与者不佳的心理状态可提高运动猝死风险率。

二、运动的相关因素

（一）运动强度

Eloi Marijon 等人的调查发现，805 例普通民众中的运动猝死事件有 30.6% 发生在自行车运动，21.3% 发生在跑步，13.0% 发生在橄榄球运动。徐昕等人的调查显示，82 例运动猝死病例，涉及 15 种运动项目，排在前三名的运动项目依次是田径 17 例、篮球 13 例、晨慢跑 11 例。由此可见，运动强度较大或竞争激烈的项目可增大运动猝死风险；而运动强度小的运动在猝死的内外因素作用下，也可能发生运动猝死。

与运动猝死风险密切相关的是相对运动强度，而非绝对的运动强度。研究发现，从事同一高强度的运动，习惯久坐的个体比体能强的个体有更大的血小板活化。血液循环中儿茶酚胺水平与个体的相对运动强度相关，而非绝对运动强度。儿茶酚胺具有诱导血小板聚集的作用，因此，儿茶酚胺和血小板水平均与运动者的冠状动脉血栓活动紧密相关，并影响着运动猝死风险发生的概率。

（二）运动的环境

在寒冷或炎热的环境中进行费劲的、不习惯的运动，将提高运动猝死的风险。在寒冷环境中进行剧烈运动（如铲雪），经常导致急性心血管事件的发生；而炎热、潮湿的运动环境，常常导致运动参与者的心率加速，以应对增大的热负荷，从而提高了其运动猝死的风险。此外，海拔高的运动环境的氧气供应较少，为保持某一特定的工作效率，运动参与者心肺和血流动力学的负荷将增大，从而增大了心血管事件和运动猝死的风险。美国心脏协会建议，个体在超过 1 500 m 海拔处应限制其活动（运动）强度，直至其适应该环境。

三、对前驱症状的警觉程度

美国全国运动教练协会 2012 年的一份声明指出，对劳累性晕厥或晕厥前的症状、胸痛等症状的高度警觉，对心源性运动猝死有重要的预防意义。多项研究报告指出，很多心血管源性的运动猝死者出现了前驱症状，但未能引起猝死者或者其家人的注意。Eloi Marijon 等人对法国进行连续 5 年的调查发现，在 820 例运动猝死者中，有 104 例（12.7%）在猝死前出现胸部不适等症状。Hill 等人的研究中，在 50 例心源性运动猝死者中，有 20 例（40%）出现心脏症状（晕厥、运动中胸痛、气喘等）。Maron 等人的调查显示，在心血管源性猝死的 134 例年轻竞技运动员中，有 121 例（90%）在症状出现时立即死亡，24 例（18%）在猝死前出现前驱症状。Farzin Halabchi 的研究发现，右心室发育不良所致的心律失常导致的运动猝死者中，有 50% 的运动参与者出现前驱症状〔晕厥和（或）心慌等〕；由冠状动脉异常导致的运动猝死者中，有 31% 的运动员在猝死前出现相关症状。另有研究发现，运动猝死的成人中，有 50% 的慢跑者、75% 的壁球运动员和81%的长跑者出现前驱症状。他们通常会将症状向家人抱怨，但很少引起家人或猝死者的警觉，因而未能得到相关的医疗支持。

另外，有研究调查发现，在45例有前驱症状（猝死前一周内出现）的运动猝死者中，有15例出现胸痛或心绞痛，12例出现更大程度的疲乏，10例出现消化不良、胃灼热感等胃肠综合征表现，6例出现运动性的呼吸困难，此外，其出现的前驱症状还有耳痛、颈痛、上呼吸道感染、定位不清的不适感、眩晕、心悸和急性心痛。

运动猝死的前驱症状通常还包括劳累性胸痛或不舒服、心慌、无法解释的晕厥或接近晕厥、运动后过度的或无法解释的呼吸困难或疲乏，以及血压升高。其中，运动后呼吸困难是最常见的前驱症状；劳累性晕厥是运动猝死前驱症状中的"红牌"，出现该症状的个体应当立即终止运动，并及时进行全面的心脏评估。

因此，倘若运动参与者或其家人朋友能够熟识运动猝死的前驱症状，对运动猝死的前驱症状保持高度警觉，当出现可疑的前驱症状立即停止运动，并及时咨询相关专业人士或（和）进行全面的心脏评估与检查，运动猝死的风险将有效降低。

四、抢救措施的及时与否

当运动参与者出现晕厥、休克、心室纤颤等危险情况，以及正常的呼吸和脉搏消失时，应高度警惕运动猝死的发生；及早觉察、及时的心肺复苏和心脏除颤、急救系统的启动，对该运动参与者的幸存尤为重要。如果运动相关的人员和设备随时准备好处理心脏急救，心源性运动猝死率将有所降低。Casa等人报道，若有旁观者在3～5min内对运动参与者进行及时的心肺复苏和心脏除颤，运动参与者将有41%～74%的生存率。Halabchi则报道，在2～3 min内的心脏除颤，该运动参与者将有50%的生还率；在4～5 min后进行心脏除颤，运动参与者的生还率将少于25%；而10 min之后的心脏除颤，其生还率将降至10%以下。由此可见，及时的心肺复苏和心脏除颤将大大降低运动猝死的风险。

五、小结

运动在促进健康的同时，也可能导致运动伤害，甚至运动猝死。运动猝死虽然发生率远低于其他运动性疾病，但它发生的突然性和悲剧性，使其成为运动医学中最为严重的实际问题。预测运动猝死风险，从而更好地指导人们进行安全有效的运动具有显著的意义。运动参与者患有心血管或某些非心血管疾病，将有更高的运动猝死风险。同时，运动参与者的年龄、性别、运动习惯和心理状态，以及运动的强度和环境也会明显地影响着运动猝死风险发生的概率。此外，如果对运动猝死的前驱症状保持足够的警觉，在出现晕厥、休克等危急时刻能够采取及时有效的心肺复苏和心脏除颤等抢救措施，将显著降低运动猝死的风险。

（苏柳洁）

第11章　抗阻训练对慢性心力衰竭患者的影响

慢性心力衰竭（chronic heart failure，CHF）简称"慢性心衰"，是指慢性原发性心肌病变及心室因长期压力负荷或容量负荷过重，使心肌收缩力减弱，不能维持心排血量，从而在低强度下工作即出现疲劳和呼吸短促的复杂综合征。慢性心衰的主要症状包括劳力性呼吸困难、疲劳、运动耐量下降、功能受限，从而导致生活质量较差。

中心及外周损害限制了心衰患者的运动能力。Franciosa 等研究显示，运动耐受不良与静息状态下心脏功能不全无必然联系，在运动平板测试中，左室射血分数（left ventricular ejection fraction，LVEF）与运动持续时间无关。而通气异常、末梢血管和阻力血管内皮依赖性舒张能力下降，以及骨骼肌代谢改变等外周因素，对运动耐量有决定性作用。尤其是肌肉功能紊乱在运动耐受不良及呼吸困难的发生中起主要作用。约70%的心衰患者有肌萎缩，肌容积、肌力、肌耐力也显著下降，在大的负重肌群中尤其明显。

慢性心衰时，心脏功能不全而导致每搏输出量（stroke volume，SV）下降，致使运输到骨骼肌的氧不足。内皮功能异常，细胞释放的NO减少，交感神经系统、肾素血管紧张素系统兴奋，引起外周血管收缩，使肌肉血流减少。进而引起骨骼肌功能紊乱，引发包括诱导型一氧化氮合酶（inducible nitric oxide synthase，iNOS）局部表达而出现的慢性炎症，细胞凋亡速度加快，出现骨骼肌质量减少、三羧酸循环氧化酶减少及氧化脂肪能力下降、有氧代谢减少而无氧代谢增多及肌肉疲劳等，成为影响心力衰竭患者运动耐量及生活质量的重要因素。骨骼肌的结构与生化特性异常，是在发生慢性心力衰竭时运动耐量下降的主要原因。骨骼肌毛细血管密度下降，电导下降，Ⅱ型肌纤维（尤其是Ⅱb型）比例增加、Ⅰ型肌纤维减少，线粒体数量减少、线粒体嵴表面积下降，氧化能力下降，局部胰岛素样生长因子-Ⅰ（insulin-like growth factor-Ⅰ，IGF-Ⅰ）表达减少。这些异常可能导致失用性肌萎缩，活动进一步减少，甚至产生恶病质。

对于老年慢性心衰的防治，传统疗法多要求患者以卧床休息为主，这样具有改善肾血流和外周循环、减轻心脏负担等益处。传统疗法认为，休息是心衰患者的基础治疗方法，并且应尽量避免参加运动，运动会增加已受损心脏的压力，进而增加死亡风险。由于担心致命的心律失常及急性左室衰竭的风险，长期以来，心衰一直被视为运动康复治疗的禁忌证。在1970年以前，多数慢性心衰患者均被要求限制体力活动，以减轻循环负荷。

然而，1979年，Lee 等报道，运动康复对心衰患者是安全的，且可以通过运动提高患者的运动耐量。现在，体育锻炼已成为一种影响运动耐量非心源性因素的重要治疗方式。运动训练可以改善骨骼肌代谢和功能，避免肌肉分解，减少神经过度激活，逆转血管内皮功能障碍，并有助于预防病理性左室重构，而且可以减少与心衰相关的住院期。经过6个月规律的运动训练，骨骼肌的有氧工作能力增加了约40%。规律的运动训练使外周血管阻力血管内皮依赖性血管舒张能力显著改善，从而减少了外周血管阻力，尤其是运动时的外周阻力。每搏输出量的改善虽微小，但重要。心室扩大减少。

慢性心衰患者使用阻力训练是有争议的，因为它的好处与风险的不确定性，其在临床使用方面仍然有限。心衰患者由于心室收缩或舒张功能受损，心排出量下降。运动强度增加时，为了满足代谢需求，患者主要表现为心率加快，同时，心脏负荷可能较大。由于担心潜在的血流动力学负担增加，心率－血压乘积增加及全身血管阻力增大，可能导致后负荷增加，心排血量减少，室壁运动异常或节律障碍。传统上，慢性心衰患者要避免进行抗阻运动。

近些年，抗阻训练被考虑应用在慢性心衰患者中，因为它对心脏的要求比有氧运动低。相对强度相同时，阻力训练的血流动力学反应较小。收缩压类似，心率较低，反映心肌壁应力的心率－血压乘积较低。在过去 10 年中，很多研究证实了抗阻训练的安全性。King 认为，心衰患者可以忍受不同强度的等张训练，中心血流动力学有微小的改变。34 例患者在 1-RM 的 50%、65%、80% 的负荷下进行等张收缩。通过方差分析发现，收缩压、舒张压、心率收缩压乘积、自我感觉疲劳程度均增加，但全身血管阻力及后负荷无明显变化，心脏节律异常的发生率、肺毛细血管楔压、ST 段与基线无明显不同，且在研究中没有患者出现心绞痛及呼吸困难。Meyer 等人的研究认为，稳定性心衰患者在 1-RM 的 60%～80% 的阻力训练中，左室功能是稳定的，左室做功指数增加，全身血管阻力减少。Pu 选取 16 名 65 岁以上、NYHA 分级 Ⅰ～Ⅲ 级、稳定的收缩性心衰、静息时左室射血分数少于 45%、居住在社区的妇女，进行每周 3 天共 10 周的高强度（1-RM 的 80%）渐进性抗阻训练，每 10 天测定新的 1-RM，使用气动电阻训练设备进行肢体大肌群的动态收缩。训练大约持续 60 min，最初有 2 min 的步行或骑自行车作为热身，最后以 5 min 的牵伸作为结束。患者在每个仪器上做 3 组训练，每组 8 次，每次 6～9 s。每次间隔 2～3 s，每组间隔 60～90 s，按需要 2 个仪器间隔 1～3 min。选取 80 例年龄匹配的无慢性心衰，但有其他功能损害的慢性病者作为安慰剂组，进行每周 2 次每次 60 min 的低强度的颈、躯干、四肢的牵伸。结果显示，高强度的渐进式抗阻训练对虚弱的患慢性心衰的老年妇女是安全的，没有出现心肌缺血、心律失常、血流动力学危害，静息时的心功能无改变，并且可以改善她们受损的骨骼肌及整体运动表现。

Elkayam 对 53 例慢性Ⅲ、Ⅳ级充血性心衰患者进行研究，发现等长收缩会导致左心室情况恶化，这一点不能根据静息状态的血流动力学、左室射血分数及临床表现进行预测。通常进行动态收缩，向心收缩 3 s 再离心收缩 3 s，无 Valsalva 动作。每组以 1-RM 的 60%～80% 重复 8～15 次，做 1～3 组，组间休息 1～2 min。休息 2 min 似乎更合理，因为磷酸肌酸几乎可以完全再合成。每周训练 2～3 次，至少 8 周，通常为 3 个月。

抗阻训练可能有 6 种益处。

（1）增加局部肌肉的横截面积。Magnusson 通过核磁共振发现，股四头肌横截面积增加 9%；Feiereisen 通过 CT 扫描发现，大腿体积增加 6%。

（2）通过等速、等张测力计及评估 1-RM，肌力、肌耐力均有提高。肌力、肌肉有氧代谢能力的提高，与肌纤维的横截面积增加，柠檬酸合成酶、乳酸脱氢酶的活性增强，肌肉线粒体三磷酸腺苷（adenosine triphosphate，ATP）产率增加有关。Volaklis 发现，适当的动态抗阻训练可以抵消外周的不适应，改善肌力，但是，还需要后续的监测来系统评估纵向效应及进展。

（3）外周血管阻力下降，改善心脏后负荷。

（4）6 min 步行测试距离及最大摄氧量，在大多数阻力训练的研究中均有进步。最大摄氧量是一种功能上的量度，反应肺、心及外周肌肉的表现。抗阻训练不会显著提高最大摄氧量。考虑到 6 min 步行试验的结果，部分支持阻力训练可以在不改变最大摄氧量下，提高可忍受的最大运动负荷。这可能源于肌肉的外周性适应，如横截面积、毛细血管数量、氧化能力增加。早期研究发现，骨骼肌肌病，包括肌肉代谢能力受损和肌纤维转变，可能是运动能力的主要限制因素。神经血管水平的改善对提高 6 min 步行试验的距离也有帮助。骨骼肌肌病可能导致交感神经兴奋，外周血管收缩。在高重复中等强度的阻力训练后，静息和次大量运动时的血浆去甲肾上腺素水平或许会下降，增加了次大量运动（如 6 min 步行试验）时的血流量。

（5）患者独立性、生活质量有提高。

（6）Levinger 等研究显示，抗阻训练对左室功能无有益影响，但不会引起左室收缩功能下降，不会加快心肌衰退。Mandic 和 Pu 认为，无论何种运动形式，都不会改变左室功能。需要进一步研究，以检查是否有天花板效应，或运动训练后心脏功能是否会产生适应性变化。

有研究表明，耐力训练可以部分逆转稳定性心衰患者左室重塑，但这一益处没有在综合训练（耐力训练加抗阻训练）中被证实。此外，目前证据还不能对以下的内容提供充分的支持，例如，中高强度的阻力训练（1-RM 的 50%～80%）在统计学上有显著意义，在临床中对最大摄氧量、骨骼肌的肌耐力、次大量运动能力及生活质量等有相关的正面影响。因此，将阻力训练普遍加入心衰患者的运动训练中，可能还为时过早。

很多研究证实，有氧训练加上抗阻训练比单纯有氧训练更好地改善心脏功能，增加运动耐量，提高生活质量。Delagardelle 等将耐力训练与结合训练进行比较，发现结合训练组最大摄氧量提高得更为明显，但还没能达到统计显著性。他们还发现，通过放射性核素心室显像测出的左室射血分数及通过超声心动描记术测出的缩短分数，只在结合训练中有改善。仅训练肌力，左室射血分数无变化。Degache 将 23 例患者分为 2 组，均进行为期 8 周、每周 3 次的训练：第一组 11 人，以 65% 的最大摄氧量骑 45 min 功率自行车；第二组 12 人，将骑自行车与股四头肌等速肌力训练相结合，进行 45 min 运动，力量训练是以 70% 的最大力量、每组重复 10 次、共 10 组的模式进行。结果显示，只有将耐力训练与力量训练相结合，才能既提高最大摄氧量又增加外周肌力。Mandic 认为，有氧训练加抗阻训练对肌力和肌耐力的提高更加有效。他将受试者分为两组，一组进行有氧训练，另一组进行有氧训练加抗阻训练。每周 3 次，共进行 12 周。有氧训练组在跑步机和功率自行车上以中等强度（50%～70% 储备心率，RPE 11～14 分）各运动 15 min。有氧训练加抗阻训练组使用跑步机和立式健身车来锻炼上肢和下肢。此外，使用适当的器材进行 6 项抗阻运动，包括肩部下压、肱二头肌卷曲、伸膝训练等。每项训练以 1-RM 的 50%～70% 做 1～2 组，每组 10～15 个。

中心及外周损害限制了心衰患者的运动能力。运动耐量主要受骨骼肌代谢改变等外周因素限制。近些年，很多研究证实了抗阻训练的安全性。抗阻训练可能具有以下几种

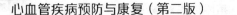

益处：增加局部肌肉的横截面积，提高肌力、肌耐力，增加 6 min 步行测试距离、最大摄氧量，提高生活质量，等等。但是，抗阻训练不会改变左室功能。将抗阻训练加入有氧训练中，可能会更好地增加肌力、肌耐力，提高最大摄氧量，改善心脏功能，提高生活质量等。中高强度的阻力训练（1-RM 的 50%～80%）似乎对慢性心衰患者没有害处。但是，很多研究有方法上的限制，样本量相对较小，并且证据还不够充分。目前，还不能将抗阻训练普遍加入患者的运动训练中。

（都天慧）

第 12 章　高强度间歇运动对骨骼肌的影响

高强度间歇运动（high-intensity interval training，HIIT）是有氧运动的一种训练方式，其特点是高强度短时间运动与短暂休息相交替，运动多采用平板运动和功率自行车方式，运动期强度接近最大摄氧量或无氧阈，持续数秒至数分钟，间歇期为休息（被动恢复）或低强度运动（主动恢复），运动时间与休息时间比可为 1∶1 或 1∶2，交替进行数个回合。早期高强度间歇运动主要应用于运动员的体能训练，在最近的几年逐渐应用于患者康复训练的领域。例如，稳定性冠心病患者、慢性心力衰竭患者、代谢综合征患者、肥胖人群及老年人，均可安全地进行高强度间歇运动，并取得良好的运动效果。

高强度间歇运动与传统的耐力训练相似，可以提升骨骼肌的有氧代谢能力，增加心肺功能。与传统的耐力训练比较，高强度间歇运动的运动总剂量很低，运动总时间缩短，在达到相同的运动效果时，高强度间歇运动可以节省 75%～90% 的运动量，节约大约 67% 的时间。正是这种性能，使高强度间歇运动得以应用于患者的康复训练中，也使高强度间歇运动逐渐走入康复训练的范畴。

目前，医学界对高强度间歇运动对机体产生的作用未有统一的见解。但是，越来越多的证据表明，与中等强度的持续运动相比，高强度间歇运动可导致机体心肺系统、运动系统和代谢系统更佳地适应变化。本篇综述将重点探讨高强度间歇运动对骨骼肌的影响及机制，并阐述高强度间歇运动在患者康复训练中的应用。

高强度间歇运动可使骨骼肌内多种细胞器、微观粒子的含量发生具有统计学意义的提升、这些变化反映了骨骼肌进行有氧氧化能力的提升，以及预防疲劳发生能力的提升。

一、高强度间歇运动激活骨骼肌内线粒体的生物转化

线粒体存在于人体的大多数细胞中，是细胞进行氧化磷酸化和合成三磷酸腺苷（adenosine triphophate，ATP）的主要场所，为有氧运动的进行提供肌肉所需要的能量，其生物转化的程度反映了肌肉的代谢能力及性能的变化。多个研究结果提示，高强度间歇运动可激活骨骼肌细胞内线粒体的生物转化，这种生物转化的激活反映了骨骼肌有氧呼吸能力的提升。

高强度间歇运动能激活肌肉细胞线粒体生物转化，其可能的机制与体内线粒体生物合成相关的生物活性因子受运动调控出现相应的变化有关，以下逐一讨论其可能涉及的因子在此过程中的作用机制。

（一）PGC-1α 在高强度间歇运动中的变化

过氧化物酶体增殖物激活受体 γ 辅激活因子 1α（peroxisome proliferator-activated

receptor-γ coactivator-1α，PGC-1α）是线粒体增殖的重要调节因子，被誉为线粒体生物合成的"调节器"。PGC-1α 通过与核呼吸因子 1（nuclear respiratory factor 1，NRF-1）和核呼吸因子 2（nuclear respiratory factor 2，NRF-2）结合共同转录激活线粒体转录因子蛋白 A（mitochondrial transcription factor A，Tfam）、线粒体转录因子蛋白 B1（mitochondrial transcription factor B1，TFB1M）和线粒体转录因子蛋白 B2（mitochondrial transcription factor B2，TFB2M）的表达，从而调节线粒体的转录。PGC-1α 可通过诱导线粒体脂肪酸和亚铁血红素生物合成途径，从而提高线粒体的氧化功能，是影响线粒体的含量与活性的重要因子。高强度间歇运动后，PGC-1α 在细胞核的含量上升。

实验证明，高强度间歇运动可以提升细胞中 PGC-1α 的含量，细胞内 PGC-1α 的含量的升高会促进线粒体的生物转化、提升细胞进行有氧氧化的能力，进而产生更多的能量用于继续运动。更有实验表明，运动的强度是影响 PGC-1α 活性的关键因素，但引人深思的是在进行高强度间歇运动后 PGC-1α 在细胞核内的含量上升了 24%（$p = 0.02$），但细胞内总的 PGC-1α 数量并未发生改变（$p = 0.25$）。可能由于 PGC-1α 在细胞内的全部含量并不能完全代表其活性，而亚细胞器中 PGC-1α 的有无、蛋白质合成后的修饰作用才是决定其活性的关键因素。为此，学者进行进一步的实验，比较高强度间歇运动前后骨骼肌核碎片样本中 PGC-1α 的含量。实验结果证明，高强度间歇运动在进行初期并不能影响细胞内 PGC-1α 的总量，但却可以提升核内 PGC-1α 的含量，进而影响线粒体的转录与表达，改善肌细胞的氧合作用能力，产生更多的能量。另有实验表明，PGC-1α 的过度表达可以提升实验动物骨骼肌内的肌糖原含量；而 PGC-1α 缺乏的动物在进行运动过后，出现肌糖原合成受损的现象。以上的实验结果证明，高强度间歇运动可以通过改变 PGC-1α 的含量、活性，进而影响线粒体进行有氧呼吸的能力，为运动提供更多的能量。多份实验报告显示，线粒体与 PGC-1α 的变化机制并未完全阐明，以上仅为综合多份实验报告后得出的结论，其受到科学界公认的机制仍需进一步的讨论。

（二）SIRT1（Sirtuin-1）在高强度间歇运动中的变化

与 PGC-1α 在高强度间歇运动中发生的变化机制不甚明朗相比，SIRT1 在其中的重要作用被诸多学者肯定，在动物实验中，高强度间歇运动后 PGC-1α 的含量上升不明显时 SIRT1 的含量已有有意义的升高（提升值可高达 56%，$p = 0.03$）。SIRT1 最初是在 DNA 修复和基因组稳定性中所涉及的一种脱乙酰酶，现在多认为是二氢尿嘧啶脱氢酶三型相关的脱乙酰基酶，在 PGC-1α 脱乙酰基中发挥重要作用，并对 PGC-1α 的数量产生重要影响。实验证明，SIRT1 含量的升高可以提升 PGC-1α 的活性，随着时间的延长，SIRT1 可以提升 PGC-1α 的数量，进而改善线粒体的生物活性。更有学者研究证实，急速的运动行为通过 SIRT1 对 PGC-1α 的脱乙酰基行为，激活 PGC-1α 与线粒体的转录，SIRT1 与 PGC-1α 的 mRNA 表达对提升线粒体的功能具有决定性的作用。在人体的肌肉组织中，SIRT1 数量的提升常伴随着 PGC-1α 数量的提升；而线粒体的生物转化则由协调诱导作用和 SIRT1 与 PGC-1α 的活性共同影响，SIRT1 对于线粒体的直接诱导作用并没有完全阐明。但是，通过 SIRT1 对 PGC-1α 的脱乙酰基作用，从而提升 PGC-1α 的数量、稳定 PGC-1α 在细胞核内的状态、影响核内不同亚型的 PGC-1α 数量，进而促进线粒体的增殖已成为学术界共同接纳的事实。值得注意的是，SIRT1 的总体蛋白含量并不能反映其脱乙酰基作用的强弱，SIRT1 的活性还要受到翻译后修饰、二氢尿嘧啶脱氢酶（NAD$^+$）、还原型辅酶Ⅰ（NADH）、细胞内烟酰胺含量等多种影响。与此同时，SIRT1 自身的蛋白含量与活性也存在相互影响，理论上提升 SIRT1 的总体含量可以加强其对靶物质的作用强度。

目前，存在与"SIRT1 可以对线粒体的生物转化产生正面影响"不同的观点，有些学者在离体动物实验中提出了截然相反的结论。在离体的实验鼠后肢肌肉上对 SIRT1 进行电转染，使其数量提升 250%，但 PGC-1α 与线粒体的数量却发生下降。可能的原因是虽然电转染在离体肌肉中对 SIRT1 的数量产生了积极的影响，但可能无法于在体肌肉的生理环境中再现这种影响，也无法模拟在体肌肉对运动训练的反应。另外，电转染快速、大幅度地提升 SIRT1 数量与在体肌肉在运动训练后 SIRT1 数量的逐步上升也存在很大的不同。SIRT1 对于肌肉的影响虽然获得了大部分学者较为统一的肯定，但仍然需要更多地存在于生理环境中的研究。

（三）柠檬酸合成酶（citrate synthetase，CS）与细胞色素氧化酶（cytochrome oxidase，COX）含量、活性的升高

在能量产生的过程中，关键酶的含量与活性是影响反应进行程度的关键因素。CS 与 COX 的含量在进行高强度间歇运动后均有升高，促进有氧氧化进行。

三羧酸循环是人体进行有氧氧化的关键步骤，其发生的亚细胞器为线粒体，有多种酶参与在三羧酸循环中，CS、异柠檬酸脱氢酶、α-酮戊二酸脱氢酶为三羧酸循环中的三种关键酶，因而 CS 含量的变化直接影响了有氧氧化进行的程度，反映了肌细胞有氧呼吸的能力。在多位科学家的研究结果中发现，在进行高强度间歇运动后，三羧酸循环关键酶 CS 的蛋白含量、最大活性都有了具有生物学意义的提高（提升幅度分别为 16%、20%，$p = 0.02$），即细胞的有氧氧化能力提高，而细胞的有氧氧化能力的提升在为运动提供能量方面发挥了重要作用。

COX 为电子传递链末端的酶，具有质子泵的作用，可利用血红素中铁原子的氧化还原变化将电子传递给氧分子并最终形成水分子，COX 通过促进电子传递促进有氧氧化，进而为运动提供更多的能量。细胞色素氧化酶具有 2 种亚型 COX Ⅱ 与 COX Ⅳ，在进行高强度间歇运动之后，这两种亚型的含量均上升，分别提升 35%（$p = 0.01$）、38%（$p = 0.002$）。与此同时，细胞色素氧化酶的总体活性也得到了提升（29%，$p = 0.01$）。

（四）总结

进行高强度间歇运动时，运动期运动强度常达到最大摄氧量或无氧阈，即在运动期可能进行的是无氧运动，那么高强度间歇运动又是如何促进与有氧氧化相关的线粒体的生物转化及其他相关粒子的性能的呢？学术界公认的观点是这些粒子的改变与间歇期有关。

在随机分组实验中，将 10 例男性受试者随机分为 2 组进行高强度间歇运动，运动

负荷相同，但间歇期的分配不同，A 组每日都进行高强度间歇运动的训练，共进行 2 周，B 组在 1 d 的高强度间歇运动后休息 2 d，共进行 6 周。于实验前后分别检测肌肉内代谢产物与酶活性，与糖酵解相关的酶（磷酸果糖激酶、二磷酸果糖激酶）、与有氧代谢相关的酶（柠檬酸脱氢酶、3-羟基辅酶 A 脱氢酶）在 2 组受试者中都有明显的提升，但是肌酸激酶（creatine kinase，CK）、丙酮酸激酶、乳酸脱氢酶（lactate dehydrogenase，LDH）的含量仅在 A 组中有明显上升（$p < 0.05$），A 组受试者明显表现出 ATP 供给不足（$p < 0.05$）、糖原降解下降（$p < 0.05$），其骨骼肌的性能也没有得到提升。尽管 B 组受试者无氧 ATP 消耗、糖酵解、糖原氧化分解百分比等指标没有明显上升，但骨骼肌的性能得到了提升（$p < 0.05$），这表明，在同等负荷的高强度间歇运动中，在间歇期内，骨骼肌的有氧代谢能力得到提升，解释了本节开始时提出的问题。

二、高强度间歇运动后，骨骼肌摄取血液中的葡萄糖能力提升

在骨骼肌进行生理活动时，4 型葡萄糖转运体（glucose transporter type 4，GLUT4）是骨骼肌细胞转运葡萄糖的重要载体，可以使餐后血液中的葡萄糖迅速转运入骨骼肌细胞，起到激活胰岛素的良性作用。有实验显示，在进行 1 周的高强度间歇运动后，骨骼肌内 GLUT4 的含量上涨 20%（$p < 0.05$），并且在长达 6 周的实验时长中，可以一直维持在这个较高的水平。但是，GLUT4 含量的提升，并不能完全解释为运动诱导骨骼肌提升摄取葡萄糖的能力。高强度间歇运动对骨骼肌碳水化合物及脂类代谢的影响类似于传统的有氧运动，因而，高强度间歇运动对骨骼肌摄取葡萄糖的影响是否也与传统的有氧运动相似，需要进一步的研究。

现代医学认为，骨骼肌对餐后葡萄糖的吸收、胰岛素的激发作用，是影响血糖的关键因素。因此，血糖含量及胰岛素活性的变化反映了骨骼肌对于葡萄糖的摄取情况。在随机抽取年轻男性受试者进行高强度间歇运动的试验中，于运动前后分别监测受试者的胰岛素活性、血浆葡萄糖浓度，试验数据显示，胰岛素活性上升、血浆葡萄糖浓度下降（$p < 0.001$），说明高强度间歇运动可以影响受试者的胰岛素活性，并可以降低受试者血糖，即骨骼肌摄取血液中葡萄糖的能力的提升。有趣的是，科学家发现，长期进行传统的有氧训练或力量训练，也可以影响胰岛素对葡萄糖耐量实验的反应速度与活性，但是，这种训练对于改善血浆葡萄糖含量并没有作用，即这种传统的有氧训练或力量训练仅能对胰岛素的活性产生不完全的影响。更有实验证实，传统的运动模式虽然可以影响胰岛素的活性，但这种影响仅能维持在进行运动后 24 h 之内，而高强度间歇运动可以同时改善血浆葡萄糖的水平与胰岛素的活性，且这种影响可以持续。以上结论显示，在高强度间歇运动后，受试者胰岛素活性上升，骨骼肌摄取血液中葡萄糖的能力上升，更重要的是与传统的有氧运动每周需要消耗 2 000～3 000 kcal 相比，高强度间歇运动每周仅需要消耗 200～300 kcal 的能量，受试者的体重也没有发生明显的改变，这种能量的节约对代谢疾病患者非常重要。

三、高强度间歇运动预防运动疲劳发生的机制

高强度间歇运动与传统的耐力训练相似，可以提升骨骼肌的有氧代谢能力，与传统的耐力训练不同的是，高强度间歇运动可以很好地预防疲劳的产生，其预防疲劳的机制如下：在呼吸肌肉和运动肌肉的氧气含量与血液储备迅速下降前，进入间歇期，缓解氧气与血液的供给不足，为进入下一个运动期做好准备。

（一）疲劳感觉产生的原因

在运动的执行过程中，人为地将参与运动的肌肉分为两类，一类为引发呼吸运动的呼吸肌肉，另一类为发起运动行为的运动肌肉。在传统的有氧运动中，疲劳感觉的产生来自肌肉氧合作用的下降与两类肌肉之间血液分配的竞争所导致的暂时性缺血。在运动执行过程中，呼吸肌肉与运动肌肉相互影响，共同导致疲劳的发生。

（二）高强度间歇运动预防运动疲劳发生的机制

随机抽取 15 例普通健康大学生进行运动时间 10 s、间歇时间 20 s 的功率自行车高强度间歇运动实验。实验者监测了呼吸肌肉的氧合状态、血流量，运动肌肉（股外侧肌）的氧合状态、血流量。实验数据显示，在进行高强度间歇运动的运动期，呼吸肌肉的氧合状态逐渐下降，并在某点 A 进入迅速下降状态；呼吸肌肉血流量先略微上升后，在某点 B 开始略微下降。运动肌肉的氧合状态在运动期开始已经低于40%（与运动强度高，可能达到无氧运动状态有关），而后在某点 C 更加降低；运动肌肉的血流量先明显上升后，在某点 D 显著下降。通过统计学分析，点 A、B、C、D 具有相关性，如果在这一点停止运动进入间歇期，高强度间歇运动可以迅速弥补氧合状态下降及血液重新分配所产生的副作用，快速补充肌肉的氧气含量与血流量，使运动可以在一个更加良好的状态重新开始。在进行传统的有氧运动时，人体会在肌肉出现氧气含量、血流量不理想的状态时，继续进行运动，其运动效果差、消耗时间长。

高强度间歇运动的这种迅速弥补肌肉缺氧、缺血状态的性能，使其可以弥补正在进行康复训练的患者的体力不足，在达到理想的康复训练效果的目标下，大大地节省患者的体力消耗。

四、高强度间歇运动的应用展望

（一）高强度间歇运动在心脏病患者中的应用展望

心脏病患者或有心脏病患病可能的人对运动剂量的要求，较健康人或其他疾病患者更高、更精细。心脏病患者如何进行运动，一直是医学界的棘手问题。在冠心病、慢性心力衰竭、肥胖症、代谢疾病的患者的应用中，高强度间歇运动被证实有提高心肺呼吸系统适应性的作用。

诸多实验证实，进行高强度间歇运动的受试者的心肺系统适应性、肱动脉血管内皮功能，明显好于进行中等强度的持续运动的受试者。更有研究指出，静息状态下测得的血压与左心室形态都发生了有益的改变，如果运用传统的有氧运动形式，需要更长的时间、更大强度的运动才能达到相同的效果。高强度间歇运动通过迅速的剧烈活动，改变中心血管与外周血管的压力，进而使心脏从这种快速的压力改变中隔绝出去；这种相对隔绝，使患者能够完成高于其心脏承受能力的运动强度，并避免可能承担的风险；同时，这种存在于中央与外周血管的压力差为心肺系统提供了适应性改变的有效刺激。

（二）高强度间歇运动在胰岛素抵抗患者中的应用展望

高强度间歇运动后，骨骼肌内 GLUT4 的含量上升 20%，使餐后血液中的葡萄糖能够迅速地转运入肌细胞，激活胰岛素，提高胰岛素的活性，降低餐后血糖。高强度间歇运动降低餐后血糖的作用，使其可以应用于胰岛素抵抗患者。

对于成人而言，有规律的运动是有效的控制代谢疾病的方案之一，但是，大多数的成人无法完成医生为其参与运动所设定的计划，这些运动计划大多是长时间的中等强度的运动，不仅对运动时间有严格的要求，更存在影响疾病预防的危险因素。大量的研究表明，每次数分钟、共 2 周的高强度间歇运动，可以通过肌肉对血液中葡萄糖的摄取，明显提升胰岛素的活性，稳定胰岛素在体内的含量。

与传统的中等强度的持续运动相比，高强度间歇运动有 2 个特点：①高强度间歇运动会使更多的肌肉参与运动；②高强度间歇运动会伴随更高的糖原消耗，这就意味着与中等强度的有氧运动相比，有更高比例的肌肉纤维需要补充碳水化合物。在高强度间歇运动的应激刺激下，肌肉收缩将导致糖原含量迅速下降，进一步致使糖原与蛋白质的代谢发生改变，胰岛素敏感度得到提升。截至目前，高强度间歇运动诱发的肌肉收缩是重塑骨骼肌糖原储备池的唯一方案，也就为高强度间歇运动用于代谢疾病治疗提供了可能。

（许继文）

第13章　预防心血管疾病的营养方法

一、心血管疾病预防的营养目标

心血管疾病预防的营养目标，是通过药物干预和改变生活方式（包括膳食、行为治疗及物理锻炼等）来降低心血管疾病（cardiovascular disease, CVD）的致死率和致残率的。在美国，1980—2000 年，主要危险因子 [血清总胆固醇（total cholesterol, TC）、低密度脂蛋白胆固醇（low-density lipoprotein cholesterol, LDL-C）、收缩压、吸烟及缺乏体育锻炼] 的降低，使冠心病（coronary heart disease, CHD）致死率下降一半。改善这些可调控危险因子的健康生活习惯对 CVD 的预防是非常必要的。相对于药物干预，人们更容易接受改善生活方式的干预方法，并且它同药物干预一样，都可以延缓慢性疾病的进展。长期温和的膳食改变，在身体和心理上都可以产生看得到的结果，而且还能从经济上获益。例如，在美国，如果每个成人每天减少 100 kcal 热量的摄入，那么将减少近 7 120 万超重患者和肥胖患者，而这就意味着每年可以节约 580 亿美元。

CVD 非常重要的危险因子包括血清 TC 和 LDL-C 的升高、高血压、糖尿病和吸烟。随机对照实验表明，下调 LDL-C 和血压水平可以降低 CVD 发病的风险。他汀类药物试验表明，每降低 25 mg/dL 的 LDL-C 可使主要血管事件发生率降低 14%，冠脉事件降低 16%。高血压与 CVD 风险之间亦存在线性关系，血压每升高 20/10 mmHg，CVD 风险就加倍。目前，非药物的膳食干预疗法的主要目的是降低 LDL-C，同时，降低非高密度脂蛋白胆固醇酯和血压。为了使 CVD 预防效果最大化，其他一些 CVD 危险因子，如血清 TG 和血糖的增高、HDL-C 的降低、高血压及腰围的增加，也是进行强化生活方式治疗的靶点。血栓和炎症因子、LDL-C 颗粒大小及载脂蛋白，这些非传统危险因子增加 CVD 风险的证据正逐渐呈现出来，并将进一步得到证明。

目前的膳食指南，主张获得最佳的健康状态和降低慢性疾病风险的膳食方案。的确，美国心脏协会（American Heart Association, AHA）主张，膳食应与目前的指南一致，以达到他们 2020 年的目标（提升 20% 美国人的心血管健康，以及降低 20% 因 CVD 和脑卒中致死的人数）。2005 年美国膳食指南强调的是各种食物适度摄入的均衡膳食。因此，虽然某些特定食物或营养要素被认为是健康的，但各种食物的均衡摄入才是最重要的。本章将讨论一些有益于心脏健康的膳食模式，这些膳食模式已被认定为可以全面促进健康和减少 CVD 风险的。特别是本章将概述一些特定的膳食模式，如改变生活方式的治疗性膳食模式（therapeutic lifestyle changes, TLC）和抑制高血压的膳食模式（dietary approaches to stop hypertension, DASH），在临床上分别被用于降低 LDL-C 和血压。减肥的膳食策略同样有阐述。很明显，在评估这些膳食模式时，许多共同的食物存在于这些模式之间。本章将讨论一些支持"特定食物和食品添加剂可以使心血病危险因子获益"的证据，特别是在降 LDL-C 和血压方面获益的证据。本章所阐述的内容，将协助临床医师对 CVD 高危险的患者实施膳食治疗，以便管理其危险分层。

二、降低心血管疾病风险的膳食模式

（一）TLC 膳食模式

很久以来，美国的国家胆固醇教育计划（National Cholesterol Education Program，NCEP）认定，LDL-C 是降低 CHD 风险的主要靶点。NCEP 对于检测和管理高胆固醇的建议，发布在专家组的一份关于在成人当中如何检测、评估和治疗高胆固醇血症的报告中（这份报告名为成人治疗组Ⅲ，即 aldult treatment panel Ⅲ，简称 ATP Ⅲ）。这些建议主要来自临床随机实验。这些实验证明，降低 LDL-C 可以减少 CHD 风险。ATP Ⅲ 的建议早已经发布，几个大规模的临床实验的结果也强化了 ATP Ⅲ 在高危和极高危个体中降低 LDL-C 的建议。在临床 LDL-C 管理方面，ATP Ⅲ 主张对各种危险分层的人群进行 TLC 膳食模式（therapeutic lifestyle changes diet）。除了调节 LDL-C，TLC 膳食模式还有可能通过调节其他心血管危险因子，进一步降低 CHD 事件的发生率。TLC 膳食模式主要强调 3 个方面：①把饱和脂肪酸（saturated fatty acids，SFA）降到摄入总能量的 7% 以下；②反式脂肪酸要求越低越好；③胆固醇<200 mg/d。指南同时规定了单不饱和脂肪酸（monounsaturated fatty acid，MUFA）和多不饱和脂肪酸（polyunsatruated fatty acid，PUFA）摄入量（分别达到总能量的 20% 和 10%）、糖类摄入量（50%～60% 的总能量）、蛋白摄入量（大约15% 的总能量）及纤维素的摄入（每天 20～30g）的指标。黏性纤维（10～25 g/d）和植物甾烷醇或甾醇（2 g/d）也可用于降低 LDL-C。达到和维持一个健康的体重，以及有规律的体育锻炼（足够温和的运动使每天至少消耗 0.2 kcal）是 TLC 膳食模式所主张的。TLC 膳食模式同其他一些降低 LDL-C 的方法联合，可共同降低 24%～37% 的 LDL-C。TLC 的膳食模式是以食物为基础，这些主张同 2006 年 AHA 提出的膳食与生活方式建议一致。各种各样的、符合降低心血管危险因素的建议的膳食模式，被证明是可以有效地降低 CVD 风险。类似的几种膳食模式将在下面段落中加以讨论。

（二）组合膳食模式

在降脂的膳食模式里（脂肪摄入量<30% 的总能量），组合膳食模式（portfolio diet，超级降胆固醇餐单）整合了 4 种主要的降胆固醇食物，分别是植物甾烷醇（1.0 克/1 000 能量）、可溶性纤维（8.2 克/1 000 能量）、大豆蛋白（22.7 克/1 000 能量）及杏仁（14 克/1 000 能量）。组合膳食大部分是素食，SFA 被限制在总能量的 7% 以下，胆固醇<200 mg/d。黏性纤维的来源有茄子和葵、燕麦麸、大麦粮食及亚麻籽。大豆蛋白主要从豆奶及其他豆类制品获取，如黄豆汉堡和香肠，此外，豆、鹰嘴豆及小扁豆可提供额外的植物蛋白。在高脂血症的个体中，进行历时 1 个月的膳食干预，组合膳食模式使得 LDL-C 下降了 29%，而单纯通过降 SFA（<7% 总能量）和胆固醇

（<200 mg/d）的膳食方案只能使 LDL-C 下降 8%（众所周知的 Step Ⅱ Diet）。接下来的实验将比较他汀类药物治疗和组合膳食模式在降 LDL-C 方面的效果差异。在这项研究中，通过随机交叉设计，研究对象接受 3 种不同的、维持 1 个月的干预方案：极低饱和脂肪膳食（对照组/Step Ⅱ 膳食组）、对照组加 20 mg 洛伐他汀（他汀组）及组合膳食模式组。这 3 种不同的干预方案使 LDL-C 分别下降了 8%、33% 和 29%。这些结果明显表明，组合膳食模式优于传统的降胆固醇膳食，并提示在特定的控制条件下下降 LDL-C 的效率，组合膳食模式与第一代的他汀类药物一样有效。但是，这种膳食模式在对 HDL-C 和 TG 的作用方面却存在局限性。

在自由的生活条件下，组合膳食模式的效果会被降低。在一项为期 12 个月的研究中，受试对象被指引在低脂餐膳中，自主添加了降胆固醇食物（植物甾烷醇、可溶性纤维、大豆蛋白及杏仁）。受试对象每天选择包含了 5～10 份水果和蔬菜的素食方案（没有鸡蛋、奶类产品和肉制品），这种素食方案同时添加了来自豆类的植物蛋白和纤维。如果要进食肉类或奶制品，则建议受试者选择低 SFA 和低胆固醇含量的相关制品。结果 12 个月后，受试对象 LDL-C 水平下降了 12.8%。这样的效果，明显没有在控制代谢条件下实验时所取得的效果好，这可能是由于受试对象的膳食依从性不一样造成的。专家指出，膳食依从性同 LDL-C 的变化存在明显相关性，12 个月后，大部分受试对象又都还原到随意进食状态。

评估组合膳食模式中的单独成分时发现，79% 的人对杏仁进食的依从性较好，而富含植物油的植物甾烷醇、可溶性性纤维及豆类蛋白分别为 67%、55%、51%。虽然存在这些困难，但 32% 受试对象的 LDL-C 仍然下降了 20% 以上。这些结果表明，在自由的生活环境下，要求受试者坚持以素食为基础的进食方案存在困难。但是，真正完成组合膳食模式的那些受试者，其 LDL-C 下降效果明显。

组合膳食模式除了降 LDL-C 功能，对其他一些 CVD 风险因子也有作用，如 LDL 颗粒大小和 C-反应蛋白（C-reactive protein，CRP）水平。组合膳食模式可很明显降低亚组分为 25.5 nm 以下的 LDL-C 颗粒直径，这种效果可以与他汀类药物媲美，比单独的 Step Ⅱ 膳食好，这也意味着 13 年的 CHD 风险下降了 19%。有趣的是，实验发现，CRP 基础水平可以预测组合膳食模式对 LDL-C 颗粒直径的改变情况。CRP 基础水平低于 3.0 mg/L 的个体，组合膳食模式明显降低直径小于 25.5 nm 的 LDL-C 浓度，但对 CRP 基础水平高于 3.0 mg/L 的个体则没有这个作用。CRP 水平高于 3.5 mg/L 的个体被剔除在研究分析以外，他汀类药物及组合膳食模式可明显降低 CRP 水平（分别下降 16% 和 24%），并具有统计学意义；虽然 Step Ⅱ 膳食使 CRP 下降 15%，但没有统计学意义。这些结果表明，治疗性干预（如 portfolio diet）的重要性，它可解决许多传统的和逐渐被发现的 CVD 风险因子。

（三）DASH 膳食模式及 DASH-Sodium 试验

DASH-Sodium 试验，采用随机对照喂养干预，评价 3 种膳食模式对血压、血脂及载脂蛋白的作用。DASH 膳食模式（dietary approaches to stop hyperfension，DASH），富含水果和蔬菜（8～10 份/天）及低脂奶制品（2～3 份/天），它包括全谷物、豆类、鱼类和鸡肉，并且在添加糖和脂肪方面有限制。在 DASH 膳食模式中，膳食纤维（30 g/d）、镁、钾及钠含量高，而总脂肪（27% 的总能量）、SFA（<7% 的总能量）及胆固醇（150 mg/d）的含量较低。在这项研究中，459 位较高血压（SBP<160 mmHg 及 80 mmHg≤DBP≤95 mmHg）的成人被随机分配到 3 种不同的膳食方案组：①西方膳食模式（western diet）组即对照组（48% 糖类、15% 蛋白、37% 总脂肪、16% SFA）；②水果蔬菜膳食模式组（较对照组有更多的水果和蔬菜，少一些点心和甜品，但主要营养素的分布类似）；③DASH 膳食模式组。时间为期 8 周。盐的摄入（3 000 mg/d）各个组均一样，整个实验过程中，体重保持恒定。与对照组相比，DASH 膳食模式组使 SBP/DBP 下降了 5.5/3.0 mmHg。另外，DASH 膳食模式组使总胆固醇下降了 9.5%，LDL-C 下降了 9.1%，HDL-C 下降了 9.2%，但 TG 没什么改变。水果蔬菜膳食模式组下调血压的幅度较小（SBP 及 DBP 下降 2.8/1.1 mmHg），而对总胆固醇、LDL-C 及 TG 没有影响。根据血压分层，DASH 膳食模式组使 1 级高血压病患者（SBP>140 mmHg，DBP>90 mmHg）的 SBP/DBP 下降了 11.6/5.3 mmHg，而对正常血压的个体只下降了 3.5/2.2 mmHg。最明显的降压效果在美国非高血压病患者身上观测得到，DASH 膳食模式使其 SBP/DBP 下降了 13.2/6.1 mmHg。

血压方面的更多获益可以通过在 DASH 膳食模式基础上减少盐的摄入取得。

DASH-Sodium 试验，是在 DASH 膳食模式或西方膳食模式的基础上，比较 3 种不同程度的盐摄入对血压的影响（高盐：3 200 mg/d；中度：2 300 mg/d；低盐：1 500 mg/d）。无论是在 DASH 膳食模式还是在西方膳食模式的基础上，限盐均可明显降低血压，但在西方膳食模式的基础上降压效果更显著。从最高的盐摄入到低盐摄入，血压水平在西方膳食模式和 DASH 膳食模式基础上分别下降了 6.7/3.5 mmHg 和 3.0/1.6 mmHg。

虽然有各种不同程度的限盐，但在 DASH 膳食模式的基础上限盐，其血压下降的幅度都要比在西方膳食模式的基础上限盐所带来的血压下降的幅度要小，不过血压最低的受试者是在 DASH 模式膳食基础上摄入了最少的盐。单纯的限盐或同 DASH 膳食模式联合的降压效果在几个亚组中是一致的，SBP 平均下降 9.6～11.6 mmHg，DBP 平均下降 4.7～5.7 mmHg。这些亚组包括美国黑人人群、高血压个体（SBP/DBP≥140/90 mmHg）、年长者（>45 岁）及女性人群。

（四）地中海风格膳食模式

地中海风格膳食模式（Mediterranean diets）是一种以所有食物为基础的膳食模式，这种膳食模式导致 CVD 事件及其相关风险因子出现的概率较低。这种膳食模式反映 20 世纪 60 年代的克里特岛、希腊、意大利南部的典型膳食方式，那时，这些地区的慢性疾病发生率均较其他国家低。这种膳食方式主要含有作为脂肪主要来源的橄榄油、丰富的植物类食物（如水果、蔬菜、粮食、谷类、坚果和种子）、鱼和贝类、低量至适量的乳制品、鸡肉、鸡蛋、数量有限的红肉和糖果，以及适量酒的摄入（男人每天 1～2 杯 150 mL 酒，女人每天 1 杯 150 mL 酒）。

地中海风格膳食模式在心血管疾病上的获益，一部分可能来自其丰富的营养、低 SFA、高 MUFA（来自橄榄油），以及从植物中获取的高纤维素及植物甾醇（高于

400 mg/d)。几个临床实验展开了对地中海风格膳食模式在 CVD 上的获益的评估,但是,这些研究之间的比较非常困难,因为每个实验在营养成分及所有的食物种类之间存在差异。

1. 里昂心脏病膳食研究

里昂心脏病膳食研究 (Lyon diet heart study) 证明,富含量 α-亚麻酸的地中海风格膳食在冠心病的二级预防中比改良性脂肪膳食模式 (modified-fat diets) 更有效。这项研究将 605 例既往有过心肌梗死病史的患者随机分配到地中海风格膳食模式组 (30% 的总能量来自脂肪、8% 来自 SFA、13% 来自 MUFA、5% 来自 PUFA 及 203 mg/d 的胆固醇) 和改良性脂肪膳食模式组 (同 Step Ⅰ Diet),随访 46 个月。地中海风格膳食模式组患者在营养师和心脏病专家的指导下,增加他们的面包、鱼、根菜类及绿色蔬菜的摄入,并在指导下进食水果、少量的肉 (用鸡肉代替牛肉、羊肉和猪肉),而且用研究组人员提供的植物奶油代替黄油和奶油的摄入。植物奶油的脂肪酸成分与橄榄油相似,但其含亚麻酸 (16.4% kal) 及 α-亚麻酸 (4.8% kal) 较橄榄油高 (分别是 8.6% kal 和 0.6% kal)。对照组患者饮食成分为 34% 能量来自脂肪、12% 来自 SFA、11% 来自 MUFA 及 312 mg/d 的胆固醇。48 个月后,尽管地中海风格膳食模式组 ($n=219$) 及低脂膳食组 ($n=204$) 受试者在血脂、载脂蛋白、血压、体重指数及吸烟量上相似,但前者心脏疾病致死率较后者下降 50%～70%。这意味着其他的一些危险因子 (如血栓形成的改变) 参与了冠脉的保护。

2. 心血管危险因子及基因多态性研究

地中海风格膳食模式、心血管危险因子及基因多态性研究 (Medi-RIVAGE Study),是一项历时 12 个月的平行膳食干预实验,它主要比较地中海风格膳食模式和低脂膳食对 CVD 危险因子的影响。低脂膳食方案以美国心脏协会指南为基础,其中的总脂肪摄入不超过总能量的 30%;SFA、MUFA 及 PUFA 各占 10%。在地中海风格膳食模式中,脂肪摄入量占总能量的 35%～38%,并侧重来源于橄榄油的 MUFA 摄入量 (18%～20% 的总能量),而 SFA 及 PUFA 只各占 10%。地中海风格膳食模式组和低脂膳食组在蛋白 (15%)、糖类 (55%～60%) 及胆固醇 (＜300 mg/d) 方面,摄入量大致相同;但是,在纤维素方面,前者较后者高 (分别为 25 mg/d、20 mg/d),并且地中海风格膳食模式组允许饮少量的酒 (男人 1～2 杯/天,女人 1 杯/天),而低脂膳食组则要避免饮酒。

3 个月后,两组受试者 (总人数为 212) 的总脂肪、SFA 及胆固醇的摄入降低 28%。唯一不同的是 MUFA (地中海风格膳食模式和低脂膳食各为 15.6% 及 13.4%)。两组总胆固醇均明显降低,分别下降 7.5% 和 4.5%,有统计学意义。同时,LDL-C 水平也有下降,分别为 11.4% 和 5.0%。两组中的 TG、糖及胰岛素较基础水平均有降低,但两组间比较没有明显的差异。对于两组间无差异并不奇怪,因为受试者在 3 个月内膳食的主要营养成分大致相同。

3. 地中海膳食干预研究

地中海膳食干预研究 (prevention with Mediterranean, PREDIMED) 是一项正在进行的多中心临床实验,它用于评估地中海风格膳食模式对无症状人群的 CVD 一级预防的效果，录入了 7 000 受试者。有糖尿病或 2～3 个或更多心血管危险因子的男性（55～80 岁）和女性（60～80 岁）被随机分配到低脂膳食组（以 AHA 指南为基础制订的，总脂摄入量 <30%）或地中海风格膳食模式加 30 g/d 的混合坚果（15 g 核桃，7.5 g 榛子，7.5 g 杏仁）组或地中海风格膳食模式加 1 L/d 的橄榄油组。受试者将被随访观察大于 5 年时间，并评估主要的临床结果，包括心血管死亡、心肌梗死和脑卒中。

3 个月后，评估试验组中 772 例受试者（339 位男性，433 位女性）的血脂、载脂蛋白、血压及血糖变化。同低脂膳食组相比，地中海风格膳食模式加 30 g/d 混合坚果组的总胆固醇下降了 6.2 mg/dL，TG 下降了 13 mg/dL；地中海风格膳食模式加 30 g/d 混合坚果组或地中海风格膳食模式加 1 L/d 橄榄油组的 HDL-C 分别上升了 1.6 mg/dL 和 2.9 mg/dL。同低脂膳食组相比，地中海风格膳食模式加 30 g/d 混合坚果组或地中海风格膳食模式加 1 L/d 的橄榄油组受试者的 SBP/DBP 和血糖均有明显下降（坚果：7.2/2.6 mmHg，5.4 mg/dL；橄榄油：5.9/1.6 mmHg，7.0 mg/dL）。虽然地中海风格膳食模式表现出优越性，但是，我们对这些结果必须持谨慎态度。因为实验对地中海风格膳食模式组给予了高强度的行为指导和营养咨询，而低脂膳食组只有简单的膳食建议。

（五）侧重某种特殊营养素的膳食模式

OMNI-Heart（optimal macro-nutrient intake heart trial，OMNI-Heart trial）试验是一项三阶段的交叉对比喂养试验，它历时 6 周，纳入了 164 例处于高血压前状态或 1 级高血压的受试者，主要观察用糖类、蛋白或不饱和脂肪代替 SFA 时的心血管获益情况。每一个阶段膳食侧重一种营养素，分别为侧重于高糖（占总能量的 58%）、侧重于适量至高量蛋白（占总能量的 25%，其中 50% 来自植物蛋白）或侧重于高不饱和脂肪（总能量的 31%，主要是 MUFA）膳食阶段，这样就可以直接比较这些营养素在心血管疾病中获益的差异。不饱和脂肪摄入量的增加导致 TG 下降了 9.2%，LDL-C 下降了 10.3%，但 HDL-C 没有变化。蛋白摄入量的增加同样可以获得类似的效果，但它在降 TG（16.2%）及 LDL-C（11.0%）方面比侧重于不饱和脂肪膳食方案更有效，同时，它引起一定量的 HDL-C 下降（5.2%）。

相比之下，侧重糖类的膳食模式仅仅在降 LDL-C 方面非常明显，下降了 9.0%，但其同时伴有 HDL-C 的降低（2.8%）。所有的膳食方案中，同基础水平相比，侧重高糖膳食、侧重适量至高量蛋白膳食及侧重高不饱和脂肪膳食的所有受试者其 SBP/DBP 均下降（分别下降 8.2/4.1 mmHg、9.5/5.2 mmHg 和 9.3/5.8 mmHg）。但是在血压分层的情况下，亚组之间的比较结果显示，在高血压前状态或 1 级高血压受试者中，侧重适量至高量蛋白膳食及侧重高不饱和脂肪膳食方案，降压效果较侧重高糖膳食方案好。基于这些结果，似乎用蛋白或不饱和脂肪替代部分 SFA 的膳食方案，在调脂和降血压方面比用糖类要好。

三、减肥的膳食方案

美国政府和其他一些著名的组织，如美国农业部（United States Department of Agriculture，USDA）、AHA，强调体重控制对慢性疾病预防的重要性。但是，最有效的减肥方法及后续怎样去维持良好的体重还没有统一的标准。在制订减肥的膳食方案时，最近几年提出糖、蛋白质及脂肪应有适当的比例。营养丰富的膳食方案可提高患者对它的依从性，从而达到减肥目标。与此同时，OMNI-Heart 试验指出，这种膳食方案会使血脂、血压及载脂蛋白发生特定改变。因此，临床实验常常得出一些复杂结果，加上实验的小样本量及随访时间不足够长，使这些实验结果可信度下降。少数实验对受试者体重进行随访评估的时间超过 1 年，其中大部分受试者在 1 年之后体重又恢复原状。下面将讨论一些挑选出来的减肥试验对 CVD 风险因子的影响。必须指出，在阐述这些膳食方案时，其他的因素，如运动和生活方式的改变，对体重降低起到了一定的作用，并且可以预防体重反弹。

（一）低脂饮食方案

1. 糖尿病预防计划和糖尿病患者健康措施

糖尿病预防项目（diabetes prevention program，DPP）对在预防 2 型糖尿病及高危代谢综合征方面的 3 种不同治疗方案的效果进行了比较。3 234 例受试者被随机分配到各组，接受 3 种治疗方案：①安慰剂；②二甲双胍（850 mg 每天 2 次）；③强化生活方式干预（这种干预包括指导受试者膳食、运动及如何改变生活行为）。这项研究的目的，旨在通过低能量、低脂进食及每周 150 min 的运动，达到体重下降 7%。

第 1 年，强化生活方式干预组的受试者体重比安慰剂组和二甲双胍组的受试者体重下降得更多，分别下降了 6.5 kg、0 kg 及 2.2 kg。体重下降是糖尿病事件下降的一个重要预测指标，每下降 1 kg 体重，糖尿病风险下降 16%。生活方式干预组和二甲双胍组的受试者的糖尿病事件发生率，较安慰剂组分别降低 58% 和 31%。强化的生活方式干预也可以预防代谢综合征的发生与发展。第 3 年，安慰剂组、二甲双胍组及强化生活方式干预组的受试者的代谢综合征事件发生率分别为 53%、47% 和 38%。低脂饮食使代谢综合征诊断标准中所涉及的危险因素下降，如 HDL-C 的升高和 TG、血压、血糖水平的下降。

Look AHEAD（action for health in diabetes）实验，是模仿 DPP 的多中心临床实验，它研究评估强化生活方式干预对 5 145 例 2 型糖尿病患者的长期作用的效果。这种生活方式的干预同 DDP 实验相似，组合膳食方案的优化、行为治疗及增加运动锻炼（175 分钟/周）使体重下降 10%（最少 7%）。DPP 侧重通过限制脂肪摄入来降低总能量的摄入，虽然 Look AHEAD 使脂肪的摄入也有减少（总脂摄入小于总能量的 30%，SFA 小于总能量的 10%），但其主要是通过限制总能量的摄入来降低体重的。两者都有提高患者依从性的策略，但 Look AHEAD 实验对在头 6 个月内体重未达标的患者推荐减肥药物治疗（奥利斯他，一种脂酶抑制剂）。接受强化生活方式干预的受试者，将与接受一般糖尿病支持护理和糖尿病教育的患者进行比较。

1 年后，强化生活方式干预组的受试者体重下降了 8.6%，而接受一般糖尿病支持护理和糖尿病教育的患者体重只下降了 0.7%。在血糖控制（下降 21.5 mg/dL）、TG（下降 30.3 mg/dL）、SBP/DBP（下降 6.8/3.0 mmHg）及 HDL-C（升高 3.4 mg/dL）方面也有很大的作用。决定减肥成功的关键还是在于自主进行体育锻炼、参加糖尿病教育的会议及食用肉类替代品。

2. PREMIER 试验

高血压管理策略包括减肥、限盐（<100 mg/d）、加强运动（180 分钟/周）、适量饮酒（男人 2 杯/天，女人 1 杯/天）及 DASH 饮食。在 DASH 膳食或未进行 DASH 膳食情况下，PREMIER（prevention of myocardial infarction early remodeling trial）试验，评估上述管理策略的联合作用对血压的控制和减肥的影响。没有接受过治疗的高血压病患者（SBP 120～159 mmHg，DBP 80～95 mmHg）随机分配到 3 组：①对照组（仅仅提供建议）；②上述建议的生活方式组；③上述建议的生活方式加 DASH 膳食组（DASH 加生活方式组）。第 6 个月时，三组体重均有下降（分别为 1.1 kg、4.4 kg 及 5.8 kg），后两组较对照组的下降程度更高。但是，后两组受试者的体重在第 18 个月时均反弹（生活方式组增加了 1.1 kg；DASH 加生活方式组只下降了 1.5 kg）。

6 个月时，SBP/DBP 在生活方式组和 DASH 加生活方式组分别下降了 10.5/5.5 mmHg 和 11.1/6.4 mmHg。但在 18 个月时，这些改变同对照组比较没有统计学意义了，可能是由于一些没有考虑到的生活方式的改变造成的，并不能说明上述干预存在局限性。

二次分析根据代谢综合征把受试者进行分层，它给出了空腹胰岛素、血糖、血脂及载脂蛋白的变化情况。这项分析指出，干预措施的不同和是否存在代谢综合征，使结果产生很大的变化。生活方式组和 DASH 加生活方式组的受试者，在有或无代谢综合征的情况下，总胆固醇水平与对照组比较，分别下降了 7.98 mg/dL、5.91 mg/dL（有代谢综合征）和 7.41 mg/dL、7.06 mg/dL（无代谢综合征）。在有或无代谢综合征的情况下，生活方式组受试者 TG 水平均下降（对数转换后，有代谢综合征的情况下，下降 0.16 mg/dL；无代谢综合征的情况下，下降 0.10 mg/dL），但降 LDL-C（下降了 5.13 mg/dL）的作用仅存在于没有代谢综合征的受试者。同样，只有没有代谢综合征的 DASH 加生活方式组受试者的 LDL-C 才会下降。两组受试者的 HDL-C 水平均不受影响。在有或无代谢综合征的情况下，两组受试者胰岛素抵抗情况均得到改善。尽管对独立的心血管风险因子存在各种各样的作用效果，但上述管理策略的联合作用对降低 CHD 风险是有积极作用的。估计生活方式组和 DASH 加生活方式组受试者的 10 年 CHD 风险，将分别降低 12% 和 14%。

（二）极低脂肪膳食方案

MLDP（multicenter lifestyle demonstration project）膳食方案，即极低脂肪膳食方案，是一项综合干预方案，关于它的探究中评估了饮食、运动、压力管理，以及医疗和心理特点团队支持对 440 例患有 CHD 疾病的受试者联合作用的效果。MLDP 的膳食方案包括低脂（<10% 总能量）、高糖（70%～75% 总能量）、适量蛋白（15%～20% 总能量），强调水果、蔬菜、谷物、豆类及豆制品的素食。动物产品主要局限于不含脂的奶制品和鸡蛋蛋白质。干预方案的其他一些措施包括 1h/d 的压力管理、3 小时/周的运动和 2 次/周的团队支持会话。

第 3 个月，受试者将脂肪摄入降低到总能量的 7% 以下，把体育活动时间增加到

3～4 小时/周，压力管理时间也提高了，最高达 5.5 小时/周。男性体重降低了 4 kg，女性体重下降了 4.6 kg。其他心血管风险因子，如血压、总胆固醇及 LDL-C 水平也有一定的改善（男性分别下降 5/5 mmHg、18 mg/dL、19 mg/dL，女性分别下降 6/3 mmHg、14 mg/dL、17 mg/dL）。这些行为的改变和心血管风险的降低，在第 12 个月时仍然存在。受试者心绞痛发作频率下降（第 1 年男性从原来的 42% 下降为 20%，女性从原来的 53% 下降为 27%），20% 患有糖尿病的受试者减少了降糖药物的使用量。

（三）大众饮食方案

大部分的大众饮食方案（Popular Diets）提倡极度限糖或限脂，以便达到减肥目的。最近有 3 个实验评估了大众饮食方案对减肥和降低 CVD 风险的作用。在一项为期 12 个月、纳入了 160 例肥胖患者的随机对照研究中，Dansinger 和他的团队比较了 4 种大众饮食方案的效果，分别是极低糖摄入（atkins）、营养素均衡摄入（zone）、极低脂肪摄入（ornish）及控制总能量摄入（weight watchers）。低糖摄入膳食（atkins 和 zone）可以最大限度地在短期（2 个月）内降低 TG、血糖和 DBP 水平，而降低 LDL-C 和总胆固醇水平则发生在高糖膳食组（ornish 和 weight watchers）。这些组间差异在第 12 个月时不再存在。短期和长期降体重效果在这 4 种大众饮食方案之间相似，体重下降的程度与患者依从性相关，而与哪种大众饮食方案无关。

在 311 例绝经前期女性中，A to Z 减肥实验将 3 种大众饮食方案（ornish、zone 和 atkins）与 1 种传统的低脂（来自 SFA 能量少于 10%）和高糖膳食方案（lifestyle，exercise，attitudes，relationships，and nitrotopm，LRARN）在减肥作用方面的效果，进行了比较。接受 atkins 膳食方案的女性，2 个月和 6 个月时体重分别下降了 4.4 kg 及 5.6 kg，其短期体重下降程度较 ornish、zone 和 LEARN 膳食方案低；在第 12 个月时，atkins 下降的 4.7 kg 与 zone 下降的 1.6 kg 亦存在统计学差异。同样，体重下降与否和受试者的依从性相关最大。在 12 个月之前，atkins 膳食方案使 TG 下降了 29.3 mg/dL，与 zone 组存在统计学差异；HDL-C 增加了 4.9 mg/dL，与 ornish 组存在统计学差异；SBP 下降了 7.7 mmHg，与 ornish、zone 和 LEARN 三组均存在统计学差异；DBP 下降了 4.4 mmHg，与 ornish 组存在统计学差异。

Sacks 同他的团队公布了 POUNDS LOST（preventing overweight using novel dietary strategies）研究的结果。POUNDS LOST 研究是 1 项历时 2 年，对 3 种主要营养素在减肥作用方面的效果进行比较的研究。这个实验允许直接对 2 种水平的脂肪（20% 及 40%）和蛋白（15% 及 25%）摄入量进行比较，也可以对糖类摄入量（从总能量的 35%～65%）的剂量反应进行评估。所有的膳食方案均从基础水平减少 750 kal 能量的摄入，然后标准化为一个含量有 8% SFA、至少 20 g/d 膳食纤维及 1 000 kal 能量中胆固醇含量 <150 mg 的饮食方案。

6 个月和 2 年时，体重下降的程度在每一组中基本相似（6 个月时，0～6 kg，较起始体重下降 7%；2 年时，2.9～3.6 kg）。第 2 年时，低脂和最高糖膳食组受试者 LDL-C 较高脂或最低糖膳食组下降得更低。除了最高糖膳食组的胰岛素没有下降，所有组受试者的 TG、胰岛素和血压均下降。这些结果同 OMNI-Heart 试验并不全部相同，可能是由于不同膳食方案组间营养素的重叠造成的。总结这些结果可以提示，在减肥时，限制摄入的总能量较注重营养素之间不同比例的摄取更加有效。但是，改变营养素之间的配比对降低心血管风险因子，如血压、血脂及载脂蛋白等，有积极意义。

四、关键食物和营养素

之前所阐述的膳食模式有许多的共同点：侧重体重控制，降低 SFA、反式脂肪和胆固醇的摄入，增加水果、蔬菜、谷物、蛋白和低脂奶的摄入。同有益心脏健康的膳食方案联合，这些策略在调整血压、血脂和载脂蛋白方面具有深远的影响，同时，也有证据表明，他们单独使用亦可使患者获益。其他一些膳食因素的加入，如增加不饱和脂肪、甾醇和甾烷醇、蛋白和纤维素的摄入，可使患者更易接受，并对某些特定危险因子有积极作用。对那些要求逐渐改变膳食品种的患者，使用这些膳食策略可使受试者在 CVD风险因子上获益。

（一）关键的营养成分

1．胆固醇、饱和脂肪酸和反式脂肪酸

高 SFA 和反式脂肪酸膳食使血中胆固醇水平上升。SFA 的主要来源有含高脂肪的肉制品、有皮的鸡肉或动物肉、含高脂的奶制品、黄油、肉汁、棕榈油和椰子油。通常快餐、酥油、人造黄油、油炸玉米片、商业或商店购买的烘焙食品、沙拉酱和糖果，都含有反式脂肪酸。若用 SFA 代替膳食中的糖类，会使 LDL-C 和 HDL-C 增高；而用反式脂肪代替，则会增高 LDL-C 和降低 HDL-C。

任何从动物来源的食物都含有胆固醇。它可以升高 LDL-C，但效果较 SFA 和反式脂肪要低一些。而总脂本身并不影响 LDL-C 水平。因此，要达到减肥的目的，必须控制好总脂摄入量。减肥可使 LDL-C 下降 5%～8%。因此，减少会使 LDL-C 升高和 HDL-C下降的食物摄入量，是保护心脏健康的膳食方案。用一些健康食品，包括不饱和脂肪、蛋白或糖替代膳食中的 SFA 和反式脂肪，可以使患者获益更明显。

2．水果和蔬菜

水果和蔬菜是营养素丰富、低脂的健康食品。它富含 Vit A、Vit E、Vit C、叶酸、纤维素和钾。这些营养素大部分是抗氧化剂，在体内通过中和氧自由基而降低氧化应激水平。以添加剂的方式使用抗氧化剂的研究，并没有证明它有降 CVD 风险功能，可能它需要同其他一些营养素相互作用才能达到理想的效果。为了抑制慢性疾病和维持身体健康，2005 年美国膳食指南建议，每天 2 000 kal 的能量摄入中至少有 4.5 杯（9 份）水果和蔬菜。

流行病学调查指出，水果蔬菜的摄入会使 CVD 风险降低。对护士健康研究（nurses' health study）和卫生专业人员随访研究（health professionals follow-up study）中的 125 000 多例受试者进行分析，每天进食 8 份或更多的水果蔬菜的受试者与那些每天只进食 3 份或更少的水果蔬菜的受试者相比，CVD 风险下降了 20%；每增加一份水果蔬菜的摄入，CHD 风险下降 4%；富含 Vit C 的绿叶蔬菜和水果的这种功能更明显。这

些结果同医生健康研究（physicians' health study）结果一致，每天进食 2 份或更多的蔬菜的男人 CHD 风险比那些每天只进食 1 份或更少蔬菜的男人下降了 22%；此外，每增加 1 份蔬菜摄入，CHD 风险就下降 17%。但在女性健康研究中发现，水果和蔬菜的摄入与 CVD 风险呈负相关［相对风险（relative risk，RR）0.45］。虽然流行病学的研究结果是可信的，但是，由于进食控制性差，缺乏对照性，临床证据往往存在一定的局限性。尽管如此，DADH 膳食模式研究明确地指出，增加水果和蔬菜的摄入可使高血压管理获益。此外，由于水果蔬菜的热量低，它在减肥和维持体重方面有非常重要的作用。

3. 全谷物食品

谷物食品，是指完整、碾碎、破碎或压片的颖果，基本的组成成分包括淀粉质胚乳、胚芽与麸，各种组成成分的相对比例与完整颖果一样。小麦、燕麦、大麦、褐色的野生稻、玉米、黑麦和高粱都是谷物食品。谷物良好来源的食品，其谷物含量至少要占51%，食品标签上必须注明，且需标明谷物成分含量的最大比例。谷物食品都含有许多的生物活性成分，如纤维素、纤维、叶酸、酚的复合物、木脂体、甾醇，每种谷物食品中这些成分所占比例不一样，因此，它们之间不能画等号。举个例子来说，燕麦、大麦、小麦片、黑麦和全麦都富含纤维素（每 100 g 谷物食品中含有超过 10 g 的纤维素），而糙米、野生稻、玉米、高粱纤维素含量较少（每 100 g 谷物食品中含有少于 8 g 的纤维素）。可溶性及不可溶性纤维改善 CVD 风险的机制和程度均不相同。特别是可溶性纤维可降低 LDL-C 水平，而不可溶性纤维可能会增加短链脂肪酸的合成，从而使内源性胆固醇合成降低。

同水果和蔬菜一样，流行学研究指出，谷物类食品的摄入对 CHD 有保护作用。这种功能可能与谷物中的维生素（如 Vit B 和 Vit E）、矿物质（钙、镁、钾、磷、硒、锰、锌和铁）、植物化学物质（纤维素）、酚的复合物及植物性雌激素（木脂素）有关。对卫生专业人员随访研究的分析得出这样的结果，高谷物膳食与 CHD 风险呈负相关（HR 0.82），每增加 20 g 谷物摄入，CHD 风险就下降 6%，该项分析纳入了 40 000 多例受试者。高谷物膳食可降低代谢综合征相关事件的发生，降低空腹血糖浓度，并使年长者体重指数降低。尽管谷物的摄入似乎可以降低 CVD 风险，但生活方式的多样性可能使这些结果更为复杂化。Jensen 和他的团队指出，高谷物食品膳食可使患者的体重指数下降，使患者变得更加喜欢运动，其患高血压概率下降，且愿意进食更多的水果、蔬菜和蛋白质。

旨在评价谷物类食品是否对 CVD 有保护作用的随机对照研究发现，谷物类食品确实可使受试者获益。有一篇综述指出，15 项干预实验中的 11 项都指出，谷物类对 CVD 有保护作用。在改善 CVD 风险因子，如 LDL-C、总胆固醇及血压方面，燕麦和大麦较全麦效果好。这些作用效果的不同，是由于谷物所含的成分不同造成的。燕麦和大麦富含纤维素，尤其是不可溶性纤维，以及其含有独特的植物化学物质。NCEP ATP Ⅲ 建议，每天进食 5～10 g 可溶性纤维素，以便降低 3%～5% 的 LDL-C。2005 年美国膳食指南建议，全麦的含量至少占总谷物摄入量的一半，每天进食 85 g 的全麦或其等同物可降低 CHD 风险，维持良好体重，降低患慢性疾病的概率。由于越来越多的谷物食品的出现，每天进食 3 份谷物食品是可以实现的健康目标。

4．有益于心脏健康的蛋白来源

为了降低 SFA 和胆固醇的摄入，常常需要减少肉类食品的摄入，尤其是红色肉类。膳食中，虽然动物来源的食品是 SFA 和胆固醇的主要来源，但像快餐和甜品这类加工食品，其 SFA 和胆固醇含量亦非常高。动物来源的食品同样是蛋白质的主要来源，增加蛋白质的摄入，包括植物或动物蛋白，可降低血压和 TG，提高 HDL-C，并维持健康的体重。蛋白质能量较低，因此，膳食中用蛋白质代替脂肪摄入，可以减肥和缓解饱胀感。

护士健康研究（nurses' health study）指出，高蛋白质摄入（24% 左右）的女性较低蛋白膳食（14% 左右）的女性患缺血性心肌病的概率下降。对成人冠状动脉风险研究（coronary artery risk development in young adults，CARDIA）中的 18～30 岁的男性和女性进行营养成分分析，发现每周食用肉类或鸡肉少于 1 次的成人同经常食用肉类的成人相比，其 TG、总胆固醇和 LDL-C 水平较低，且肉类食品摄入较少的成人，其体重指数也较低，体育活动更频繁，膳食中的纤维素和某些特定维生素含量较高。

到目前为止，除了通过减少脂肪摄入来使 CVD 获益，还没有特定的条例提出通过摄入动物来源的蛋白，以便达到 CVD 获益的目的。每天摄入植物或动物来源的蛋白质的量通常为 10%～20%；不过，2010 年美国膳食指南侧重以植物食品为基础的膳食模式，以便达到降低 CVD 风险。对所有人群来讲，较为困难的是能够找到低脂的蛋白质食品。富含 SFA 的肉类食品，通常是高脂肪含量的红色肉类和经加工的肉制品，如汉堡、热狗和熏肉，这些在膳食中均需要限制摄入。全脂奶制品同样富含 SFA。在瘦肉（牛肉、火腿）、鸡肉（不带皮）、鱼、干酪和低脂牛奶及其奶制品中，SFA 含量较低。植物蛋白含 SFA 较低，是一种健康的膳食蛋白，通常包括大豆、种子、坚果和豆类。

5．低脂奶制品

总体上讲，流行病学研究认为，奶制品的摄入与 CVD 之间无相关性，哪怕是进食富含 SFA 的全脂奶制品。但是，一项关于不同脂肪酸对 CVD 风险各自作用的分析发现，在护士健康研究（nurses' health study）中，增加膳食中高脂奶制品的比例会导致 CVD 风险增大，这提示低脂奶制品对 CVD 或有保护作用，或对 CVD 风险影响很小。通过对奶制品膳食方案的荟萃分析和系统综述发现，与低剂量奶制品膳食相比，高奶制品摄入可使代谢综合征风险下降 29%，2 型糖尿病风险下降 14%。

低脂奶制品是通过下调血压水平来实现降低 CVD 风险的，但其同样具有改善胰岛素抵抗、缓解炎症程度和减肥的作用。奶制品是获取蛋白质、VitA、Vit D、Vit B_{12}、烟酸、钾、磷和镁的非常好的途径，而且奶制品可以降低血压。根据 12 项干预实验的荟萃分析发现，牛奶中的短肽链可以通过降 SBP/DBP（下降 4.8/2.2 mmHg）来使 CVD 患者获益。这些营养成分以食物摄入的方式，如低脂奶制品的方式摄取，比以添加剂摄入的方式作用效果更佳。这是一些膳食模式的主要原则，如 DASH 膳食模式，它在有益心脏健康饮食的基础上增加了低脂或无脂的奶制品的摄入。

通过减少奶制品中脂肪的含量，可以使受试者营养获益，降低 SFA 的摄入。用酸奶和脱脂牛奶这样的低脂奶制品替代高 SFA 含量的奶制品，如黄油、冰激凌，可以提供维持健康的全部蛋白质、必需维生素和矿物质。任何膳食方案中加入低脂蛋白质，均可使其营养质量提高，而不增加能量摄入；但是，摄入无脂奶制品会降低脂溶性维生素的吸收。DASH 膳食模式和 TLC 膳食模式指出，每天摄入 2 ~ 3 份低脂奶制品是健康的膳食模式，并且可以降低 CVD 风险。

（二）其他一些有益的膳食成分

1. 可溶性膳食纤维

富含可溶性纤维的食物有燕麦、大麦、豆类，以及一些水果，如苹果、梨子和洋车前子种子。早在 20 世纪 60 年代，全谷物类食品因具有降脂功能而被大众认可，并且越来越多的证据表明，增加全谷物类食品摄入可降低致死性或非致死性 CHD 的发生。全谷物类食品（如燕麦和大麦）的降低胆固醇的功能与其所含的可溶性纤维素（β-葡聚糖）相关。

虽然不是所有的研究结果都表明可溶性纤维有积极作用，但几个荟萃分析总结指出，常规食用可溶性纤维有降胆固醇的作用。Brown 和他的团队指出，每天摄入 3 g 可溶性纤维，可降低 0.13 mmol/L 的胆固醇和 LDL-C 水平。可溶性纤维降 LDL-C 的确切机制还不清楚。可溶性纤维可能通过下调脂肪酸合成和运输相关基因的表达，干扰油脂和胆汁酸代谢。含 β-葡聚糖的燕麦麸也可增加胆汁酸的排泄。另一个潜在的机制是通过发酵产物抑制肝源性胆固醇的合成。短链脂肪酸可以调控 AMP 激活的蛋白激酶，从而使脂肪酸氧化，并抑制脂肪和葡萄糖的合成。与可溶性纤维降低胆固醇一样，它也可通过调控血糖、胰岛素抵抗、体重、炎症、内皮细胞功能和血压，使受试者在 CVD 上获益。

2. 甾醇和甾烷醇

几个观测研究评估了血浆植物甾醇水平与 CVD 风险之间的关系。其中，有 2 个大型的队列研究指出，高血浆谷甾醇水平的受试者，其冠脉事件风险降低。但是，PRO-CAM（prospective cardiovascular munster）研究认为，血浆谷甾醇水平处在上四分位数的受试者，其冠脉事件发生率是处于下 3 个四分位数受试者的 1.8 倍。甾醇和甾烷醇对CVD 的作用，可能是与其抑制胆固醇吸收，从而降低血浆中胆固醇和 LDL-C 水平相关。在关于添加剂研究的荟萃分析中，血脂水平相似的受试者，每天进食富含 2.3 g 植物甾醇的脂肪面包，可分别使他们的总胆固醇和 LDL-C 水平较对照组下降 7% ~ 11% 和 10% ~ 15%。

每天至少 1 g 的植物甾醇摄入，对降低 5% ~ 8% 的 LDL-C 水平是必需的。纳入 41 项实验的荟萃分析得出以下结果：每天 2 g 的甾醇或甾烷醇可以降低 10% 的 LDL-C 水平，但更高量的甾醇或甾烷醇摄入并没有得到更好的效果。这些结果支持 NCEPATP Ⅲ 建议，即每天进食 2 g 甾醇或甾烷醇可以达到降 LDL-C 的目的。在典型的西方文化中，日常饮食所摄入的植物甾醇的量为 150 ~ 400 mg/d。植物甾醇具有很好的耐受性，可以融合到一系列食品中，而且不引起任何副作用。

甾醇和甾烷醇的效果类似，不过，以何种形式摄入食物会影响其降 LDL-C 的效果。混入脂肪面包、蛋黄、色拉酱、牛奶及酸乳中的甾醇降 LDL-C 的效果，比混入其他一些食物（如牛角包和松饼、橘子汁、非脂饮料、谷物或巧克力）中的效果要好。甾醇和甾烷醇在降低 LDL-C 水平方面，可以与膳食或药物干预的作用叠加。有研究报道，与使用加倍剂量的他汀类药物的受试者比较，使用他汀类药物且进食富含植物甾醇和甾烷醇食品的受试者，其 LDL-C 水平下降得更低。尽管甾醇在降胆固醇方面有积极作用，但没有研究表明它可以有效地降低氧化应激和缓解内皮细胞功能紊乱，并且对缓解低程度炎症反应的效果也不一致。

3. 豆类蛋白质

在过去 10 年里，关于豆类蛋白对脂质和载脂蛋白作用的研究非常广泛。根据一项纳入了 38 个实验的荟萃分析结果，美国食物与药品管理局认可以下健康宣言（health claims）：作为低饱和脂肪和胆固醇膳食的一部分，每天摄入 25 g 豆类蛋白可以降低心脏病的风险。Anderson 等通过荟萃分析显示，每天进食的豆类蛋白量为 47 g，是美国健康宣言推荐量的 2 倍。这个剂量的豆类蛋白摄入可使总胆固醇下降 9.3%，LDL 与 TG 分别下降 12.9% 和 10.5%。总胆固醇与 LDL-C 下降的程度与受试者基础水平含量有关；基础水平高的个体，其下降程度高。

最近的荟萃分析所得出的豆类蛋白降胆固醇的作用，远小于之前所报道的水平。2006 年，AHA 评估 1999 年以后的 22 项随机对照研究实验后发现，与异黄酮一起摄入豆类蛋白，LDL-C 下降幅度变小，只下降了 3%，并且对 TG、HDL-C、载脂蛋白 a 或血压没有作用。Taku 及其同事发现，在绝经后的女性中，大豆异黄酮对总胆固醇和 LDL-C 不起作用。由于这些综述在降 LDL-C 和胆固醇方面的报道是相似的，所以还需要进行随机对照实验。大豆异黄酮在降胆固醇方面所表现出的各种结果，可能与使用的剂量不同有关，或者是与异黄酮苷元在不同个体的大肠中，通过细菌发酵将转换为雌马酚的能力不同有关。不过，对于后者的解释并没有一致的支持证据。

4. 不饱和脂肪

膳食中脂肪的质量和数量共同影响着 CVD 风险。由于不饱和脂肪，即 MUFA 和 PUFA 有降低总胆固醇、LDL-C 和血压的功效，它们对 CVD 风险的患者有益。有临床试验指出，用不饱和脂肪替代膳食中的 SFA，MUFA 可使总胆固醇和 LDL-C 下降；与碳水化合物相比，它可以降低 TG，并提高 HDL-C 水平。MUFA 主要存在于植物油中，如橄榄油、油菜籽油和花生油，但在鸡肉、肉类、坚果和鳄梨中也会含有。PUFAs 由 2 类物质组成——Ω-6 脂肪酸和 Ω-3 脂肪酸。前者存在于植物油和坚果中，如核桃和亚麻；后者存在于鱼的脂肪，如三文鱼和凤尾鱼。3 种不饱和脂肪的主要来源及其对 CVD 风险的影响将在下面详细讨论。

（1）鱼（鱼油）。大量的流行病学和临床研究都证明，咸水鱼来源的 Ω-3 脂肪酸可降低 CVD 事件发生率。美国卫生专业人员随访研究指出，男性经常吃鱼可以降低 CVD 风险；同样，经常吃鱼也可以抑制男性和女性 CHD 患者的冠状动脉粥样硬化的发展；使女性糖尿病患者的病死率和 CHD 风险下降；使心肌梗死和致死性心律失常的发生率下降。食用鱼类制品可以获得这些益处，主要是由于其含有 Ω-3 脂肪酸的缘故。当然，Ω-3 脂肪酸同其他一些营养素之间的相互作用在降 CVD 风险方面也起到了一定的作用，这些营养素包括微量元素、维生素和氨基酸。Ω-3 脂肪酸保护心脏的作用是通过 5 个方面实现的：①抗心律失常；②降低 TG 和血压；③抑制血小板聚集；④改善血管功能；

⑤缓解炎症反应。因此，建议健康人和患有 CHD 的人群均应食用Ω-3 脂肪酸。

由于进食鱼类和其他海洋食品可以在健康上获益，许多国家的膳食指南中都有相关的建议。进食海洋食品是获取Ω-3 脂肪酸、蛋白质、维生素 D、维生素 E 和碘的重要途径。此外，它含较低水平的 SFA。由于它这些优点，经常吃鱼被认为是健康膳食的一部分。美国糖尿病协会和加拿大营养师协会建议每周进食 2 份鱼类食品，尤其是富含脂肪的鱼。AHA 同样建议每周进食 2 份肥鱼，相当于每天 400～500 mg 的Ω-3 脂肪酸，以维持身体健康所需。然而，在西方餐饮文化中很少吃鱼，大概每周只进食一次鱼类食品，而且都是含Ω-3 脂肪酸较低的品种，如虾、鳕鱼和其他白鱼。

富含Ω-3 脂肪酸的鱼类有金枪鱼、三文鱼、鲭鱼、沙丁鱼、鲱鱼和鳟鱼。

养殖鱼和野生鱼的 EPA 与 DHA 含量差不多。进食养殖鱼的话，膳食中的脂肪酸可以得到很好的监控，因为养殖鱼的脂质含量不受季节和地域影响；并且养殖的三文鱼和鳟鱼，其 EPA 和 DHA 含量较野生的高出 15% 左右。在保护 CVD 方面，养殖鱼的营养价值至少同野生鱼一样；而且由于其受污染（包括重金属和多氯联苯的污染）较少，进食养殖鱼可以使人群获益更多。

若吃鱼较少，鱼油添加剂的使用是一个不错的选择，尤其是对那些有 CHD 和高 TG 血症（>500 mg/dL）史的人群。AHA 建议在医师的监测下，患有 CHD 或高 TG 血症的个体每天分别进食 1 g 或 2～4 g 的Ω-3 脂肪酸。对纳入 72 项安慰剂和对照的实验研究进行荟萃分析得出以下的结果：每天进食 3～4 g 的Ω-3 脂肪酸可以使 TG 水平下降 25%～35%，而且在高 TG 血症的人群中，下降幅度会更大。Ω-3 脂肪酸降低 TG 水平的作用机制还不是十分清楚。有证据显示，Ω-3 脂肪酸可以通过提高载脂蛋白酶的活性，从而使 TG 从极低密度脂蛋白（very low density lipoprotein，VLDL）颗粒中清除加快。还有一些研究指出，高剂量的Ω-3 脂肪酸（每天 4 g）膳食可以使 HDL-C 轻度上升，达 11%～14%。

（2）坚果。坚果是营养丰富的高热量食品，其所含的营养成分有保护心脏的作用。它们当中的脂肪成分也非常健康，包含大量的 18 碳 MUFA 油酸和较少的 SFA。其他一些品种的坚果，如巴西坚果、松仁和核桃，是Ω-3 脂肪酸和Ω-6 脂肪酸的重要来源。坚果富含植物蛋白、纤维素和微量营养素（钾、钙与镁）。树坚果和花生含有丰富的植物矿物质，包括植物甾醇、生育酚、抗氧化的维生素和类黄酮，如花生中的白藜芦醇。这些成分可以降低氧化应激，并有拮抗不饱和脂肪酸的氧化作用，从而起到防止动脉粥样硬化的功能。

几个大规模的前瞻性队列研究表明，经常进食坚果和花生酱可以降低 CVD 风险。这些研究包括：adventist health study、lowa women's health study、nurses' health study 以及 physicians' health study。总体来说，每周进食 4 次坚果的人群较那些不吃或很少吃的人群而言，其 CHD 风险降低 37%；每周进食 1 次坚果，平均可降低 8.3% 的 CHD 风险。

坚果的这些心脏保护作用，大部分是通过流行病学观察获得的。临床实验证明，低 SFA 和胆固醇的健康膳食方案中，若添加坚果的成分，其在调控脂质和载脂蛋白方面的效果较对照组（只是单纯的低脂膳食或一般的西式饮食模式）要好。坚果主要的益处是降低血浆 LDL-C 和 TG 水平，并提高 HDL-C。坚果也有抗氧化、抗炎症、改善血糖和调节内皮细胞功能的作用，并且可以抑制高血压发展。但是，关于坚果这些方面功能的研究，较其调脂功能的研究要少一些，因此，树坚果和花生在抗氧化应激、抑制炎症和调节血压方面的作用，相关的研究结果并不一致。

（3）橄榄油。流行病学和临床研究指出，传统的地中海风格膳食模式人群，其CHD致死率较低。虽然很难区分人体的膳食成分，但许多证据表明，地中海人膳食中的橄榄油是使其在CVD上获益的主要营养成分。橄榄油富含油酸（占其总脂肪酸的75%），初榨的橄榄油含有大量的抗氧化剂（α-生育酚）和植物矿物质。橄榄油抑制动脉粥样硬化的作用机制有很多。其所含的不饱和脂肪酸可以降LDL-C和提高HDL-C水平。它所含的多元酚也可以清除氧自由基，从而抑制LDL-C的氧化。有研究结果发现，橄榄油中的酚类化合物可抑制人体内LDL的氧化。一些流行病学研究表明，经常进食橄榄油对高血压病患者有保护作用，这些研究包括SUN（seguimiento Universidad de Navarra）研究和EPIC（Greek European prospective investigation into cancer and nutrition）研究。

（4）Ω-6脂肪酸与Ω-3脂肪酸的比例。Ω-3和Ω-6脂肪酸都是必需PUFAs，是人体生长发育所必需的营养要素。细胞膜中的Ω-3脂肪酸可以产生抗炎症的花生酸类，而Ω-6脂肪酸是促炎症反应的前列腺素前体。花生酸类和前列腺素影响CVD进展的许多方面，如栓塞、炎症和血管收缩。因此，强调Ω-3和Ω-6脂肪酸比例均衡可以缓解炎症和血管收缩，从而使CVD风险下降。但是许多研究表明，Ω-6脂肪酸的摄入与炎症标记物水平的高低无关。此外，Ferrucci和他的团队所做的一个实验表明，血中花生四烯酸（亚油酸的代谢物）的升高可以使促炎因子水平降低，而抗炎因子则上升。血清中的EPA和DHA有同样的作用效果。

Harris指出，Ω-3/Ω-6脂肪酸均衡膳食的概念存在缺陷。它忽视了每种脂肪酸之间的绝对水平和脂肪链长度的不同。举个例子，通过摄入不同剂量的亚油酸和Ω-3 PUFAs，可以使Ω-3/Ω-6脂肪酸的比例为5:1，而Ω-3 PUFAs可以为不同剂量的α-亚油酸、二十碳五烯酸（eicosapentaenoic acid，EPA）和二十二碳六烯酸（docosahexaenoic acid，DHA）。目前，西方膳食模式中Ω-3/Ω-6脂肪酸的比例为15:1～20:1。所有的指南都主张提高Ω-3脂肪酸的摄入。所以，以Ω-3/Ω-6脂肪酸的比例作为一个膳食方案是有缺陷的。好的指南是侧重Ω-3和Ω-6脂肪酸的总摄入量，提倡Ω-3和Ω-6脂肪酸的足量摄入。AHA支持以下的提议，每天的总能量中有5%～10%是由Ω-6脂肪酸提供的，低于这个比例，则CVD事件风险上升。同时，注重Ω-3和Ω-6脂肪酸摄入的高PUFA膳食方案，常被推荐于降低CVD风险。

5. 红酒和酒精

流行病学研究提示，饮适量的红酒，可以降低心血管疾病发生率和致死率。曾经关于红酒对心血管的保护作用，是因其所含的酒精还是其所含的高浓度的黄酮类化合物造成的，存在着争议。酒精对心血管的保护作用，部分原因要归功于以下2点：①降低血小板聚集；②对胆固醇逆向运输途径的激活，从而导致HDL-C水平的升高。尽管红酒中抗氧化作用的多元酚类化合物浓度较白酒中高，但有研究指出，两种酒或其他的酒精饮品对心血管的保护作用是相似的。

白藜芦醇的功能正在研究中。白藜芦醇是红酒中的天然多元酚，具有抵制动脉粥样硬化进展的作用。它可以通过 4 种机制起作用：①抑制血小板聚集；②抑制平滑肌细胞增殖；③抑制 LDL 氧化；④增加胆固醇的排泄。有一些研究指出，每天饮用 375 ～ 400 mL 的红酒可以抑制体内的 LDL 氧化，但其他一些实验并不同意这一结果。这种结论的不一致性，可能是由于在每个实验所使用的红酒中多元酚的浓度不一样造成的。

五、膳食指南

膳食指南将对营养摄入的建议转化为食物基础指导。这些信息呈现在一个框架内，它可以指导人们选择食物和搭配营养丰富的膳食。这些指南可以帮助人们实现和维持健康的身体，并降低罹患慢性疾病的概率。像膳食金字塔这样的图片展示，可以很好地把重要的食物选择指南传递出来，以便人们很好地运用膳食指南。

（一）膳食金字塔

美国农业部门根据 2005 年美国膳食指南建立了膳食金字塔。它提供了个体化的膳食方案和保持健康的运动量，并强调"多样性""均衡性""适量"。不同颜色的条带分别代表了金字塔中 6 组不同的食物，橘红色、绿色、红色、蓝色和紫色分别代表谷物、蔬菜、水果、牛奶，以及肉类和豆类制品；黄色代表油。条带的粗细，指每种食物摄入量的比例。举个例子，橘红色条带较紫色宽，则表示进食谷物的量要比肉和豆制品多。金字塔越往上越窄，这体现出"适量"的原则。含总脂肪或固体脂肪较少的食物和添加糖构成了金字塔的底层。区域越窄，表示这个区域内的食物所含的固体脂肪和添加糖的量较高。金字塔的其他一些特点可以帮助人们选择更健康的膳食方案，包括 2 个方面：①针对不同性别、年龄和运动量的人群，提供每组所需要摄入的量；②更好地诠释了在家里如何定义膳食量单位"份"及进食量多少，比如，1 份牛奶指 1 杯牛奶。

（二）DASH 膳食金字塔

DASH 膳食模式中，总脂肪、SFA 和胆固醇含量较低，水果、蔬菜及低脂奶制品较丰富。DASH 膳食金字塔也包括了全谷物类食品、坚果、鱼和鸡肉，因此，它所包含的降血压营养成分丰富，如钾、镁、钙和纤维素等，而盐、红肉、糖果、添加糖及脂肪的含量较低。为了与 1992 年 USDA 发布的膳食金字塔指南保持一致，DASH 膳食方案参考了公众利益科学中心（Center for Science in the Public Interest，CSPI）的营养健康宣言。DASH 膳食金字塔的底层是水果蔬菜（8 ～ 10 份/天）；第二层是谷物；第三层由低脂奶制品（2 ～ 3 份/天）、海鲜、鸡肉和瘦肉（0 ～ 2 份/天）组成；豆制品、坚果、种子（1 份/天）和油（健康的脂肪 2 ～ 3 份/天）构成第四层；最后一层是糖果，不超过 5 份/周。每一种食品在选择时，都应该尽可能选择含盐量少的。公众利益科学中心提出的 DASH 膳食金字塔，同样给出了每组食物的膳食量单位"份"的具体例子。

（三）地中海膳食金字塔

地中海风格膳食模式注重蔬菜、水果、谷物、坚果、种子、不饱和脂肪（主要来自橄榄油）、鱼和贝类的摄入。鸡肉、鸡蛋和奶制品也经常被食用，但一般是低至中度的摄入量。要限制红肉和糖果的摄入。提倡草本植物和香料的使用，因为它们可以减少烹饪中盐和油的使用，并使食物更美味。地中海膳食金字塔提供了如何选择这些食物的信息。适量的饮酒（男性每天 1～2 杯 150 mL 的酒，女性 1 杯 150 mL 的酒）、参加体育运动、充足的饮水和食物的多样性也是重要的膳食策略。地中海膳食金字塔帮助消费者决定每种食物的摄入量和摄入次数，最底层的要经常吃，且量要大；越往上层，摄入的次数和量均要降低。

六、添加剂

在美国，膳食中使用添加剂日趋频繁。1999—2000 年的美国国家健康与营养调查（National Health and Nutrition Examination Survey，NHANES）报告指出，在最后 1 个月，52% 的成人使用了膳食添加剂，大部分是使用含有维生素和多种矿物质的膳食添加剂，占 35%。但是，支持使有添加剂以达到降 CVD 风险的研究有限，甚至有些研究指出添加剂可能会有副作用。几个著名的组织认为 Vit E、硒和维生素（含有叶酸）预防 CVD 的作用并不确切，AHA 也不建议使用抗氧化剂来降低 CVD 风险。下面将简单介绍一些关于使用膳食添加剂改善 CVD 风险因子和降低 CVD 发病率与致死率的证据。

（一）烟酸（nicotinic acid）

烟酸是一种广谱调脂药，它对降 CVD 风险作用确切。每天 2～4 g 烟酸可以降低20% 总胆固醇、25%～50% 的 TG、45% 的 VLDL 和 5%～25% 的 LDL-C，并提高 25%～50% 的 HDL-C。单独使用烟酸或与其他降脂药联合使用，可以很明显地降低 CVD 总死亡率和冠脉事件的发生率、抑制 CVD 进展和诱导动脉粥样硬化复原。但是，HDL-动脉粥样硬化治疗研究（HDL-atherosclerosis treatment study，HATS）指出，具有抗氧化作用的维生素（800 IU 的 Vit E、1 000 mg 的 Vit C、25 mg 的胡萝卜素及 100 μg 的硒），可减弱辛伐他汀和烟酸抑制脂质沉积和血管狭窄的作用。烟酸（1～2 g/d）常用来治疗高 TG、高 LDL-C 和低 HDL-C。尽管烟酸对血脂和动脉动粥样硬化有广泛的积极作用，但因其副作用，如兴奋和肝毒性，限制了它的临床使用。以"无兴奋或欣快感"宣传的非处方配方的烟酸，其质量变化很大，不可能达到上述处方烟酸相同的获益效果。由于这个原因和使用烟酸伴随而来的风险，只有处方烟酸才可使用，并且要在医生监测下使用。

（二）B 族维生素（叶酸、Vit B$_6$ 和 Vit B$_{12}$）

血浆中高半胱氨酸水平升高，可导致缺血性心肌病、脑卒中、外周血管疾病及栓塞的风险增大，这可能与高半胱氨酸导致氧化应激和栓塞状态增高及血管功能紊乱有关。某些原因可以造成血中高半胱氨酸水平升高，包括 B 族维生素（叶酸、Vit B$_6$ 和 Vit B$_{12}$）摄入的不足，所以 B 族维生素添加剂的使用是降低 CVD 风险的一条途径。

纳入 25 个随机对照实验的荟萃分析指出，每天 0.2～5.0 mg 的叶酸摄入，可以使高半胱氨酸水平下降 13%～25%，加用 Vit B$_{12}$ 可以在其基础上使高半胱氨酸再降低 7%，但 Vit B$_6$ 没有任何作用。但是几个长期临床实验证明，使用 B 族维生素添加剂可以使血浆中高半胱氨酸水平降低，但这并不等于降低脑卒中、心肌梗死或心血管疾病的致死率。VISP（vitamin intervention for stroke prevention）试验将 3 680 例有自理能力的脑梗受试者随机分配到以下 2 组：高剂量 B 族维生素组（2.5 mg 叶酸、25 mgVit B$_6$ 与 400 μgVit B$_{12}$）和低剂量 B 族维生素组（20 μg 叶酸、200 μgVit B$_6$ 与 6 μgVit B$_{12}$），随访 2 年后，虽然高半胱氨酸水平下降了，但心血管事件发生情况却没有什么差异。

NORVIT（Norwegian vitamin）试验纳入 3 749 例最近发生过心肌梗死的受试者，评估他们 3.5 年内出现的临床试验结果。受试者随机分配到 4 组：第 1 组（每天 0.8 mg 叶酸、40 mgVit B$_6$ 和 0.6 mgVit B$_{12}$）、第 2 组（每天 0.8 mg 叶酸和 0.6 mgVit B$_{12}$）、第 3 组（40 mgVit B$_6$）和第 4 组（安慰剂）。尽管高半胱氨酸水平下降了，但每组 CVD 再发率均没有改变。叶酸同 B 族维生素（Vit B$_6$ 和 Vit B$_{12}$）联合使用有增加 CVD 风险趋势。HOPE 2 研究（heart outcomes prevention evaluation 2）指出，患有糖尿病或心血管疾病的患者，每天摄入 2.5 mg 叶酸、50 mgVit B$_6$ 和 1 mgVit B$_{12}$ 对心血管风险与致死率没有影响。其他一些研究也证明，患有 CHD 疾病的受试者，摄入 0.8 mg 叶酸、40 mgVit B$_6$ 或 0.4 mgVit B$_{12}$ 对心血管事件和总致死率没有影响。同安慰剂组相比，2.5 mg 叶酸、50 mgVit B$_6$ 和 1 mgVit B$_{12}$ 联合运用可降低 18.5% 高半胱氨酸，但对高风险女性的心血管事件没有作用。

（三）抗氧化剂（Vit E、Vit C 和类胡萝卜素）

膳食中的抗氧化剂（Vit E、Vit C 和类胡萝卜素）因其潜在的抗氧化应激能力而被广泛研究。前瞻性队列研究指出，抗氧化剂（尤其是 Vit E 和类胡萝卜素）的摄入与 CVD 风险呈负相关。然而临床试验研究结果表明，单个或组合抗氧化剂添加剂的使用对 CVD 结局没有影响，甚至有副作用。最近一项纳入 68 个随机对照试验、涉及 232 606 例受试者的荟萃分析指出，每天或隔天使用抗氧化剂添加剂，在平均 2.7 年内，受试者的死亡率没有变化。不过，当这项荟萃分析只包括那些低偏差（方法学质量较高的试验）的试验时，发现 β-胡萝卜素（平均剂量 17.8 mg）、Vit A（平均剂量 20 219 IU）和 Vit E（平均剂量 519 IU/d）单独或联合使用会增加死亡率，而 Vit C（平均剂量 488 mg）或硒（平均剂量 99 μg）却不影响死亡率。更多的实验都支持这些结果。AHA 提倡进食富含抗氧化剂的食物，如水果、蔬菜、全谷物食品和坚果，以便降低 CVD 风险，而不主张运用抗氧化剂添加剂。

（四）维生素 D

Vit D 是脂溶性维生素，它是皮肤经紫外线照射而产生的，可以存在于像三文鱼和营养强化奶这样的食物中。Vit D 的主要功能是维持血液中钙和磷处于适当的水平，Vit D 主要通过调节膳食中钙的吸收、骨和肾对钙的重吸收来起作用的。最近研究表明，Vit D 在神经肌肉功能、免疫功能、血压和炎症方面发挥一定的作用。低水平的 Vit D 会导致癌症、多发性硬化症和帕金森病风险增高。

Vit D 对 CVD 的预防作用，在生物学上似乎可行，而且有充足的流行病学证据，但临床试验并没有证明两者之间存在因果关系。一项对接受过冠脉造影的患者进行大规模横断面调查的研究表明，Vit D 缺乏（<25 nmol/L）的患者与 Vit D 处于理想水平的患者相比，因心衰和心脏猝死致死的危险比分别是 2.81［95% 置信区间（confidence interval，CI）：1.20～6.74］和 5.05（95% CI：2.13～11.97）。另一项纳入 1 739 例无 CVD 疾病史的成人前瞻性队列研究指出，与 Vit D 处于正常水平的受试者相比，低水平的 Vit D（<15 ng/dL）与高心血管事件风险相关（HR 1.62，95% CI：1.11～2.36）。这种相关性存在于高血压人群中，并不存在于没有高血压的人群中。综上所述，多元荟萃分析指出，低水平的 Vit D 与高心血管事件风险存在明显相关性。目前，旨在检验 Vit D 添加剂对 CVD 结局影响的试验正在开展之中。

阳光提供了身体需要的大部分 Vit D，每天将脸、手臂和手掌暴露于阳光中 5～10 min，可以获得指南中所要求的 Vit D 量（年龄 <50 岁的人群，200 IU/d）。然而这种转换作用受许多因素影响，包括肤色、年龄、地域和基因。美国医学研究所的食品科学委员会正在研究最近的一些关于 Vit D 推荐用量的文献，来年可能会提高其参考用量。当照射阳光不足时，从食物或添加剂中获取 800～1 000 IU/d 的 Vit D 可以避免 Vit D 缺乏症。因为大部分 Vit D 来源于阳光照射，从膳食记录中很难了解 Vit D 摄入量，直接检测血清中的 Vit D 水平是诊断 Vit D 缺乏的重要手段。遗憾的是，标准化检测 Vit D 的方法很困难，这在研究 Vit D 和健康水平相关性时就成了一个大问题。关于 Vit D 和 CVD 之间的因果关系尚需进一步的研究。

七、美国心脏协会膳食指南 2006 修订版

很明显，健康的膳食和生活方式可以降低心血管疾病风险。因此，历史上，AHA 关于通过改善膳食和生活方式以维护心脏健康的建议是走在前列的。最近的膳食和生活方式建议于 2006 年提出。2006 年需要达到的目标，主要针对的是有心血管疾病的风险因子，如肥胖和超重、异常的血脂和载脂蛋白、高血压、高血糖、久坐行为和暴露于烟草产品中等。

2006 年，美国心脏协会修订了膳食指南。正常的体重可以降低心血管疾病风险，达到指南所建议的血脂、载脂蛋白、血压和血糖水平。限制 SFA、反式脂肪酸和胆固醇的摄入，有助于实现指南要求的血脂和载脂蛋白水平。限盐（<1 500 mg/d）有助于维持正常血压。对水果和蔬菜、谷物食品及肥鱼的摄入建议，可以提供一个富含矿物质、纤维素和长链 Ω-3 脂肪酸的膳食方案，这些膳食均有心脏保护作用。减少添加糖的食用，可以控制摄入的总能量。适量的饮酒可使心脏获益。DASH 膳食模式和 TLC 膳食模式制定了特殊的食物基础建议，这两个膳食模式促成了 2006 年美国心脏协会膳食指南的形成。这些膳食方案均主张富含水果和蔬菜、谷物类食品、无脂或低脂奶制品、瘦肉和鸡肉、鱼（最好是肥鱼）、坚果、种子、豆类和蔬菜油的膳食。

八、美国心脏协会（AHA）2020 年的目标

AHA 2020 年的目标是"提高 20% 所有美国人的心脏健康，同时，降低因心血管疾病和脑卒中死亡人数的 20%"。为了实现这一目标，AHA 制定了与 SASH 膳食方案一致的膳食指南。下面 8 点包括了 AHA 膳食指南的主要内容。

（1）水果蔬菜：≤4.5 份/天。

（2）鱼：2 份或更多（100 克/份）。

（3）富含纤维素的谷物类食品（每 10 g 的碳水化合物中纤维素含量≥1.1 g）：3 份或更多（1 盎司/份）。

（4）盐：<1 500 mg/d。

（5）含糖饮料：≤450 kcal（1 800 毫升/周）。

SASH 膳食目标包括以下 3 个方面，它能维持心血管健康，而且与 DASH 膳食方案一样。

（6）坚果、豆类和种子：≥4 份/周。

（7）加工肉制品：不吃或≤2 份/天。

（8）饱和脂肪酸：<摄入总能量的 7%。

九、帮助实行并维持健康膳食的小方法

有益于心脏健康的主要"膳食和生活方式指南"是行为改变。许多研究致力于有效的行为改变方法，并找到了一些似乎可行的方法。所有方法都始于了解受试者是否准备做长久的改变，若没有，则需要使受试者进入一个"改变状态"。这个"改变状态"模式是国际行为改变的整合。它一般用于描述如何达到理想的行为和如何改变问题行为。一个人试图改变某一个特定的行为，他需要经过下面 5 个状态的循环，分别是前沉思—沉思—准备—行动—维持。了解受试者处于哪个状态，有助于使患者决定进入下一个状态的最有效方法是什么。"动机访谈"在评估"改变状态"和激发"改变的内在动力"实践中被广泛使用，它采用的手段是探索和解决矛盾。此外，动机访谈在鉴定受试者是否不愿意改变时非常有效，它有助于使受试者了解"必要的改变"是可以做到的。

假定一个人准备改变，需要遵循的主要步骤包括设定目标（要现实）、自我监管（如做好膳食记录、维持体重）和社会支持。这些策略可以提高自我监测效率，比如帮助患者了解到他们可以达到的短期目标，从而追求长期目标。要改变一个人的行为就要做到 2 点：①行为改变方法的个体化；②持续密切地监测行为改变。我们鼓励读者参考 AHA 最新公布的科学信息，它对降低 CVD 风险因了的体育运动和膳食生活方式改变策略都有非常好的叙述。

十、结论

临床干预试验已经证明，膳食干预对升高的 LDL-C 水平和血压治疗有效，尤其是

DASH 和 TLC 膳食模式。这些膳食模式可以降低 SFA、反式脂肪酸、胆固醇和总脂摄入量，侧重于水果蔬菜、谷物类食品、有益于心脏健康的蛋白和低脂奶制品的摄入。植物甾醇和甾烷醇、不饱和脂肪酸、豆类蛋白质和纤维素的添加可以额外降低 LDL-C。这样的膳食方法可以改善代谢综合征，也可以使受试者在一些非传统性的风险因子上获益，如栓塞和炎症标记物、LDL-C 颗粒直径和载脂蛋白。地中海风格膳食模式是改善 CVD 风险的另一种膳食治疗方法。DASH、TLC 和地中海风格膳食模式所强调的一些膳食因素都包含在 2005 年和 2010 年的美国膳食指南中。2005 年和 2010 年的美国膳食指南中的建议可以保证从食品中获取的能量和营养足够身体所需，但一些强化食品和食品添加剂的使用，可以使膳食方案更具有灵活性，并可以针对特定的风险因子和满足特殊营养的要求。然而，对食品添加剂在降 CVD 风险方面的作用效果进行评估时应特别小心。某些添加剂（如鱼油和烟酸），被证实是有良好的心血管保护作用的，但对其他一些食品添加剂（如 B 族维生素和抗氧化剂）的研究证据还不充分。因此，临床医生鼓励以食物的方式来降低 CVD 风险。

保持健康的体重是维持心血管健康的重要成分。许多研究证明，调整饮食（特别是限制摄入的总能量）是减肥的重要途径，而适当的体重改变（下降 10% 左右）常常可以导致 LDL-C 和血压的改善。最近，对特定的主要营养素在减肥方面的作用研究比较热门，尽管主要营养素对心血管风险因子有不同的影响和作用，但大规模的临床研究表明，降低摄入的总能量是唯一一条重要的减肥途径。值得注意的是，单纯限制摄入的总能量，只能达到非常有效的短期减肥效果，但从长远角度来看，在专业指导下进行膳食干预和体育运动的联合作用才是最有效的。

（李燕辉　董吁钢　柳俊）

第14章　酒精对心血管疾病危险度的影响

一、酒精与冠心病的流行病学证据

1970 年以来，有科学家开始发表适度饮酒可以减少冠心病发病率的前瞻性研究数据。过去几十年已经发表的数百份科学文献都提示，与禁酒者相比，适度饮酒者有着更低的冠心病发病率。

Corrao 及其同事基于高质量队列研究的荟萃分析认为，饮酒量和冠心病发病率之间的关系呈现一个 J 型曲线。曲线的最低点为每日饮酒量 20 g，这个量相当于美国的 1.5 杯酒精饮料。与禁酒者相比，饮酒者冠心病发生率的相对危险度跨越 1 时每天饮酒量在 72～89 g 之间。

对于人均低酒精摄入量的国家（如中国）和人均高酒精摄入量的国家（如斯堪的纳维亚）而言，适度饮酒者都有着更低的冠心病及其他心血管疾病的发病率。但是，那些人均高酒精摄入量的国家，如斯堪的纳维亚，过度的饮酒增加了国民的猝死率。Rimm 声称，如果饮酒量适度，那么酒精的摄入量就与冠心病的发病率呈负相关。这种因果关系很明确，已经排除了生活方式等混杂因素的影响。有着不同的文化传统、不同的饮酒习惯和不同特征的人群，包括高血压、糖尿病患者，甚至冠心病患者，适量的饮酒都可以降低冠心病相关的死亡率。Mukamal 及其同事的研究显示，对于那些非常健康的人（不抽烟、规律运动、均衡饮食、不超重）来说，适量饮酒者与禁酒者相比，冠心病发病率的相对危险度为 0.38（95% CI：0.16～0.89）。

在所有流行病学研究中，饮酒和冠心病的发病率也不全呈负相关，也有例外者。基于年轻人饮酒对冠心病发病率影响的流行病学研究的结果表明，饮酒对冠心病发病率没有保护作用。在酗酒成风的东欧，饮酒者没有显示出低的冠心病发病率。在一些把酗酒者误混入适度饮酒者的研究中，"适量饮酒者"冠心病的发病率没有降低。不同的定义可能带来不同的结果，有的研究把每天喝酒超过 3～4 杯的人也归于适量饮酒者，没有得出饮酒与冠心病发生率呈负相关的结果。Corrao 及其同事的荟萃分析还显示，饮酒可减少冠心病事件发生的作用只发生在每日饮酒量少于 12.5 g 的人群中，当每天饮酒量超过 50 g，这种保护作用就基本不存在了。

Wannamethee 和 Shaper 提醒我们，在统计分析时，需要注意一个重要问题，那就是以前曾经喝酒的人不应该将其归类于禁酒者之列，因为他们可能有很多更高的发病率的其他慢性疾病，把他们归为禁酒者会使统计结果歪曲。Poikolainen 指出，在进行适量饮酒与冠心病的研究中必须把酗酒者区分出来。一些研究显示，适量饮酒的非洲裔美国人，其冠心病发病率并没有减少。

二、饮酒量和冠心病发病率相关性的研究缺乏大型的临床随机研究

探讨酒精摄入量和冠心病之间的相互关系，医生很大程度上只能依赖于可供观察的、样本量不太大的临床随机研究和动物实验的结果。另外，在前瞻性研究中，受试者可能会改变自己的饮酒习惯。在很多的研究中，入组时的禁酒者在后来也开始适量喝酒，这样便使他们冠心病发病的危险性下降。Gronbaek 及其同事对 14 000 个受试者进行的前瞻性研究显示，适量饮酒者与禁酒者和酗酒者相比，有更低的全因死亡率。在 5 年的随访研究中，他们还发现，对于那些喝酒适量的人来说，从适量喝酒改为禁酒后，死亡率反而增加（RR 1.40，95% CI：1.00～1.95）。而禁酒者转为适量饮酒后，死亡率降低（RR 0.71，95% CI：0.44～1.14）。

在 ARIC（atherosclerosis risk in communities）研究中，禁酒者后来改为适量饮酒者，与组内一直保持禁酒的人相比，心血管事件的发病率减少 38%。澳大利亚一项在女性中所做的大型队列研究表明，适量饮酒者总体健康状况最佳，在她们当中那些后来禁酒的个体，总体健康状况有轻微的下降。

三、性别、年龄、种族差异导致对酒精的反应不同

（一）性别

女性对酒精的耐受力弱于男性，可能与女性体内酒精清除酶系统（特别是乙醇脱氢酶）活力相对低有关。另外，女性体型小，身体脂肪比例高，而肌肉代谢酒精的能力强。对于女性而言，饮酒的有益和有害作用均出现在较低的剂量区。因此，指南所建议的女性适度饮酒量仅为男性的一半。Castelnuovo 及其同事的荟萃分析发现，在女性饮酒者中，与禁酒者相比，每日超过 2 杯酒精饮料者有着更高的死亡率，而这个数据在男性则为 3 杯半。在澳大利亚一项有 12 000 例超过 70 岁女性入组的长程研究中，Byles 及其同事发现，与每天喝 1～2 杯酒精饮料者比较，从不饮酒和很少饮酒的人有更高的死亡率（HR 1.94，95% CI：1.40～2.60）。每周有 3～6 天保持每天饮酒 1～2 杯的人有最好的身体状况和劳动能力。

（二）年龄

酒精对中年人和老年人的冠心病发病率都有影响。一项关于 65 岁以上人群的心血管健康研究显示，与禁酒者相比，每周饮酒 14 杯左右的人，其心肌梗死发生率和猝死率减少了 40%。随着年纪的增长，人们倾向于少喝酒。大多数指南建议，与年轻人相比，超过 65 岁的人应该要少喝酒。然而，一项在老年人中进行的饮酒与健康的研究表明，与那些每天不喝或喝酒量少于 1 杯的人比较，每天喝酒 1～2 杯的人并没有更高的冠心病发病率与死亡率。

Tolvanen 及其同事评估了酒精摄入量对 10 年死亡率的影响。入组人群的年龄大概在 60～99 岁之间。在随访过程中，50% 的男性和 40% 的女性去世。调整了年龄、性别、教育背景、慢性疾病史、经济状况、吸烟等混杂因素后，与禁酒者比较，经常喝酒者其死亡率的相对危险度为 0.6（95% CI：0.40～0.80），偶尔喝酒者其死亡率的相对危险度为 0.7（95% CI：0.50～1.00），既往饮酒者其死亡率的相对危险度为 1.1（95% CI：0.80～1.70）。

（三）种族

关于酒精对冠心病影响的流行病学研究，大多是在欧洲和美国进行的。有一部分关于亚洲人的研究，结论与欧洲的研究相似。关于非洲裔美国人的研究很有限，Sempos 及其同事对非洲裔美国人的研究，没有显示出饮酒与冠心病发病率呈负相关。然而，Freiberg 及其同事的研究却表明，白种人、亚洲人和非洲裔美国人在饮酒与心衰的发生率上都呈相似的负相关。他们还发现，在非洲裔美国人高血压病患者中，适度饮酒者比禁酒者有更低的全因死亡率。但是，在非高血压人群中却没有类似的发现。

四、饮酒习惯的重要性

众所周知，饮酒方式和习惯对身体健康的影响也是不容忽视的。饮酒习惯一般分为两种：每次适度饮酒和一次大量饮酒。Mukamal 及其同事的研究表明，在心肌梗死患者中，每次适度饮酒者与禁酒者相比，其死亡率减少了 30%；而一次大量饮酒者与慢性酗酒者相比，甚至有更高的死亡率。

酒精摄入对心血管疾病、肥胖、认知障碍和其他疾病的研究均显示，每次适度饮酒者有着最好的结果。如果每周饮酒量固定，那些每天喝少量酒的人比一两天喝很多酒的人可以减少 50% 的疾病危险度。一项综合了 6 个前瞻性调查的荟萃分析研究，比较了饮酒方式与冠心病发病率的关系。与不喝酒的人比较，每天规律适度饮酒者有更低的冠心病发病率。而那些不规律饮酒者或者一次大量饮酒者，冠心病发病率增高。在少量到适度喝酒的人群中，饮酒量与女性心肌梗死的发生率呈负相关，但随着饮酒量的加大，酒精中毒的可能性会增加。

对不同文化传统的人群进行的研究提示，单纯把饮酒量与冠心病联系起来并不合适。一些国家，人们每天喝酒是很正常的现象；而在另一些国家，只限制在周五、周六晚上饮酒；因此，饮酒的好处仅仅只有前者可以得到。搭配食物一起饮酒会影响酒精的作用吗？一项研究表明，餐间饮酒可能会增加高血压的发病率。另外，Gorelik 及其同事在一项干预研究中发现，进食高脂饮食时，若配上红酒，可以减少餐后血清和尿液中脂质过氧化物的产生。

五、是饮酒，还是与之相伴随的生活方式导致了冠心病发病率的下降

许多生活方式都伴随着适度饮酒。几乎所有的流行病学研究显示，社会经济地位与

冠心病的发病率有明显的负相关。更高的教育背景和更高收入的人群有更低的冠心病发病率，可能与他们适度的、有节制的生活方式有关。因此，适度饮酒的心血管保护作用究竟是饮酒本身还是一些混杂因素的影响值得商榷。

Shaper 及其同事就那些提示饮酒与冠心病发病呈负相关的研究做出了质疑。Shaper 的追随者 Fillmore 及其同事对这些研究也做出了质疑，认为这些前瞻性研究中存在很多偏移。其中的一个质疑指出，暴露因素，如饮酒，在前瞻性队列研究中可能不如病例对照研究中的准确可信，会存在偏倚。Fillmore 的说法并不被大多数的流行病学家认可，大多数的流行病专家认为，暴露因素的错误分类更多地见于病理对照研究而不是队列研究，因为前者在调查过程中可能存在更多的偏移。

在流行病学研究中，选择入组对象非常重要。禁酒者中不应该包括以前喝酒很严重，但现在戒酒的人。因为他们可能会有更高的其他疾病的发病率。如果禁酒者实在太少，可以允许加入一些少量饮酒的人入组。有关对饮酒和冠心病之间关系研究的批判中，大部分的指责是针对禁酒者组中入组了既往喝酒的人，这的确是一个重要的问题。最近的研究基本上已注意到这一问题，在 Rimm、Moats 及其他人的研究中，只把从不饮酒的人归于禁酒者组中，他们的研究均提示适度饮酒与冠心病的发病率呈负相关。

适度饮酒减少冠心病危险性，是与适度饮酒本身有关，还是与这些人的社会背景和生活方式有关？为了减少研究中混杂因素的影响，可以按社会经济背景进行亚组分析，使那些经济背景相似的人群在一个亚组内进行分析。研究表明，不同亚组中适度饮酒者仍然是有更低的冠心病发病率的。在排除了混杂因素影响并使用高级统计软件分析后，Lee 及其同事发现，适度饮酒本身可以降低 38% 的全因死亡率。Friesema 及其同事进行的一项有关生活方式与健康的前瞻性研究，入组了年龄在 45～70 岁的 16 210 位受试者。他们提出，虽然适度饮酒者与禁酒者和酗酒者相比，存在着生活方式上的差异，但是，这些差异对饮酒量与冠心病发病率的关联不会有太大的影响。

Poiklainen 及其同事提出了很多可以增加冠心病发病率的生活方式和因素，如高血压、较高的体重指数、糖尿病、抑郁症、睡眠障碍、吸烟、缺乏体力活动、较低的生活满意度、精神疾病、焦虑、长时间工作、工作压力大及收支不平衡等。这些因素在禁酒者和适度饮酒者中基本不存在太大的差异，有些因素在饮酒者中更为常见。因此，适度饮酒降低冠心病发病率的结论还是可信的。

Rimm 总结了这些研究数据，认为从机制上来说，也有很多证据表明，适度饮酒的确对身体是具有有益作用的，可以减少心血管事件的发生，所有的酒精饮料都有类似的作用。他还指出，不管是对于健康人群，还是对于已患有某些疾病的人群，适度饮酒都可以降低冠心病的发生率。Sorensen 及其同事却指出，在西方文化中饮酒是很普遍的现象，因此，很难进行关于饮酒与冠心病发病相关性的大规模的临床随机试验。他们指出，临床医疗决策必须基于可信的观察性研究。

六、饮酒对冠心病患者的影响

Janszky 及其同事对一批 3～6 月和 3 年内发生了急性心肌梗死的中年妇女进行了连

续定量冠脉造影的研究，结果显示，适度饮酒可以延缓冠状动脉病变的进展。另外，冠脉再狭窄率在饮酒者中最低，并发症的发生也是在适度饮酒者中最低。但是，在酗酒者中这种保护作用并不存在。

七、饮酒对心血管保护作用的生理机制

酒精和多酚对心血管疾病的影响机制有 8 点。

（1）调节血浆脂蛋白（显著增加 HDL，轻微降低 LDL）。

（2）改善血流动力学，增加纤溶活性。

（3）提高内皮细胞的功能。

（4）活化纤溶基因及一氧化氮合成酶的基因转录。

（5）提升心室泵血能力。

（6）减轻炎症反应。

（7）增强葡萄糖代谢能力。

（8）升高血压，这一点在酗酒者中非常明显。

以上列举了一些相关机制，正是通过这些机制，酒精饮料中的酒精和红酒中的多酚物质起到了减少冠心病及其他类型冠脉疾病的发生。

（一）脂质

最先发现的酒精对冠心病产生预防作用的机制，在于酒精可以诱导血浆脂质的转变，提高 HDL 及其亚型（HDL2 和 HDL3）。实验性研究表明，HDL 的含量与酒精摄入呈正相关。尽管一开始的研究认为，只有部分 HDL 亚型可以通过饮酒来增加其含量，但是，这些亚型对预防冠心病作用不大。目前的研究发现，酒精可以增加 HDL 中的 HDL 2 和 HDL 3，而这两者可以起到预防冠心病的作用。另外，大量研究显示，LDL，特别是小分子 LDL 和非 HDL，在适度饮酒者的血浆中有轻微的增加。一些研究提示，酒精和多酚还可以使脂质过氧化减少。

（二）血小板收缩及血栓形成

正如 Booyse 及其同事所说，酒精饮料中的酒精与多酚通过对血管、心肌细胞、血细胞和内皮细胞的功能影响，减少了血栓的形成，降低了冠心病的发病率。

Serge Renaud 及其同事早期的研究发现，血小板的功能状态在血栓形成、动脉狭窄和冠心病的发病过程中起重要的作用。Zhang 及其同事的一项干预性研究显示，酒精在生理剂量时可以抑制血小板收缩，这一发现与酒精通过减少血小板对血栓刺激物的敏感性和降低血栓素的合成相符合。其他的研究也提示，酒精可以抑制血小板收缩。Ruf 声称，酒精对血小板的作用强于酒精本身，酒中的多酚通过作用于一氧化氮，从而减少前列腺素的合成，并降低血小板的活性。Demrow 及其同事的研究表明，红酒和葡萄酒中的多酚可以降低血小板的聚集。

酒精和多酚对血小板聚集的效应大部分是短暂的，有益作用可能持续到喝酒后24～

36 h。酗酒后，会发生血小板活性的反弹，因为酒精不能被及时代谢吸收，最后反而增加血小板的聚集。饮用红酒的这种反弹效应要低于饮用其他的酒精饮料。法国人有较低的冠心病发生率，与他们每餐习惯性地饮用少量红酒有关，这样能使体内的血小板一直处于一个比较稳定的状态。不幸的是，很多美国人和欧洲人只在周末喝酒，而且是大量饮酒，这对身体很不利。

（三）其他机制

酒精和多酚的其他心血管保护机制包括减少心肌缺血再灌注损伤，增加内皮细胞依赖性血管舒张作用，刺激内皮细胞抗凋亡，减少血浆凝血因子7和纤维蛋白原，增加纤维溶解，上调培养的人类内皮细胞中的纤维溶解蛋白的转录，增加血液心房钠尿肽的水平。

一些实验研究提示，酒精和多酚可以影响动脉粥样硬化斑块的进展，减少 LDL 氧化、泡沫细胞形成和斑块进展，抑制内皮素1的合成，下调培养的人类内皮细胞中的组织因子的转录，抑制平滑肌细胞增殖。越来越多的研究显示，酒精和多酚可以对抗多种炎症反应。Wang 及其同事的研究显示，酒精摄入量和体内超敏 C-反应蛋白（hypersensitive C-reactive protein，hsCRP）水平之间存在一个 U 型曲线。分析表明，每日饮酒 20 ～ 70 g 的人与禁酒者相比，超敏 C-反应蛋白水平增加的优势比为 0.32（95% CI：0.14 ～ 0.74）。Alpert 及其同事的研究发现，C-反应蛋白水平在每周饮酒 5 ～ 7 杯的人群中最低。

Booyse 及其同事发现，酒精和多酚可以增加 p38MAPK 分子信号转导系统的活性，促进内皮细胞表达组织纤维蛋白溶酶原。Gorelik 及其同事提出，红酒中的多酚可以降低细胞毒性脂质过氧化产物的生成，这是饮酒可以降低某些疾病发病率的又一个原因。

一些流行病学研究把适度饮酒降低冠心病发病率归因于酒精对高密度脂蛋白、纤维溶解酶原和糖化血红蛋白的影响。

（四）高血压

酒精摄入对心血管疾病的一个危险因素是高血压可能产生不利的影响。大部分研究提示，随着酒精摄入量的提高，血压会升高。一些研究表示，这种效应主要见于酗酒者。适度饮酒对血压几乎不产生影响，甚至还可以使血压轻微下降。Klatsky 及其同事报道，男性每天饮酒超过 3 杯，血压才会升高。这个结论类似于 ARIC 报告中有关美国人（不包括非洲裔）的研究结果。德国 Luebeck 血压研究报道，男性每天饮酒超过 40 g，女性每天超过 20 g，血压才会升高。Klatsky 声称，不管饮酒与否，高血压都是心血管系统疾病的一个高危因素。酗酒的高血压病患者一旦减少酒精摄入量，血压会有显著的下降。血压和饮酒量的正相关关系已经被很多的研究所证实。高血压可能带来的并发症风险，如冠心病和缺血性脑卒中，都可以因少量饮酒而降低。

（五）基因危险因素

毫无疑问，饮酒对身体产生好或坏的影响存在很多的个体差异。Davey Smith 表示，孟德尔完全随机定律是评价环境暴露因素与一些疾病因果关系的一种方法。这种方法可以避免在观察性研究中可能出现的很多问题。他表示，孟德尔完全随机定律提供了解释因果关系的机会，提示完成人类基因组计划可以预防和降低某些暴露因素对人类身体健康的不利影响。

目前，我们对与冠心病有关的基因知之甚少。与酒精代谢的基因研究得比较多，特别是乙醇脱氢酶、乙醛脱氢酶。Hines 及其同事发现，拥有慢氧化乙醇脱氢酶 3 等位基因的人，通过适度饮酒，会有更高的高密度脂蛋白水平，从而减少了心肌梗死的患病率。然而，其他的一些研究却没有显示出类似的关系。Jensen 及其同事关于脂蛋白与冠心病的几个队列研究的结论也有自相矛盾之处。

现有的数据显示，很多基因与饮酒对冠心病的影响有关，每一个基因的作用可能不大，但是，这些基因与环境共同作用后会产生大的影响。此外，特定的基因对特定的种族（而不是其他的种族）产生作用。有关各个种群的研究提示，饮酒对冠心病患者产生保护作用的机制中，基因因素占了很大一部分。

不同基因种群中，酒精对癌症的影响效应还不是很明确。Druesne-Pecollo 及其同事发表了一份关于饮酒和基因多态性（包括乙醇脱氢酶、乙醛脱氢酶、细胞色素 P450 和甲基四氢叶酸）对酒精相关性癌症影响的文章。他们的研究提示，乙醇脱氢酶 1B 和乙醛脱氢酶 2 的多态性与酒精相关性癌症的发生率有关，但是，其他的资料和数据还不完整，也不确定。

（六）机制的总结

Collins 及其同事对关于酒精和多酚可能对心血管系统与神经系统起保护作用的机制研究做出了总结。酒精和白藜芦醇（一种红酒中含有的多酚）对心血管系统的保护机制已被解释得较为清楚。

尽管大规模的临床研究有限，Leighton 及其同事的一项关于饮酒对心血管疾病危险因素的研究表明，适度饮酒能提高 HDL 水平，降低 Ω-6 与 Ω-3 脂肪酸的比例，增加甘油三酯的水平。血流动力学的改变包括降低凝血因子活性、增加纤溶活性，而对血压的影响还存在争议。他们还发现，适度饮酒可以降低炎症因子的活性，提高内皮细胞的功能。这些有益作用在一定的饮酒量内（男性 <30 g/d，女性 <15 g/d）才能体现。如果饮酒量超出上述水平，就会提升其他心血管高危因素的影响，如高血压、高甘油三酯血症、高同型半胱氨酸血症等。其他的一些临床研究显示，饮酒还可以增加葡萄糖代谢的能力。未来，我们会有更多的研究（如有关基因的研究），可以解释适度饮酒对心血管系统的有利影响。

八、酒精对其他心血管疾病的影响

在美国，脑卒中是第三位致死原因，也是第一位致残原因。80% 的脑卒中源于脑动脉狭窄缺血，适度饮酒可以减少缺血相关性脑卒中。Klatsky 及其同事的研究发现，饮酒增加出血性脑卒中只见于每日饮酒量超过 5 杯的人群。此外，少量饮酒还可以减少外周血管疾病的发生率。

对于另外两种心血管疾病，即房颤和心衰，最近的研究没有显示，适度饮酒会增加这两种疾病的发病率。Ettinger 及其同事在 1978 年提出酗酒者的"假日心脏综合征"概念。这个综合征的表现之一就是房颤，它的发病与慢性心血管系统疾患无关，一旦酒精摄入量减少，症状可以消失。Nissen 和 Lemberg 提出，即使是适度饮酒，有时也会导致假日心脏综合征。但其他的研究显示，只有酗酒，而不是适度饮酒才会增加房颤的发生率。近期的流行病学研究表明，酒精并不是房颤发展过程中的一个大的促发因素。

众所周知，过度饮酒会导致酒精性心肌病，诱发心衰。一般认为，饮酒会加重心衰。然而 Djousse 与 Gaziano 的综述提出，大量研究表明，适度饮酒者其心衰的发生率反而更低。例如，Klatsky 及其同事所做的一项纳入 100 000 个受试者的研究，其结果就提示，适度饮酒（每天饮酒 1～2 杯）者的心衰发病率更低（RR 0.6；95% CI：0.5～0.7）。他们的研究中还应用了亚组分析，包括年龄、性别、种族、教育背景、吸烟状况、基线心脏功能和血压状况等。对于没有冠脉疾病的心衰患者，适度饮酒只对那些并存糖尿病的患者有心血管保护作用。

对于已经有心肌功能障碍的患者，Cooper 及其同事的一项关于左心室功能障碍的研究提示，少量饮酒可以减少全因死亡率。而 Aguilar 及其同事所做的一项关于心肌梗死后左心室扩大的患者的临床研究结果提示，每天适度饮酒对患者的心衰发展和生存率有显著性影响。

九、酒精对糖尿病和代谢综合征的影响

糖代谢异常，特别是糖尿病或者代谢综合征，是心血管事件的高危因素。适量饮酒，不仅可以减少糖尿病及代谢综合征的发生，对于糖代谢异常的人群，还可以减少他们日后心血管疾病的发病率。

（一）酒精对糖尿病发展的影响

Stamper 及其同事在 1988 年的报道中指出，对于护士健康中心的女性，适度饮酒者比禁酒者有更低的糖尿病发病率。与禁酒者相比，女性每天喝酒 5.0～14.9 g 的人，糖尿病年龄相关性相对危险度为 0.4（95% CI：0.3～0.6），每天饮酒 >15 g 的女性，相对危险度为 0.3（95% CI：0.2～0.4）。该篇文章的作者指出，饮酒和体重指数的负相关可以部分解释饮酒的好处。经过对体重指数、糖尿病家族史、总能量摄入、年龄等混杂因素校正后，与禁酒者比，女性每天喝酒 5～14.9 g 的人，糖尿病相对危险度为 0.8（95% CI：0.6～1.2），每天饮酒 >15 g 的女性，相对危险度为 0.6（95% CI：0.3～0.9）。《英国药理杂志》1995 年发布的两篇流行病学报道均显示，适度饮酒者有更低的糖尿病发病率。很多研究都支持这一结论。Howard 及其同事对饮酒和糖尿病的研究做了一个很好的总结，认为每天喝 1～3 杯酒可以降低糖尿病发病率的 33%～56%。Koppes 及其同事的荟萃分析表明，酒精摄入在一定范围内（0.5～1 杯/天）可以使糖尿病发生的相对危险性降低 30%。

酒精对糖尿病影响的机制尚未完全知晓，可能与降低血糖浓度和糖化血红蛋白有关。Davies 及其同事的试验发现，非糖尿病绝经妇女每天饮酒 30 g 可以减少快速相胰岛素分泌浓度的 19.2%，减少甘油三酯浓度的 10.3%，增加胰岛素敏感性的 7.2%，但不影响血糖水平。Kroenke 及其同事的研究提示，糖化血红蛋白与酒精摄入成反比。在超重女性，酒精摄入量还与胰岛素成反比。研究提示，最低的胰岛素水平见于每日饮酒 2 杯到每周饮酒 3 杯的人。一项关于非糖尿病患者群的研究表明，禁酒者与饮酒者比较，胰岛素的敏感性更低。每周有 2 天饮酒的男性，体内脂连素的水平比禁酒者和偶尔喝酒者高。对于女性，脂连素的水平也是饮酒者比禁酒者高。

饮酒与糖尿病相关性的研究还有很多，Sierksma 及其同事的一项纳入了 23 例中年男性的临床试验中，每天给予受试者含 40 g 酒精的酒。17 天以后，发现体内脂连素水平升高 17%，其中，一个胰岛素抵抗的亚组还增加了胰岛素敏感性指数，达 21%。一项由 Joosten 及其同事进行的临床研究提示，适度饮酒可以增加绝经后女性胰岛素敏感性及体内乙醛脱氢酶的水平。

Shai 及其同事的一项纳入 91 例以前不饮酒的糖尿病患者的研究中，患者被随机分为 2 组，一组每天晚餐时饮酒 150 mL；另一组禁酒。3 个月后发现，饮酒者的血糖浓度明显低于禁酒者。酒的作用有个体差异性，其效果在那些疾病更为严重的患者身上要更明显一些。

（二）酒精对糖尿病合并心血管疾病患者的影响

Valmadrid 及其同事的研究显示，病史长的糖尿病患者，每日饮酒酒精量 2～13 g 的人与不喝酒者比较，死于冠心病的相对危险度为 0.44。每日饮酒酒精量超过 14 g 的患者与不饮酒者比较，相对危险度为 0.21。Solomon 及其同事所做的护士健康研究报道，2 型糖尿病患者中的适度饮酒者发生心血管疾病的概率要明显低于 2 型糖尿病患者中的禁酒者。对于每天喝酒小于 0.5 杯的人，相对危险度为 0.72；每天喝酒超过 0.5 杯的人，相对危险度为 0.45。糖尿病患者与非糖尿病患者群比较，喝酒更能降低心血管事件的发病率。

Koppes 及其同事的一项荟萃分析显示，适度饮酒的糖尿病患者，心血管事件发病率比禁酒者低 34%～55%。Kaiser Permanente 研究小组在加利福尼亚进行的一项纳入 38 000 例糖尿病患者的研究结果表明，适度饮酒者的病情控制情况要好于禁酒者。Kaiser Permanente 研究小组声称，这项研究支持了最近临床指南中有关糖尿病患者可以适度饮酒的建议。

酒精不仅可以影响糖尿病的大血管病变，还对微血管病变有影响。Beulens 及其同事在欧洲的一项预防糖尿病并发症的研究（此研究入组了欧洲 16 个国家共 3 250 例 1 型糖尿病患者）的结果表明，适度饮酒者有更低的糖尿病视网膜病变、神经病变及肾脏病变发病率。饮酒的这种保护作用更多地见于饮用红酒者，也见于饮用啤酒者。

总的来说，大量循证医学证据和有限的临床研究均表明，适度饮酒者更不容易患糖尿病及并发症，特别是心血管系统疾病。其中的部分机制还不是很明朗，可能与提高胰岛素敏感性和增加脂连素水平有关。

（三） 酒精对代谢综合征的影响

酒精对代谢综合征的影响的研究结论，类似于对糖尿病的影响。美国国家心肺血液研究所（National Heart, Lung and Blood Institution, NHLBI）家庭心脏病研究和 NHANES Ⅲ的研究结果显示，适度饮酒可以降低代谢综合征的发生。Fan 及其同事评估了酒精摄入量和代谢综合征发生之间的关系，他们发现每天饮酒超过 1 杯的女性和每天饮酒超过 2 杯的男性与少量饮酒者比较，代谢综合征的发生率要高（禁酒者没有包括在此项研究中）。Alkerwi 及其同事的一项总结了共有 22 000 例受试者的 7 项研究的荟萃分析发现，少量饮酒（女性 < 20 g/d，男性 < 40 g/d）可以降低代谢综合征发生率，女性减少25%，男性减少 16%。但是在饮酒量超过此标准的人群中，饮酒并不能降低代谢综合征发生率。

十、适度饮酒被视为健康生活方式之一

酒精摄入量，不管是适度，还是其他，都不应该作为一个独立的因素看待，应该结合社会、文化和生活方式来看待。目前，我们有一个关于健康饮食和健康生活方式的科学定义。Stampfer、Hu、Mukamal 等人的多项研究所定义的健康生活方式有 5 点，这种推荐的生活方式可以减少 70% 的心肌梗死发病率和 90% 的糖尿病发病率。

预防糖尿病和心血管疾病的健康生活方式定义如下：①杜绝肥胖（保持体重指数小于 25）；②健康饮食，膳食中富含纤维素及不饱和脂肪酸、低反式脂肪酸、低糖负荷；③适度的体育锻炼（每天至少半小时）；④禁烟；⑤每天有规律地少量饮酒。

Akesson 及其同事在瑞士进行的一项关于中老年妇女的临床研究表明，那些满足以上 5 项健康生活方式的人，有着明显更低的心肌梗死发病率。因此，作者建议，这个年纪的女性都应该以这种方式生活，这样便可减少 77% 的心血管疾病发病率。

Khaw 及其同事在美国的一项大规模研究提出 4 项健康生活方式：①不吸烟；②保持运动；③多吃水果和蔬菜；④适度喝酒，每周不超过 14 杯。随着这 4 个条件的逐步满足，全因死亡率，包括冠心病、癌症、非心血管疾病死亡率，会越来越低。Khaw 及其同事计算了这 4 项健康生活方式对全因死亡率的影响，全部做到的人与 1 项都不符合者比较，相当于多了 14 年的预期寿命。

很多人建议，我们应该集中做好 Stampfer 等人提出的健康生活方式的前面 4 项，而不应该只强调少量饮酒。但是，就算是对于那些很健康的人而言，每天少量饮酒还是可以降低心脏疾病的发病率的。为了只研究少量饮酒对健康的影响，Mukamal 及其同事的研究纳入了 8 867 例男性，分析饮酒对他们健康状况的影响，这些人完全符合前 4 项生活方式（不包括饮酒）。在这些遵循健康生活方式的人中，仍然有 106 例冠心病患者。受试者中，适度饮酒者（15 ～ 29.9 g/d）与禁酒者比较，心血管疾病相对危险度为0.38（95% CI：0.16 ～ 0.89）。这表明，即使是做好了其他几项健康的生活方式，适度饮酒还是可以降低冠心病的发病率的。另一方面也说明，适度饮酒不会提高健康人群的冠心病发病危险度。

十一、酒精对非心血管疾病的影响

在饮酒可以降低心血管疾病发病率的观点提出之前,饮酒对其他疾病的影响的讨论早已经在进行中。研究表明,适度饮酒可以减少胆结石的发生。此外,最近的研究还显示,饮酒对骨质代谢、肥胖和认知功能均有影响。饮酒对于女性而言,可以增加其乳腺癌的发生率,但也可以减少其他癌症的发生率。

(一) 肥胖

流行病学研究显示,在适度饮酒者中,肥胖的发生率居然比禁酒者低。一项护士健康研究中发现,妇女少量和适度饮酒不会使体重增加。每天饮酒 15～29.9 g 的女性与禁酒者比较,发生肥胖的概率要低 16%。饮酒对体重的这种有利作用没有在非洲裔美国人或者酗酒者中发现。Arif 和 Rohrer 在第三世界的营养学调查研究中,评估了 8 236 例非吸烟者的酒精摄入量与体重指数间的关系,与禁酒者比较,每天喝 1 杯酒的人,肥胖发生的优势比为 0.46 (95% CI: 0.34～0.62);每天喝 2 杯酒的人,这个优势比为 0.59 (95% CI: 0.41～0.86)。

Tolstrup 及其同事的研究发现,在每月有 1～3 天喝酒、每周有 1 天喝酒、每周有 2～4 天喝酒、每周有 5～6 天喝酒和每周有 7 天喝酒的男性人群中,高体重指数的优势比分别为 1.39 (95% CI: 1.36～1.64)、1.17 (95% CI: 1.02～1.34)、1.00、0.87 (95% CI: 0.77～0.98)、0.73 (95% CI: 0.65～0.82)。饮酒与腰围优势比的研究中也有类似的发现和关联。同样,在女性的研究中也有类似的数据。Tolstrup 表明,如果限定一定时间内的酒精摄入量,肥胖与酒精摄入频率呈负相关。同时,酒精摄入量超出一定范围也会导致肥胖,此时,饮酒量与肥胖的发生率呈正相关。Breslow 和 Smothers 在 1997—2001 年美国国家健康调查中,对 45 896 例不吸烟的成人的饮酒量及其肥胖间的关联性进行了研究,得出的结论也类似。研究提示,少量多次饮酒的人大多拥有较低的体重指数。然而,如果给定饮酒频率,每次饮酒量越大的人,体重指数也越大。结果表明,多次少量饮酒是最佳的饮酒方式,可以减少肥胖的发生。

(二) 骨质密度与髋骨骨折

一系列流行病学研究提示,适度饮酒者骨质疏松和髋骨骨折的发生率都要低于从不饮酒者。Mukamal 及其同事发现,对于中老年人,适度饮酒的酒量与髋骨骨折的发生率呈 U 型曲线,与髋骨骨质密度呈正相关。Berg 及其同事的一项综合了 33 个研究的荟萃分析显示,不管男性还是女性,少量至适度饮酒可以增加骨质密度,减少髋骨骨折的发生率。另外,酗酒者的骨折风险随着饮酒量的加大而增加,两者可能呈现一种 J 型曲线的关系。

(三) 痴呆

最近一项振奋人心的研究表明,适度饮酒者比禁酒者有更低的老年痴呆症和其他认知障碍疾病的发病率。Orgogozo 及其同事于 1997 年对波尔多地区饮用红酒的人所做的研究也支持这一结论。Truelsen 及其同事在丹麦的研究和 Panza 及其同事的总结报道都支持这一结论。

Britton 及其同事在美国白宫的一篇报道提示，对于中老年人，适度饮酒者的记忆力、口头表达能力、数学能力和空间思维能力的认知损害均少于禁酒者。对于男性，适度饮酒可以降低其认知障碍发生率的 40%～50%，每周饮酒 240 g 左右的人发生率最低。女性少量饮酒者与禁酒者比，饮酒量与发生认知障碍的关系不如男性明确，不过女性适度饮酒还是对口头表达能力和数学能力有影响。每周饮酒 4～7 杯的女性与禁酒者比较，发生数学能力下降的相对危险度为 30%［比值比（odds ratio，OR）0.3，95% CI：0.20～0.60］，表达能力下降的危险度为 50%（OR 0.5，95% CI：0.30～0.90）。对于女性，每周 4～7 杯酒可以减少认知损害。总的来说，终身不饮酒的人与偶尔饮酒的人比较，有更高的认知障碍疾病发生率。

Espeland 及其同事在女性认知健康研究中报道，与不喝酒者比较，每天喝酒 1～2 杯的妇女有更高的基线记忆状况评分（$p < 0.001$）。同时，后者与前者比较，发生显著认知功能下降的优势比为 0.41（95% CI：0.23～0.74）。Stampfer 及其同事报道，适度饮酒的女性与不饮酒者比较，发生总体认知障碍的相对危险度为 0.77（95% CI：0.67～0.88），发生空间认知障碍的相对危险度为 0.81（95% CI：0.70～0.93）。Zhang 及其同事提出，适度饮酒者的记忆力和认知状况更好，这也与他们的教育背景有关，因为很多高教育背景的人有适量饮酒的习惯。

Ganguli 及其同事的研究纳入了平均年龄为 74.4 岁的男性和女性，在 7 年时间中反复对他们的认知功能进行评定，结果禁酒者有更低的认知基线水平，同时，认知障碍也发生得更快。Solfrizzi 及其同事发现，少量饮酒的人与不饮酒者比较，由轻度认知障碍发展到痴呆的速度更慢。

Mehlig 及其同事对瑞士女性进行的一项长程前瞻性研究表明，饮用酒精饮料的品种不同，发生终身痴呆的概率也不同。饮用红酒可以使发生痴呆的概率下降约 70%。Mehlig 及其同事表示，不同酒精饮料的效果不同，提示酒精饮料中的非酒精因素对降低痴呆的发生可能有重要影响。为了减少偏倚，研究校正了饮用不同酒精饮料者之间的社会阶层、教育背景等情况的不同。然而结果还是存在差异性，这可能与饮用不同的酒精饮料的人群之间的其他生活方式的不同也有关。

Peters 及其同事的一项荟萃分析表明，适度饮酒，特别是饮红酒能减少老年痴呆和其他认知障碍性疾病的发病率，具体的机制还不清楚，可能与酒精预防脑动脉硬化，减轻脑组织炎症反应有关。Collins 及其同事还报道了酒精的其他作用机制，如神经保护作用。

十二、饮酒的不良作用：酒精与癌症

酒精的大部分的不良作用都与饮酒过多、过快，或者饮酒时间不当有关。慢性酗酒可以带来一系列酒精的相关性疾病，包括酒精性心肌病、肝硬化、神经病变，还有某些癌症。特别值得关注的一点就是，即使是适度饮酒也可能增加女性乳腺癌的发生率。

（一）酒精相关性癌症

与饮酒关系最密切的癌症是上消化道系统的癌症，如果饮酒的同时还吸烟，发病危险度更高。Weikert 及其同事报道，与每天饮酒 0.5 杯的人比较，每天饮酒超过 2.5 杯的人发生上消化道肿瘤的概率增加，特别是对于酗酒的男性。Allen 及其同事对美国 100 万名女性的调查结果表明，对于大多数肿瘤患者，与禁酒者比较，每周饮酒 2 杯的人发病率最低。但是，这项研究没有从严格意义上区分过去饮酒的人和禁酒者。饮酒量与上消化道肿瘤（口腔、咽部、食管）的发病率呈明显的正相关，这种关系主要见于同时饮酒和吸烟的人群。不过这项研究的结果提示，饮酒与直肠癌的发病率没有太大的关联。

多数研究提示，饮酒与泌尿生殖系统肿瘤的发生率没有太大的影响，但是肾细胞癌除外，饮酒与肾细胞癌的发生呈正相关。适度饮酒可能降低某些白血病的发生率。Allen 及其同事的研究发现，每天饮酒增加 10 g，可以减低甲状腺肿瘤（RR 0.75，95% CI：0.61～0.92）、肾细胞癌（RR 0.88，95% CI：0.78～0.99）、非霍奇金淋巴瘤（RR 0.87，95% CI：0.81～0.95）的发生率。其他的研究也提示，酗酒，而不是适度饮酒，会明显增加胰腺癌的发生率。Genkinge 及其同事的荟萃分析显示，与禁酒者比较，每天饮酒超过 30 g 的人发生胰腺癌的风险会增加，相对危险度为 1.22（95% CI：1.03～1.45）。

一项由 ElSerag 与 Lagergren 组织的关于饮酒和巴雷特食管及食管癌的研究结果提示，适度饮酒并不会增加这两种疾病的发病率。相反，研究结果还提示，适度饮用红酒而不是其他酒精饮料，可以减少这两种疾病的发生。

（二）酒精与乳腺癌

酒精摄入量与乳腺癌的关联一直是人们关注的问题。大多数流行病学研究支持 Willett 及其同事在 1987 年得出的研究结论和 Longnecker 在 1994 年得出的研究结论，即饮酒的妇女与禁酒的妇女比较，前者有更高的乳腺癌发生率。但是，Framingham 研究是一个特例，在这项研究中，饮酒的妇女的乳腺癌远期发病率并不高于不喝酒的妇女。妇女健康研究的一份报道提示，饮酒与乳腺癌的发病率具有轻微的量效关系，与不喝酒的妇女比较，每日饮酒 5 g 者的患病相对危险度为 1.1（95% CI：0.97～1.24），每日饮酒 5～15 g 者的相对危险度为 1.14（95% CI：0.99～1.31），每日饮酒超过 15 g 者的相对危险度为 1.13（95% CI：0.96～1.32）。

荟萃分析显示，每天饮酒 1 杯的妇女其乳腺癌发病率可能提高 6%～15%。医院病例对照研究比队列研究和社区随访研究显示出更明显的相关性。1990 年以前的研究也比之后的研究显示更高的相关性。同时，美国以外的研究又比美国国内的研究体现出更高的相关性。

一些研究显示，在饮食中添加叶酸后，饮酒增加乳腺癌的作用可以被抵消，或者减轻。但另一些研究并不支持这种看法。妇女健康研究表明，叶酸的摄入不会影响饮酒与乳腺癌发病率之间的关联。另外的一些研究还表明，饮酒增加乳腺癌发病率只存在于那些使用激素替代疗法的妇女或者酗酒的妇女之中。

冠心病的发病率比乳腺癌要高好几倍，饮酒虽然可以增加乳腺癌的发生，但同时可以减少心血管事件及其他慢性疾病的发生。冠心病导致的死亡是乳腺癌导致的死亡的 9 倍，脑卒中导致的死亡也比乳腺癌导致的死亡高 3 ～ 4 倍。因此，绝经后的妇女如果通过禁酒来减少乳腺癌的发病率，与之相伴随的是其他慢性疾病发病风险的升高，总的效应可能是减少了期望寿命。因此，对于有心血管病高危因素的女性，还是应该建议其少量饮酒；而对于一个年轻的、无心血管病高危因素、有乳腺癌家族史的女性则不然。

十三、酒精与总死亡率

总死亡率是我们最关心的问题。一些禁酒和禁烟的人群倾向于有更低的全因死亡率。总的来说，适量饮酒者与禁酒者比较，有着更低的全因死亡率，而酗酒者有更高的死亡率。美国的一项有 270 000 例男性参与的研究得出以下结论：每天饮酒 1 杯者，比禁酒者的全因死亡率减少大约 16%。Thun 及其同事的一项有 490 000 例美国人参与的酒精与死亡率的研究得出的结论为每天饮酒 1 杯者，比禁酒者全因死亡率减少大约 21%。Doll 报道，英国内科医生中适度饮酒者比禁酒者有更低的全因死亡率。

Di Castelnuovo 及其同事实施的一项超过 100 万受试者、基于 56 项独立研究的荟萃分析结果提示，酒精摄入量与全因死亡率的关系呈 J 型曲线，少量饮酒者死亡率降低 16%，而酗酒者死亡率升高。在这项研究中，男性和女性饮酒量与死亡率的关系稍有不同。

对于女性来说，每天饮酒超过 2 杯的人，其全因死亡率高于禁酒者。而对于男性而言，这个数据是 3.5 杯。亚组分析显示，美国男性每天饮酒量超过 30 g 的人，其全因死亡率高于禁酒者；而在欧洲，这个数字是 65 g。其中的原因可能与各国的饮酒习惯不同有关，欧洲人饮酒通常比较规律，他们习惯于用餐时饮酒。美国人和欧洲人对女性饮酒的研究，其结果差异性没有男性的那么显著。

（一）适度饮酒对酒精相关性死亡率的影响

有的研究表明，饮酒会带来一系列酒精相关性死亡事件。2002 年，在加拿大进行的一项酒精摄入量与死亡率关系的研究中，Rehm 及其同事指出，男性每周饮酒超过 14 杯、女性每周饮酒超过 7 杯，酒精相关性死亡率会超出饮酒带来的死亡率的减少。

然而，如果受试者中只包括适度饮酒者，排除了酗酒者，饮酒带来的死亡率会有明显不同。将酗酒者排除在外后，酒精相关性死亡，特别是青少年的死亡率，会有明显的下降。Rehm 及其同事表示，如果不排除酗酒者，2002 年加拿大 70 岁以下的人群中，饮酒增加了 1 653 例死亡，同时又减少了 787 例死亡，其净效应是增加了 866 例死亡。如果排除了酗酒者，净效应是减少了 55 例死亡。值得注意的是，饮酒对于年轻人的总体效应而言，弊大于利；而对于老年人，则是利大于弊。

（二）酒精对不同年龄的全因死亡率的影响

适度饮酒可以预防一些疾病的发生，这些疾病一般在中老年人群中发生。因此，饮酒对于年轻人的好处要少得多。酗酒，特别是年轻人的恶性酗酒，对社会的发展有非常不利的影响。在德国，酒精相关性死亡多见于年轻人和中年人，饮酒降低死亡率的好处则见于老年人。

已经有一系列关于饮酒和健康与疾病状态的研究，Powers 和 young 指出，澳大利亚的中年妇女中，适度饮酒的人有最好的健康状况。此外，与那些一直坚持适度饮酒的中年妇女比较，后来改为禁酒的妇女，其总体健康水平有所下降。

十四、不同的酒精饮料或有不同的作用

大多数研究显示，适度饮酒有好处，如降低冠心病和其他疾病的发生。这些酒是指常见的各种酒精饮料，如啤酒、红酒等，但是更多的好处见于饮用红酒者。饮用红酒者一般比饮用啤酒者有着更健康的生活方式，这也是红酒的效果比啤酒要好的原因之一。研究表明，就算排除了饮食和生活方式的影响，饮用红酒者比饮用其他酒精饮料者还有着更低的疾病患病率和死亡率。美国的 King 及其同事进行的一项前瞻性研究结果发现，那些最初不喝酒者坚持适度饮酒 4 年后，其冠心病的发病率减少 38% 左右。同时，饮用红酒者比饮用其他酒精饮料者有更好的结果。

在对挪威男性进行的一项随访研究中，Streppel 及其同事指出，适度饮酒者与禁酒者比较，有更低的心血管事件发生率及全因死亡率，而饮用红酒者比饮用其他酒精饮料者又有着更低的心血管事件发生率及全因死亡率。这项研究分析了饮用不同酒精饮料对50 岁后生存率的影响。结果 50 岁以上中位生存年龄较高的适度饮酒者，特别是饮用红酒者，与禁酒者比较，预期寿命多了 7 年。

芬兰的一项在有相似社会背景的老年人中进行的、随访时间长达 29 年的研究显示，与饮用其他酒精饮料者比较，习惯于饮用红酒的老年人有着更低的死亡率，特别是与冠心病相关的死亡率，同时也有着更高的生活质量。这一流行病学结论得到科学研究所的支持，红酒中的多酚可以通过多种生物学机制和基因机制，影响冠心病及其他疾病的进展。

十五、结论

流行病学和临床试验的研究结果都表明，适量饮酒可以降低心血管事件的发生率。同时，我们在制定适宜饮酒量标准时，必须意识到酒精是一把双刃剑。我们知道，很多东西引出问题不是由于他们本身，而是由于人们的使用不当。正如 1842 年林肯在戒酒会议的致辞中所说的那样："酒精之所以在这个国家引出如此多的问题，不是因为酒精是一个坏东西，而是我们滥用了一个好东西。"目前，还没有证据表明，提倡适度饮酒会增加酒精的滥用，但可以肯定的是，酒精摄入量的多少要因人而异。

Cole 倡导，最好的促进公众健康的方式是告知，而不是家长式的命令。让群众知道他们应该知道的，也提供给他们最佳的选择。由于种种原因，酒精摄入对冠心病影响之间的关联性研究结论还没有被大众所知晓。

当然，有些人是应该禁酒的，包括曾经严重酗酒者、儿童和青少年、患有某些特定疾病的人、有特殊宗教信仰的人等。同时，对于个体而言，推荐饮酒量都不是固定的。我们所知道的是，对于大多数成人，少量、规律、有节制的饮酒有益于健康，可以减少很多疾病（如冠心病）的发生，是健康生活方式的一部分。不同个体的适宜饮酒量必须经过专业人员的咨询才能确定，以防酒精滥用。然而美国很多大的医疗机构，如美国心脏病研究所和美国心脏协会，至今都没有对群众提供相关的指南和指导。

（李嘉翔　伍贵富　柳俊）

第 15 章 女性缺血性心脏病的预防

美国每年有超过 50 万人死于心血管疾病（这也是女性的主要死亡原因），无种族及地区差异，该数值甚至超过了死于肺癌、慢性阻塞性肺疾病及乳腺癌的人数的总和。在包括美国在内的很多国家，大部分的医生与普通大众并未认识到每年死于心血管疾病的人群中，女性所占的比例更高。女性通常将癌症，尤其是乳腺癌，归为危害她们健康的第一杀手。然而，女性每年的心血管疾病死亡率却是所有癌症死亡率的总和的 2 倍；几乎 50% 的女性死于心血管疾病，而乳腺癌的死亡率大概为 3%。矛盾的是，相对于同龄男性，女性较少发生器质性、堵塞性的冠心病及器质性左心室功能受损，但女性心肌缺血的发生率和死亡率则高于男性。因此，针对女性，使用"缺血性心脏病"这一术语用于讨论可能比使用"冠状动脉疾病或冠心病"更为贴切。来自美国国家心肺血液研究所的数据显示，WISE（women's ischemia syndrome evaluation）研究及相关研究均提示，冠状动脉反应不良、微血管障碍、斑块侵蚀及远端微血栓症等，导致女性缺血性心脏病表现出独特的病理生理改变。因此，使用用于描述器质性冠心病以外的术语，可能对研究女性缺血性心脏病的危险因素和治疗方案更加具有提示意义。

一、关注度

2003 年美国心脏协会一项调查显示，仅仅有 13% 的美国女性将心脏疾病看作威胁健康的头号疾病，而 1997 年则为 7%。黑人及西班牙裔女性较白种女性更少地意识到心脏病目前已经成为女性的主要死因。仅仅有 1/3 的女性曾跟医生讨论过有关心脏疾病的危险性。相对于男性，具有相似 Framingham 危险评分的女性接受了较少的防治建议，如更少的降脂治疗、服用阿司匹林及进行生活方式改变等防治建议。

虽然目前关于心血管疾病的大量防治措施已经普及，但是，女性却很少采取行动去纠正心血管疾病危险因素，这种现象有可能归因于女性对心血管疾病危害性的认识不够。从 1979 年至今，男性缺血性心脏病死亡率逐年下降，下降了 30%～50%；同期，女性缺血性心脏病死亡率则有上升的趋势。女性心肌梗死患者在到达医院之前就发生了心源性猝死者占 52%，该比例明显高于男性（42%）；2/3 的女性心肌梗死患者不能完全恢复。20 世纪 70 年代后期以来，在出院患者中，女性心衰患者增长比例明显高于男性，因此，深刻了解在缺血性心脏病的发生、进展及其常规治疗、疗效反应等方面所存在的性别差异，对于提高预后将产生重大的影响。即使给予轻度的预防措施也将给患者带来显著的改善。有数据表明，每 10 年因慢性疾病所导致的死亡率下降约 2%，就能阻止 3 600 万人的死亡。

长期以来，医学界认为，女性首次出现缺血性心脏病较男性平均年龄要晚 10 年，通常是在绝经后。虽然目前普遍认为，缺血性心脏病在发展中国家的发病年龄要更早，但是，男、女性之间起病年龄仍然相差 8～10 年。一项大样本研究选入 52 000 多名心肌梗死患者，发现年龄差异与社会经济地位、地理气候及社会环境无关。然而从整个生命历程来看，女性发生缺血性心脏病的危险性与男性相当。绝经期后，女性发生缺血性心脏病的风险增至 3 倍，虽然目前并不明确该现象是否仅仅归因于年龄的增长。目前，普遍认为，缺血性心脏病发病年龄所存在的性别差异可能与女性绝经前循环血中雌激素水平对心血管的保护作用有关；然而，在绝经期前，年轻女性心肌梗死的死亡率是同龄男性的 2 倍。但是，目前关于内源性激素或外源性激素替代治疗在缺血性心脏病防治中所起的作用尚不明确。

在预防缺血性心脏病的相关实验中，女性所占比例很少，但是，NHLBI 进行的一项大型的心血管临床试验中，选入了相当数量的女性。事实上，女性很少接受干预措施，极有可能归于既往试验主要选入男性，因而缺乏相关女性获益的结论。值得注意的是，2004 年，AHA 针对妇女制订了心血管疾病防治的循证指南，并于 2007 年更新了该指南。

二、危险分级

2007 年，AHA 在指南更新中制定了危险分级标准，从而将女性患者分为高危、中危及低危组（见表 15 -1）。2007 年，AHA 强调在整个生命历程中，女性发生心血管疾病风险约为 50%，而 Framingham 危险评分系统则主要评估 10 年期限内发生心脏病死亡及心肌梗死的风险，而不能反映较长的时期或整个一生的风险。人们广泛认为，尽管女性有较高的亚临床疾病发生率，Framingham 危险评分系统用于女性不同群体时存在局限性，包括缺乏家庭史、腹型肥胖、代谢综合征及体力活动等指标，对非白种人危险评估不准确，对女性通常危险评分不高等。

表 15 -1　女性心血管疾病危险分层

危险级别	标　　准
高危	确诊的冠心病、脑血管疾病、外周动脉疾病、腹主动脉瘤、终末期或者慢性肾功能不全、糖尿病、10 年的 Framingham 总体危险评分 >20%
中危	具有一个或以上的心血管危险因素，包括吸烟、营养差、不从事体育锻炼、肥胖（尤其是腹型肥胖）、早期家族史（男性发生冠心病的年龄 <55 岁，女性发生冠心病的年龄 <65 岁）、高血压、血脂紊乱、亚临床血管疾病表现（冠状动脉钙化等）、糖代谢综合征、平板实验阳性或运动后心律恢复异常
低危	Framingham 危险评分 <10%，并且具有健康的生活习惯，无合并危险因素

一位女性的 Framingham 评分超过 20%，则可以认定她属于高危人群，但是，某位女性拥有较低的评分不能因此就界定她的一生都属于低危人群。基于包括 25 000 例受试者的女性健康研究中的数据而制定的雷诺兹评分系统，虽然尚未批准进入临床实践，但用于女性危险评估可能更具优势。雷诺兹评分系统融合了最新的危险指标，包括超敏

C-反应蛋白水平和冠心病家族史，这些可能有益于协助监测针对女性的危险因素。同时，该系统独特性地将脑血管疾病列入终末事件，因为女性较男性脑卒中发生率更高。Framingham 评分系统评出的中危人群，经雷诺兹系统重新评估后，将有 40%～50% 的人群改变了原有的危险级别。

D'Agostino 及其成员提出一个具有性别特异性的多重危险因素计算法则，用于评估总体人群的心血管疾病风险和个体心血管事件（冠状动脉、脑血管、外周动脉疾病及心力衰竭）的发生率。Framingham 的一项研究中，8 491 例无心血管疾病的受试者（30～74 岁，平均年龄 49 岁，包括 4 522 例女性）接受常规检查，作者用 COX 比例风险来评估该类人群初发心血管事件的风险，性别特异的多重危险因素计算法由此而得出，该法则包括年龄、总胆固醇、高密度脂蛋白、收缩期血压、高血压的治疗、吸烟及糖尿病等因素。随访 12 年，1 174 例受试者（其中，456 例为女性）新发心血管事件。用该法则计算出的整体心血管风险被证实具有良好的可信度。

大量证据表明，总胆固醇、低密度脂蛋白水平升高能增加女性缺血性心脏病发生风险，不过此种关系在较年长的女性中不如年轻女性明显。相反，低水平高密度脂蛋白及高甘油三酯水平对女性产生的影响无年龄差别。除此以外，男性比女性更应尽可能地去监测血脂水平并积极纠正之。1993 年，HERS（heart and estrogen/progestin replacement study）研究中，所有女性均已确诊为冠心病，其中，91% 的患者没有达到 NCEP ATP Ⅲ 的降脂标准（低密度脂蛋白 <100 mg/dL）。另一项入选稳定型缺血性心脏病患者的研究，其中，只有 31% 的男性和 12% 的女性患者的低密度脂蛋白水平控制在 100 mg/dL 以下。1996—2003 年的 WISE 研究，选入了出现胸痛且由非侵入性试验证实存在心肌缺血的女性患者，发现仅有 24% 的患者的低密度脂蛋白水平达标。上述研究均提示，高危女性患者（包括已确诊为缺血性心脏病的高危女性患者）较男性患者更少地接受了积极的降脂治疗。

三、危险因素及其干预治疗

（一）年龄

年龄是缺血性心脏病及其相关临床事件发生的最强危险因素之一。在女性中，缺血性心脏病（包括心肌梗死）的发生较男性晚 10～15 年。对于男性，他们发生缺血性心脏病的风险率随年龄增长（尤其是在 50～60 岁时）呈线性增长，但是女性则是在 60 岁以后缺血性心脏病的发生风险剧增，尽管总体人群校正曲线提示该种现象有可能源于幸存效应。45～64 岁的女性，1/8 的女性存在冠心病的证据，然而在 65 岁以上的女性人群中，该比例上升至 1/3。随着越来越多的女性步入老年期，于女性而言，意识到缺血性心脏病的主要危害性已经不足为奇。因此，NCEP ATP Ⅲ 针对性别设了不同的年龄分割点，女性年龄超过 55 岁这一点视为高危因素，而男性的年龄分割点则为 45 岁。

（二）家族史

众所周知，心血管疾病具有遗传性。然而很少有前瞻性研究用于探索女性群体家族史及其发生远期缺血性心脏病事件之间的关系。对针对女性的护士健康研究数据库进行回顾性分析，却得出有争议的结论。对于存在 60 岁以前发生心肌梗死家族史的女性，校正年龄因素后，发生非致死性心肌梗死的相关风险为 2.8，而发生致死性心血管事件的相关风险则为 5。经校正其他心血管危险因素后，年龄仍然是发生心血管疾病的独立危险因素。NCEP ATP Ⅲ 定义有早发心脏病家史的年龄，女性为 65 岁以前，而男性为 55 岁。尽管早发心脏病家族史提示为高危，但如果一级亲属有心脏病，即使放宽年龄标准，患心脏病的风险也明显增加。

（三）血脂异常

一半以上的美国女性，其总胆固醇水平 > 200 mg/dL，36% 的美国女性低密度脂蛋白 > 130 mg/dL。值得注意的是，仅仅有 13% 的女性的高密度脂蛋白 < 40 mg/dL（总人群该比例为 23%），对于女性，高密度脂蛋白的上限为 50 mg/dL。护士健康研究中一项病例对照研究显示了血脂异常与缺血性心脏病之间的相关风险。该研究入选 32 826 名健康女性，经多重危险因素校正（校正 hsCRP、激素水平及其他常见心血管危险因素）后，发现最高载脂蛋白 B 组相关风险为 4.1（2.0～8.3）；低密度脂蛋白 RR 为 3.1（1.7～5.8）；甘油三酯 RR 为 1.9（1.0～3.9）；最低高密度脂蛋白组 RR 为 2.6（1.4～5.0）。随着绝经期的到来，女性各血脂成分水平发生不同的改变。更年期甘油三酯水平最不稳定，绝经前 6 个月内甘油三酯水平下降约 10%，正好与总胆固醇及低密度脂蛋白上升幅度相当。在绝经期间，高密度脂蛋白水平改变不明显，可有轻微的下降。

在老年女性，血脂异常对缺血性心脏病风险具有强烈的提示意义。Framingham 研究中，总胆固醇水平 > 265 mg/dL 的女性比总胆固醇水平 < 205 mg/dL 的女性发生缺血性心脏病事件的风险要高 2～3 倍。总体来说，总胆固醇水平每升高 1%，缺血性心脏病风险相应增加 2%。高甘油三酯水平及低水平高密度脂蛋白与女性缺血性心脏病风险更为密切，尤其是年龄在 65 岁以上的老年女性。血脂临床随访研究中也发现，低水平的高密度脂蛋白增加缺血性心脏病的发生风险。高密度脂蛋白对缺血性心脏病的预测能力仅次于年龄。总胆固醇水平与高密度脂蛋白水平之间的比值是缺血性心脏病风险的一个较为精确的指标，其预测价值高于两者之中任意一项。NCEP 指南呼吁，对 20 岁以上人群进行血脂监测应包括总胆固醇及高密度脂蛋白水平。总胆固醇与高密度脂蛋白的比值，中年期女性明显低于同龄男性，随后明显增加，至 75 岁时不再有明显的性别差异。55 岁以后，总胆固醇水平及 TC/HDL-C 比值的升高，明显增加缺血性心脏病的风险。

对于女性，降脂药物的保护作用，尤其是 3-羟甲基戊二酰辅酶 A 还原酶抑制剂（如他汀类药物），得到了大量随机临床试验的证明，能使心血管风险下降 11%［LIPID（long-term intervention with pravastatin in ischemic disease）试验］～ 54%［GREACE（Greek atorvastatin and coronary heart disease evaluation）试验］。尽管绝大多数临床试验中女性参与者比例不高（平均小于 20%），但均提示使用降脂药物能使女性患者获益，且其获益程度与男性患者相当，甚至获益更多。但是，在 PROSPER（patient-centered research into outcomes stroke patients prefer and effectiveness research）研究和 ASCOT（Anglo-Scandinavian cardiac outcome trial）研究中，发现各组之间效果差异明显。ALLHAT (antihypertensive and lipid-lowering treatment to prevent heart attack trial) 研究也没有明显发现，但 TNT（treating to new targets）研究则发现 80mg 与 10mg 的阿托伐他汀具有相似的预防心血管事件作用，其疗效及不良反应无明显性别差异。对比男性，女性较容易擅自停用降脂药物（女：男，10%：6.5%），以及发生肝功能异常（女：男，2.5%：1%）。同时，针对具有急性冠脉综合征的患者（4 162 例患者，22% 为女性），80 mg 的阿托伐他汀与 40 mg 的普伐他汀获益相当，无性别差异。

总之，上述研究证实了他汀类药物（甚至在较大剂量的情况下）对女性心血管系统的保护作用具有安全性及有效性。他汀类药物除了能显著降低低密度脂蛋白、轻微升高高密度脂蛋白和甘油三酯，还具有改善内皮功能、稳定斑块、抗血小板聚集、抗炎症反应等作用。该类药物用于高危患者的二级预防具有良好的短期疗效。有人提出，年轻女性没有必要接受降脂治疗，但近期发布的指南考虑到人的远期风险，并不认同上述观点；并且女性患者在新发缺血性心脏病时，短期内较男性有更高的死亡率（2 倍及以上），进一步支持他汀类药物应该用于女性缺血性心脏病患者的一、二级预防。

基于大量研究高危人群的临床试验，2004 年的 NCEP ATP Ⅲ 指南提出对于该类人群，包括确诊有心血管疾病或者具有多种心血管危险因素的女性，建议将低密度脂蛋白控制在 70 mg/dL 以下。一项荟萃分析［不包括最近的 JUPITER（justification for the use of statins in prevention）试验］总结认为，降脂治疗用于一级预防，其作用机制（尤其是他汀类药物）并不增加既往无心血管疾病妇女的不良事件及死亡率。但是，在研究中，的确发现较少数量的心血管不良事件，并且关于年轻女性的数据并不充分，因此，该结论尚有待进一步证实。观察到女性在一段较短的时间内较男性风险稍低，因此，有理由相信女性接受治疗的指标上限应该超过男性。他汀类主要降低低密度脂蛋白水平，因此，可以推测在女性患者中致力于稳定高密度脂蛋白或甘油三酯水平可能获益更大；同时，已有证据表明，高危女性患者接受降脂治疗的确效果显著。因此，针对高危女性，达到有效降脂目标尚有待更深入的药效研究。

2003 年的美国国家调查结果显示，与男性比较，女性接受治疗的比率较少。因此，更多的高危女性的 LDL-C 水平未能达标。

近期的 JUPITER 试验纳入 17 802 例健康受试者，他们的入选条件为 LDL-C < 130 mg/dL 及 hsCRP > 2 mg/L。将他们随机分为 20 mg 罗舒伐他汀治疗组及安慰剂对照组。平均随访约 1.9 年后，罗舒伐他汀组 LDL-C 水平下降约 50%，hsCRP 下降约 37%。对比安慰剂对照组，治疗组心血管终末事件，包括非致命性心肌梗死、非致命性脑卒中、因不稳定型心绞痛而需住院、血运重建及心血管疾病所致的死亡等，明显下降约 44%。其中，非致死性心肌梗死率下降约 55%，非致死性脑卒中风险下降约 48%，以及重大心血管事件（包括心肌梗死、脑卒中及心血管疾病所致的死亡）风险下降约 47%。类似的效果也可见于女性群体，该实验包括 6 801 例女性，治疗者临床终末事件风险下降约 46%。

相对于心肌梗死，女性更容易发生脑卒中事件。他汀类药物的临床研究（如 JUPITER 试验等）数据显示，罗舒伐他汀能降低非致死性脑卒中风险约 48%，该数据为医生说服那些不愿意接受他汀类药物的女性提供了有力的证据，特别是当女性群体存在有与心肌梗死发生率相当的脑卒中家族史时，接受降脂治疗意义更大。

（四）吸烟

吸烟增加女性发生心肌梗死的风险较男性更为明显，同时，吸烟又是缺血性心脏病中最能预防的危险因素之一。50 岁以下的女性，其 60% 的心肌梗死和 21% 缺血性心脏病源性的死亡归因于吸烟。于女性吸烟者而言，发生疾病风险与吸烟量具有剂量依赖性。Rosenberg 及其同事举证，每天吸烟 15～24 支的女性，其发生非致死性心肌梗死风险增加 2.4 倍；而每天吸烟超过 25 支的女性，则风险增加 7 倍。此外，当合并存在其他心血管危险因素或服用口服避孕药时，吸烟能明显增加缺血性心脏病风险。每天吸烟超过 25 支的女性，在未口服避孕药的情况下，增加非致死性心肌梗死的风险为 4.8 倍，如果同时口服避孕药，则其风险增至 23 倍。

在美国，吸烟女性不如男性多，并且在最近 30 年内女性吸烟率明显下降。然而，男性吸烟率的下降较女性吸烟率的下降更为明显。值得担忧的是，越来越多的青少年女性加入吸烟的行列。较之男性，女性吸烟更多的是为了缓解压力、平复心情、打发时间，或者源于抑郁。女性通常认为，吸烟能帮助减肥，也常把体重增加当作复吸的借口。所有女性，不管是处于什么年纪的女性开始戒烟，都能明显获益，因此，应该加大力度鼓励女性戒烟。在护士健康研究中，戒烟后的女性其长期缺血性心脏病风险可降至非吸烟女性人群的风险水平。戒烟 10～14 年后，既往吸烟者的总死亡率可降至与非吸烟者相似水平。吸烟女性发生心肌梗死事件的风险指数在戒烟后立即出现下降，在 2～3 年后，该风险则不再存在。

无论接受治疗与否，女性通常比男性的戒烟成功率更低，通常容易烟瘾复发，因而在戒烟阶段应该给予适当的鼓励。对于不能自行戒烟的女性，建议使用尼古丁替代治疗，或者给予辅助戒烟药物（如安非他酮、瓦伦尼克林等）；并同时接受行为改变治疗，或者接受正规的戒烟疗程。

（五）缺乏体力锻炼

长期久坐也是人类发生缺血性心脏病的常见危险因素。国际健康中心数据显示，39% 的白种女性和 57% 的有色人种女性较少规律的运动，而且在收入不高的女性中该比例甚至更高。然而适当的体力劳动能降低血压、血胆固醇水平，改善糖代谢，强壮骨骼，改善精神面貌。缺乏体力锻炼，会促进腹型肥胖的发生，同时，也是发生心肌梗死的独立危险因素。研究发现，即使轻度增加体力劳动都能明显减少疾病风险。护士健康研究发现，每周 3 次散步，每次 30～45 min，所有女性都能使心肌梗死风险降低约 50%；运动也能降低女性（包括腹型肥胖或者有糖尿病家族史的女性）发生 2 型糖尿病的风险。

既往有心肌梗死病史或者接受过冠脉旁路手术的女性，戒烟后获益更大。心脏康复治疗能提高预后，但女性接受康复治疗的机率更少，其原因可能包括偏见、交通不便、照顾老幼的责任等。2007 年防治指南建议，女性最好每天都坚持至少 30 min 的低强度锻炼，如散步等（见表 15 -2）。

表 15 - 2　女性冠心病防治临床指南

措施	项目	具体内容
生活方式改变	戒烟	建议女性不要吸烟，并且尽量避免被动吸烟，并给予她们提供咨询、尼古丁替代治疗，以及给予药物协助改变行为方式，顺利完成正规戒烟计划
	运动	女性最好每天都能坚持至少 30 min 的低强度锻炼，如散步等。对于需要减肥或者保持体重的女性，则建议每天至少 60～90 min 的锻炼
	康复治疗	对于近期发生急性冠脉综合征、接受过心脏介入治疗、新发或既往有心绞痛病史、近期出现脑血管意外、外周血管疾病和反复发生心衰或者心衰发作过后及 LVEF <40% 的女性，建议拟定一个全面降低风险的方案，例如，心血管事件及脑卒中后的康复治疗，或者在医生指导下的基于家庭、社区的运动培训方案
	饮食	女性应该进食富含蔬菜和水果的饮食；选择全麦面包、高纤维饮食；至少每周进食 2 次鱼，尤其是海鱼；减少饱和脂肪酸供能至 7%～10%，甚至减少至 7% 以下，胆固醇摄入 <300 mg/d，每天饮酒不超过 1 杯，钠盐摄入 <2.3 g/d。尽量避免摄入全反式脂肪酸，摄入量最好小于总摄入能量的 1%
	体重控制	女性应该通过适度锻炼、均衡热量摄入及改变生活方式，从而维持 BMI 在 18.5～24.9 kg/m^2，腰围≤88 cm
	伽脂肪酸	作为营养补充，脂肪酸的胶囊制剂（包含 850～1 000 mg 的 EPA 和 DHA）建议用于患有冠心病的女性，高剂量（2～4 g）甚至可用于治疗高甘油三酯血症
	抑郁	建议给予冠心病女性患者筛查是否合并抑郁，并给予治疗
主要危险因素干预	血压——理想血压和生活方式	建议通过改变生活方式，例如，控制体重、增加体力锻炼、适度饮酒、限盐，以及增加新鲜水果、蔬菜及低脂奶制品食物的摄入等，将血压控制在 120/80 mmHg 以下
	血压——降压药物	当血压≥140/90 mmHg，或是在糖尿病或者肾功能不全的患者，其血压≥130/80 mmHg 时，建议服用降压药物。除了有禁忌证或者存在特殊血管疾病，在大多数人的降压方案中，建议包括噻嗪类利尿剂。对于高危女性患者，建议用倍他乐克和（或）血管紧张素转化酶抑制剂（angiotensin converting enzyme inhibitor，ACEI）/血管紧张素 Ⅱ 受体阻滞剂（angiotensin receptor blocker，ARB）类药物作为初始降压方案，必要时可加用噻嗪类等其他药物
	血脂和脂蛋白——最佳水平及生活方式	建议女性通过改变生活方式，将低密度脂蛋白控制在 100 mg/dL 以下，高密度脂蛋白 >50 mg/dL，甘油三酯 <150 mg/dL，以及总胆固醇水平（除 HDL-C 外）<130 mg/dL。高危或者存在高脂血症的女性，建议饱和脂肪酸摄入控制在 7% 以下，胆固醇摄入量则应 <200 mg/d
	血脂——高危女性降脂药物	冠心病或者存在其他心血管疾病、糖尿病及 10 年内危险风险 >20% 的女性患者，在改变生活方式的同时，加用降低 LDL-C 药物，将 LDL-C 控制在 100 mg/dL 以下。对极高危的冠心病女性患者，则建议将 LDL-C 控制在 70 mg/dL 以下，若有可能则建议联合用药

续表 15-2

措施	项　　目	具 体 内 容
主要危险因素干预	血脂——其他危险分层的女性降低 LDL-C 的治疗	存在多重危险因素且 10 年危险风险为 10%～20% 时，在调整生活方式后，LDL-C 仍然≥130 mg/dL，建议加用降脂药物。存在多重危险因素但 10 年危险风险小于 10% 时，在调整生活方式后，LDL-C 仍然为≥160 mg/dL，建议加用降脂药物。在 LDL-C≥190 mg/dL 时，无论是否合并有高危因素，都建议女性患者接受降脂治疗
	血脂——高危女性用于改变 HDL 或其他胆固醇水平的药物	当高危女性患者 LDL-C 水平达标后，若 HDL-C 水平较低或者总胆固醇水平（除了 HDL-C）较高，则建议使用烟酸或贝特类药物
	血脂——其他危险分层的女性改变 HDL 或其他胆固醇水平的药物	具有多重高危因素或者 10 年危险风险为 10%～20% 的女性，在 LDL-C 水平达标后，若 HDL-C 水平较低或者总胆固醇水平（除了 HDL-C）较高，则建议使用烟酸或贝特类药物
	糖尿病	建议糖尿病女性患者联合接受生活方式改变及药物治疗，在不出现明显低血糖的情况下，将糖化血红蛋白控制在 7% 以下
药物防治	阿司匹林——高危患者	建议 75～325 mg/d 的阿司匹林用于高危女性；但是，当存在禁忌，或者不能耐受阿司匹林治疗时，则可换用氯吡格雷
	阿司匹林——其他危险分层的女性	在年龄超过 65 岁的女性患者（当血压控制稳定和预防缺血性脑卒中、心肌梗死事件的获益明显超出胃肠道出血与出血性脑卒中风险）及年龄小于 65 岁的女性患者中，当预防缺血性脑卒中事件的获益明显超过阿司匹林带来的不良反应时，均建议接受阿司匹林治疗（81 mg/d，或者 100 mg/2d）
	倍他乐克	除非有禁忌，在心肌梗死或者出现急性冠脉综合征后，以及左心功能不全，无论有无心衰症状的所有女性患者，均应立即给予倍他乐克
	ACEI/ARB	在存在心衰临床症状，或者 LVEF≤40%、糖尿病，或者心肌梗死后的女性患者，排除相关禁忌后，建议使用 ACEI；若不能耐受 ACEI，则建议换用 ARB 类药物
	醛固酮受体拮抗剂	心肌梗死后女性患者，在已经接受 ACEI 和倍他乐克治疗剂量后，存在心功能不全的症状且伴有 LVEF≤40%，在排除肾功能不全及高钾血症等禁忌后，建议使用醛固酮受体拮抗剂

（六）饮食

在护士健康研究中，基于谷类纤维、脂肪酸、叶酸、糖负荷、多不饱和脂肪酸与饱和脂肪酸的比例等获得的饮食评分,也是发生缺血性心脏病的独立危险因素之一。护士健康研究第二次报告,着力于评估 1980—1994 年的 85 941 例健康女性的饮食与其发生心血管事件之间的联系,发现减少红色瘦肉、全反式脂肪及高脂食物的摄入,能使缺血性心脏病发生率降低约 16%。现代观点认为,女性应该进食富含蔬菜和水果的饮食;选择全麦面包、高纤维饮食;至少每周进食 2 次鱼,尤其是海鱼;减少饱和脂肪酸供能至 7% 以下,胆固醇摄入少于 300 mg/d,每天饮酒不超过 1 杯,钠盐摄入少于 2.3 g/d;尽量避免摄入全反式脂肪酸。虽然尚无性别特异的相关临床研究,但是,饮食结构的改善的确能降低心血管疾病的发生率和死亡率。

（七）腹型肥胖

1988—1991 年,NHANES Ⅲ 报道,美国约 1/3 成人超重（女性为 35%,男性为 31%）。男性体重指数 ≥ 27.8 kg/m^2、女性体重指数 ≥ 27.3 kg/m^2 称为腹型肥胖。腹型肥胖也是缺血性心脏病独立危险因素之一,并且与糖耐量异常（糖尿病前期）、高血压及高脂血症密切相关。护士健康研究发现,即使在年老后控制体重和戒烟,腹型肥胖仍然明显增加心血管事件的发生率。女性体重超过理想体重的 130%,伴随着非致死性心肌梗死和缺血性心脏病源性的死亡风险增加 3.3 倍。近期数据表明,局部脂肪堆积,尤其是腰臀比 > 0.88,可能较腹型肥胖对提示慢性缺血性心脏病的风险更具有特异性。不少研究报道,在校正其他心血管危险因子后,中心性肥胖的女性仍有较高的发生心肌梗死、缺血性心脏病或心血管死亡事件的风险。

Framingham 数据表明,近 30 年来,男性和女性糖尿病的发生率增加了 1 倍,其中,大多数人体重指数 ≥ 30 kg/m^2。CARDIA 研究证实,青年人群,只要体重指数长期维持在一个较稳定的水平,不管基线为多少,则代谢综合征相关风险较低。然而,在 1 358 例男性和 1 321 例女性中,只有 16.3% 的人群体重指数较为稳定,73.9% 的人群体重指数上升。尽管过去数十年内人们饮食结构中的脂肪摄入有所下降,但日益上升的腹型肥胖和糖尿病发生率,强调了保持碳水化合物与脂肪摄入平衡及适度运动的必要性。护士健康研究提出,糖负荷与女性缺血性心脏病发生率呈正相关,并且此种关系在超重、腹型肥胖女性中更为明显。因此,减少糖负荷摄入与在饮食结构中将饱和脂肪酸替换为不饱和脂肪酸同样重要。少吃炼糖,少饮含糖的饮料,特别有益于减少糖的摄入。进食富含新鲜蔬菜和水果的食物有利于减少糖尿病的发生风险,然而大量进食果汁则可能促进女性糖尿病危象的发生。

（八）糖尿病与代谢综合征

女性糖尿病患者风险明显高于男性糖尿病患者,糖尿病能增加女性缺血性心脏病风险的 3～7 倍,而男性糖尿病患者缺血性心脏病风险则升高 2～3 倍;并且女性糖尿病患者缺血性心脏病死亡率也明显高于男性糖尿病患者。通常,在冠脉造影所证实的冠心病患者中,男性的比例较高,然而糖尿病明显增加女性患者发生心血管疾病的风险,因此,在糖尿病患者中行冠脉造影,所得的结果可能会变得没有性别差异了。大型前瞻性研究（包括 Framingham 和护士健康研究等）发现,糖尿病作为一个独立的危险因素,使女性发生非致死性心肌梗死及心血管死亡事件增加 6～7 倍。女性糖尿病患者心血管事件发生率及死亡率的高危风险与糖尿病病程关系不大，病程少于 4 年的女性糖尿病患者，其心血管事件发生率也很显著。

不同于男性糖尿病患者，近 30 年来，女性糖尿病患者缺血性心脏病死亡率不见下降，反而有所上升。NCEP 认为，糖尿病是冠心病的危险因素，因此，糖尿病患者都属于高危或者极高危组。糖尿病女性患者缺血性心脏病相关死亡率增加约 37%，同时，女性糖尿病患者较男性糖尿病患者更容易发生血脂紊乱。

轻微糖耐量异常或者无症状的高血糖，同样增加女性发生缺血性心脏病事件风险。轻微糖耐量异常或者 2 型糖尿病女性患者更容易合并存在腹型肥胖、高血压及血脂紊乱，也因此协同增加女性糖尿病患者发生缺血性心脏病风险，同时，控制上述相关危险因素也能明显降低女性糖尿病患者发生心肌梗死的风险。

美国糖尿病协会建议，对超过 45 岁的人群应常规筛查是否患有糖尿病，如果检查结果正常，则建议每 3 年重复检查 1 次。对于妊娠期出现过糖尿病或者合并存在有多囊卵巢的女性，甚至建议在更早的年龄接受常规筛查。妊娠期出现过糖尿病的女性，在产后 4 个月内再发糖尿病风险增加 2 倍，且其作为发生糖尿病的重要危险因素，在以后长期的生命过程中始终影响着糖尿病的发生和发展。妊娠期间，女性的空腹血糖水平 ≥ 121 mg/dL，则产褥期早期发生糖尿病的风险增加 21 倍。妊娠期间出现过糖尿病的女性，专家建议产后 6～12 周给予其检查空腹血糖水平，或者进行口服葡萄糖糖耐量实验，以后每 1～2 年随访。高危女性，为了预防糖尿病的发生，最好在产后 6～12 个月内将体重控制在怀孕前的水平，并且加强运动。

此外，因为腹型肥胖、高血压、高脂血症及糖尿病经常以代谢综合征的形式合并存在，因此，此类患者建议早期进行糖尿病的筛查。经校正年龄后，代谢综合征发病率无明显的性别差异。代谢综合征的标志之一是胰岛素抵抗，而胰岛素抵抗定义为空腹血糖调节受损（空腹血糖水平为 100～125 mg/dL），属于糖尿病早期。Framingham 研究发现，空腹血糖调节受损的女性发生缺血性心脏病风险与糖尿病女性患者相当，而该现象在男性中不明显。

临床试验证明，控制糖尿病女性患者的危险因素非常重要。CARDS（collaborative atorvastain diabetes study）研究，将 3 000 多例糖尿病患者分为安慰剂对照组和每天给予 10 mg 阿托伐他汀的治疗组，实验后不久发现，治疗者相关风险下降约 37%。在糖尿病控制和防治并发症的临床试验中，1 型糖尿病患者接受传统治疗约 6.5 年后，微血管与神经相关并发症的发生率减少，但对主要心血管事件的发生却无明显影响；然而，在随后进行的关于糖尿病及其并发症的防治流行病学（epidemiology of diabetes interventions and complications，EDIC）研究发现，接受强化治疗的患者，其心血管事件下降约 42%，主要心血管事件（包括致死性或非致死性心肌梗死、脑卒中等）风险下降约 57%。此外，另一研究入选的 5 238 例 2 型糖尿病患者，吡格列酮与安慰剂相比，在预防主要终末事件（全因死亡、非致死性心肌梗死、脑卒中、截肢及心血管或者腿部血运重建等）方面并没有显示出明显优势，却能使全因死亡、非致死性心肌梗死及脑卒中等的次要终点事件发生风险降低约 20%。最后，糖尿病防治组织强调，生活方式的改变联合二甲双胍的使用对糖尿病的防治是行之有效的，高危糖尿病患者通过锻炼能降低糖尿病发生风险，而使用二甲双胍的糖尿病患者能降低疾病进展风险约 31%。总之，尚缺乏对性别有针对性的、研究糖尿病及代谢综合征患者发生心血管疾病风险的相关临床试验。

（九）高血压

虽然随年龄增长，高血压病患者男女比例变化很大，但总的来说，女性高血压发病率要高于男性。45 岁以前，高血压病患者以男性居多；与年长的高血压病患者比较，女性高血压病患者更为多见，尤其见于超过 65 岁的女性。口服避孕药的女性发生高血压风险增加 2 ~ 3 倍。值得注意的是，不论男女，黑人群体较同龄的白种人群体高血压风险要高 1 倍。

关于研究男性或女性高血压与缺血性心脏病之间关系的前瞻性试验并不少，并且高血压也是充血性心力衰竭的主要危险因素之一。老年人收缩性高血压（systolic hypertension in the elderly program，SHEP）试验研究噻嗪类利尿剂在高血压病患者中的使用，该试验入选成员中 57% 为女性，并且证实利尿剂用于女性高血压病患者分别使脑卒中和缺血性心脏病发生率降低 36% 和 25%。另一研究发现，高血压病患者使用倍他乐克和噻嗪类利尿剂能减缓高血压靶器官损害，并且该获益无性别差异；不过准确地说，女性主要获益于脑卒中事件的减少，而男性则获益于包括脑卒中等多种心血管事件的减少。

联合国国家委员会第 7 次报告的高血压指南（即 JNC7 指南）提出的降压方案并无男女性别之分。建议通过改变生活方式（如控制体重、增加体力锻炼、适度饮酒、限盐，以及增加新鲜水果、蔬菜和低脂奶制品食物的摄入等），将血压控制在 120/80 mmHg 以下。当血压≥140/90 mmHg 时，在糖尿病或者肾功能不全患者的血压≥130/80 mmHg 时，建议服用降压药物。除了存在特殊血管疾病应给予特殊降压药物使血压满意达标，或者存在相关禁忌，在大多数人的初始降压方案中，建议应包括噻嗪类利尿剂。噻嗪类利尿剂能减少尿钙排泄，因而尤其适用于易发骨质疏松的女性。尽管各年龄阶层接受治疗的高血压病患者比例变异不大，但老年女性高血压控制率不太理想。在 70 ~ 79 岁的女性高血压病患者中，只有 29% 的女性高血压病患者血压达标。

尽管一些研究发现，女性患者降压治疗所带来的心血管事件获益不如男性的显著，但国际指南建议使用统一的降压标准。近期公布的 1999—2004 年的国际营养与健康调查数据表明，与男性比较，更多的女性高血压病患者虽然接受降压治疗，但血压控制率较低。

（十）新的危险因素

传统的危险因素及 Framingham 危险评分系统都低估了女性发生缺血性心脏病的风险，新发现的危险标志可能有利于提高对女性相关风险的监测。女性 hsCRP 平均水平较男性的高，尤其是在青春期。这种性别之间存在的炎症指标水平差异与炎症介质介导的自身免疫性疾病发生率的性别差异一致，如风湿性关节炎及系统性红斑狼疮更多见于女性，也因此提示炎症可能是促进女性缺血性心脏病发生、发展的重要机制。在女性中，

hsCRP 升高水平与发生缺血性心脏病事件的相关风险呈正相关，并且协同其他危险因素促进女性缺血性心脏病的发生与发展。hsCRP 和很多炎症指标关系密切，同时也和 2 型糖尿病、代谢综合征和心力衰竭等其他缺血性心脏病的危险因素关系密切。协同使用多种生化指标可能更有利于准确评估女性缺血性心脏病的风险。

（十一）抗血小板治疗

总体来看，抗血小板研究协会的多项随机试验发现，阿司匹林（Aspirin）（75 ～ 162 mg/d）可用于女性缺血性心脏病的二级预防。有急性冠脉综合征的男女患者，建议常规使用阿司匹林。

众所周知，对于既往存在有心血管疾病病史的患者，不论男女，阿司匹林的使用都能减少心肌梗死、脑卒中和心血管死亡事件等风险；然而，阿司匹林用于女性一级预防的获益尚缺乏相关的证据，主要是因为既往临床试验中女性患者较少。阿司匹林对于无相关禁忌的高危或者特殊危险情况的女性患者的作用已得到证实，建议使用。以前关于阿司匹林用于女性缺血性心脏病一级预防的数据较少，早期专家的意见主要是基于对大型研究结果的推断，而这些主要针对男性的大型研究证实，阿司匹林能减少中、高危的中老年患者心肌梗死的风险。护士健康研究的调查者发现，每周使用 1 ～ 6 片阿司匹林的女性，初发心肌梗死率及死亡风险下降。HOT（hypertension optimal treatment）研究将受试者（女性占 47%）随机分为 75 mg/d 药物的治疗组和安慰剂对照组，并给予降压治疗，结果提示，阿司匹林的使用与主要心血管事件和心肌梗死发生率的下降关系密切。

Berger 及其同事进行的一项荟萃分析发现，51 342 例使用阿司匹林的女性，其心血管事件风险下降约 12%；而 44 114 例使用阿司匹林的男性，其心血管事件风险下降约 14%。阿司匹林能降低男性心肌梗死风险约 32%，但是，对脑卒中无明显影响；相反，阿司匹林能降低女性脑卒中风险约 17%，但是，未明显降低心肌梗死的风险。在女性中，阿司匹林降低缺血性脑卒中的获益明显超过其新增出血性脑卒中的风险，而不分性别，阿司匹林对心血管死亡率无明显影响。阿司匹林的心血管获益具有性别差异，提示阿司匹林在男、女性患者中可能有不同的作用机制。

女性健康研究学者评估每天接受 100 mg 阿司匹林（医生健康研究中所用的剂量）的 22 071 例健康女性，发现该人群中心肌梗死风险指数明显下降；同时，该实验统计 39 876 例 45 岁以上的女性，发现阿司匹林降低脑卒中风险约 17%，包括缺血性脑卒中风险降低约 24%，以及轻微增加出血性脑卒中的风险，但不明显影响心肌梗死的风险（65 岁以上女性患者除外），且胃肠道出血风险明显增加约 40%。因此，不同于高危女性，中危女性患者是否接受抗血小板聚集治疗，则需个体化对待。除非有禁忌，高危女性建议每天服用阿司匹林 75 ～ 325 mg；如果不能耐受阿司匹林，则建议换用氯吡格雷。65 岁以下的女性，不建议阿司匹林常规用于心肌梗死的一级预防，但当此类群体评估阿司匹林预防缺血性脑卒中的获益明显超过阿司匹林相关的出血风险时，可考虑服用阿司匹林。对于 65 岁以上的女性，阿司匹林能明显降低心肌梗死和脑卒中风险，同时也相应增加胃肠道出血风险，且阿司匹林并不影响心血管死亡风险，因此，在所有年龄层次的中危女性，建议在权衡阿司匹林的利弊后，再决定是否使用阿司匹林。Dorsch 及其实验组成员发现，女性患者阿司匹林抵抗发生率是男性的 4 倍，尽管这一现象尚缺乏确切证据。

对于 55～79 岁的女性，若缺血性脑卒中率下降所带来的获益明显大于消化系统出血的潜在风险，美国预防服务工作组（United States Preventive Services Task Force，USPSTF）建议使用阿司匹林。USPSTF 提出，对于 80 岁及以上的男女患者，当阿司匹林用于心血管疾病的预防时，权衡其利弊，尚有待进一步的研究。同时，USPSTF 不建议阿司匹林常规应用于 55 岁以下的女性的脑卒中预防和 45 岁以下的男性的心肌梗死的预防。

四、性激素

（一）绝经后激素治疗

直到 20 世纪 90 年代中期，不少研究结果提示，绝经后激素治疗能降低心血管疾病风险的 40%～50%，而我们对于缺血性心脏病风险和绝经后激素治疗的了解也仅限于此。此外，临床观察到单独使用雌激素或联用雌激素与孕激素并无明显的差异。1998 年，HERS 研究（一项旨在探索雌、孕激素对既往存在冠心病的绝经期女性患者，是否能降低其发生缺血性心脏病事件风险的随机临床试验）所得结果，引发人们对激素替代治疗的关注。2 700 多例女性被随机分为 2 组，分别为接受马源性雌激素和甲羟孕酮治疗组或者安慰剂对照组，然后随访观察她们非致死性心肌梗死及死亡情况。参加者的平均年龄为 67 岁，其中，19% 的参加者为糖尿病患者，13% 的参加者有吸烟的习惯。随访 4.1 年后，发现马源性雌激素和甲羟孕酮治疗组除了总胆固醇和低密度脂蛋白出现下降、高密度脂蛋白升高，与安慰剂对照组相比，其余的差异无统计学意义。一项回顾分析发现，马源性雌激素和甲羟孕酮治疗组第 1 年心肌梗死发生率甚至明显增加 52%。随后的 HERS Ⅱ 试验结果显示，对 HERS Ⅰ 实验中约 90% 的受试者延长其随访期达 3 年，仍未发现明显的心血管保护作用。

HERS 实验后的一系列相关实验，包括使用不同的激素替代治疗方案和改变分娩方式等对缺血性心脏病都无明显的影响。ERA 试验则是一项侵入性研究，入选者在试验前、后分别接受冠状动脉造影检查，入选者中，经冠状动脉造影确诊为冠心病（冠脉狭窄 >30%）的女性共 309 名，并被随机分为马源性雌激素和甲羟孕酮治疗组与安慰剂对照组。平均随访 3.2 年，结果发现，两组血管直径及粥样斑块病变进展无明显差异。

EPAT（estrogen in the prevention of atherosclerosis trial）试验是一项双盲、对照试验，选入 199 例有无缺血性心脏病疾病且低密度脂蛋白 ≥130 mg/dL 的女性患者，旨在通过测量颈动脉内 - 中膜厚度来评估雌激素是否能减缓亚临床动脉粥样硬化病变的进展。入选者（平均年龄为 62 岁）被随机分为 17β 雌二醇治疗组及安慰剂对照组，对 LDL-C > 160 mg/dL 的女性常规给予降脂药物。随访 2 年，结果发现，17β 雌二醇治疗组较安慰剂对照组颈动脉内 - 中膜增厚病变明显消退（$p = 0.046$），在未接受降脂药物的群体中，该差异要更显著（$p = 0.002$）；而在接受降脂药物的女性中，两组无明显差异。因此，这些研究提示，在较年轻的处于绝经期的妇女，如果没有合并粥样硬化病变，则使用雌二醇可能获益，尽管获益程度不及降脂治疗。

WHI（women's health initiative）研究，一项包括 27 000 多例 50～79 岁健康女性的随机、对照、双盲的前瞻性研究，针对心血管疾病、脑卒中、乳腺癌、结直肠癌和骨质疏松性骨折等多种疾病，评估激素治疗的风险及获益。根据女性既往是否接受过子宫切除术，该实验细分为 2 个平行试验：马源性雌激素和甲羟孕酮对比安慰剂的实验设计、单独使用马源性雌激素对比安慰剂的实验设计。其中，16 608 例女性随机分为接受 0.625 mg/d 的马源性雌激素和 2.5 mg/d 的甲羟孕酮的治疗组，以及接受安慰剂的对照组；另外，10 739 例女性随机分为接受 0.625 mg/d 马源性雌激素的治疗组，以及接受安慰剂的对照组。该实验临床观察终点为发生非致死性心肌梗死或者心血管源性死亡。WHI 研究预定随访期限为 8.5 年，但是，实验进行了 5.2 年后，因马源性雌激素和甲羟孕酮治疗组出现严重的不良反应，包括明显增加乳腺癌的发生等，导致该组实验被迫中止。各组之间，对心血管事件的发生率无明显的差异。单独使用雌激素治疗组也在实验进行到 6.8 年后被迫终止，因为发现该组脑卒中率明显升高，同时，在该组试验中未发现缺血性心脏病风险有升高。

对 WHI 研究进行回顾分析，发现在更年期早期开始激素替代治疗，发生缺血性心脏病事件风险减少。可能上述结论并不具有统计学意义，但是，观察到在更年期早期（10 年内）开始使用激素，无论是单用雌激素或者联用雌激素和孕激素，与绝经期后期（20 年以后）再开始使用激素治疗相比，其缺血性心脏病风险较低。因此，WHI 实验提出关于在使用激素治疗时的时间假说（绝经期早期接受激素替代治疗可能具有心血管保护作用，而较晚期才开始使用激素反而有害）的合理性。

WHI 研究的一项附加实验，对单独接受雌激素治疗组的 1 064 例女性（选入时年龄为 50～59 岁）进行冠状动脉钙化评估。这群女性平均年龄为 64 岁，平均随访期限为 7.4 年。结果发现，0.625 mg/d 的雌激素治疗组平均冠状动脉钙化指数为 83.1，而对照组平均值为 123.1。对 80% 服用药物时有并发症的女性进行冠状动脉分析，发现其冠状动脉钙化程度进展率降低约 60%。这些结果支持这样一个假设——更年期早期（如 50～59 岁）开始接受雌激素治疗，有可能减少粥样硬化斑块负荷，尽管这一假设尚未在人体试验中得到证实。

WHI 研究结果与其他研究报告存在差异，可能归因于不同试验结果之间可能存在的变应性。WHI 研究不包括具有更年期综合征的那些女性，然而在其他试验（如护士健康研究）中，则主要入选该类受试者。WHI 研究中入选的女性，离末次月经平均约有 12 年，其中，只有 16% 的女性距离末次月经不足 5 年；相反，其他研究中所入选的女性，大部分离末次月经不足 5 年。另外，也可以对比各项临床研究中参与者的平均年龄来评估所得数据之间的差异。WHI 研究中入选者平均年龄为 63 岁；其他观察性研究中，入选者平均年龄为 30～50 岁。最后，对比护士健康研究中平均 BMI 为 25 kg/m^2 的女性，WHI 研究中的女性平均 BMI 为 29 kg/m^2，接近 1/3 的入选者为腹型肥胖女性，因而，也增加其发生缺血性心肌病的风险。所有的这些因素都有可能导致临床试验与观察性研究结果不一致。

此外，有 2 项临床研究目前正致力于明确开始激素治疗的最佳时间。2 项研究都旨在明确绝经早期开始激素治疗是否具有心血管保护作用。在 ELITE（early versus late intervention trial with estradiol）试验中，入选绝经时间不超过 6 年或者超过 10 年的女性共 504 例，随机分为雌激素治疗组及安慰剂对照组，随访时间为 3 年，疗效评估则包括颈动脉内 – 中膜厚度等。KEEPS（Kronos early estrogen prevention study）则是一项多中心、随机研究，入选 720 例绝经时间短于 3 年的女性，随机分为口服或者皮下注射激素治疗组和安慰剂对照组，随访时间为 5 年，也同样利用包括颈动脉内 – 中膜厚度在内的多种指标来评估疗效。

（二）性激素及绝经前期女性

在动物研究中，给予雌激素能防止粥样硬化的发生。在心血管系统，发现内皮细胞和心肌细胞表面的雌激素受体激活后，具有抗氧化和促进受损内皮细胞修复的作用。通过特殊的途径，这些受体通过 NO 快速调节血管舒张反应，并能增加内皮细胞生长因子释放及抑制平滑肌细胞增殖。雌激素减少低密度脂蛋白氧化、减少血小板聚集，并且增加 COX2 的活性。目前，关于黄体酮和甲羟孕酮的心血管作用知之甚少，并且它们所起作用似乎也随既往是否存在粥样硬化病变而有所不同。

绝经前期女性，随着排卵周期改变，表现为雌激素不足、下丘脑功能紊乱或者月经不规律等，其缺血性心脏病风险也相应增高。动物实验也证实，雌激素水平缺乏与粥样硬化相关，同时，也发现母猴低雌激素水平能使冠状动脉舒张功能减弱，甚至能降低冠状动脉对内皮源性刺激因子的收缩反应。

WISE 试验中，评估 95 例女性是否具有下丘脑性低雌激素血症，该种低雌激素血症被定义为雌二醇水平 < 184 pmol/L，FSH < 10 U/L 及 LH < 10 U/L。绝经前期女性，如果合并经冠脉造影证实的冠心病，则其血浆或游离雌二醇水平和 FSH 水平较无合并冠心病女性的水平更低，下丘脑性低雌激素水平症状更为常见（69% : 29%），并且常合并卵巢功能障碍。上述研究提示，因卵巢功能紊乱导致的雌激素水平低下可能是绝经早期妇女发生缺血性心脏病的危险因素。

在女性生命中，妊娠、分娩等都能导致代谢和心血管功能改变，如改变血脂、血压及血糖水平等。除这些短暂的改变之外，1987 年的大型前瞻性研究发现，月经初潮年龄、第一次生产的年龄及孕产次数等均与缺血性心脏病关系不明显，然而传统的危险因素却显示出了与缺血性心脏病之间的关系。然而，另 2 项前瞻性研究分析则发现，6 次及以上的怀孕能轻微增加缺血性心脏病和其他心血管疾病的风险。

多囊卵巢综合征（polycystic ovarian syndrome，PCOS）在女性人群中的发生率为 10%～13%，并且在绝经前期与一系列危险因素（如 2 型糖尿病、不良缺血性心脏病事件的发生等）相关。代谢综合征包括一群危险因素，定义为至少包括 3 个或 3 个以上的危险因素（胰岛素抵抗、血脂紊乱（TGs 升高，低 HDL-C）、高血压，或者腹型肥胖），而且其与女性内源性雌激素、雄激素水平改变密切相关。

NHLBI 赞助的 WISE 试验中，入选 390 例合并 PCOS 的绝经前期女性，其中的 104 例女性出现 PCOS 的临床症状（高雄激素血症和既往月经不规律病史）。

5 年期间，PCOS 妇女无心血管事件生存率为 79%，而无 PCOS 女性该比例为 89%。PCOS 女性如果合并超敏 C-反应蛋白水平升高，则比 hsCRP 水平正常的、无合并 PCOS 女性发生心血管死亡或发生非致死性心肌梗死的危险增加 12.2 倍。PCOS 协同糖尿病、腰围、高血压及冠心病（冠脉造影证实）影响着女性的预后。上述研究提示，在绝经前期的女性应警惕 PCOS 的存在，可能有利于早期发现缺血性心脏病危险因素，并给予早期干预。

（三）避孕药物治疗

避孕激素，其常见形式为药片，早在 20 世纪 60 年代就被用于提高血浆激素水平，从而抑制排卵及着床，达到避孕的目的。虽然与第一代口服避孕药相比，现代口服避孕药中激素含量明显下降，但与激素替代治疗方案中的剂量相比，后者常为前者的 1/10。并且，口服避孕药物通常含有人工合成的孕激素，包括从初代的具有雄激素性质的孕激素到现代的孕激素——具有抗雄激素样作用及利尿作用的醛固酮拮抗剂。因此，避孕药物里面的激素成分通过间接影响心血管危险因子（如血脂、血压、血栓形成、血管收缩及心律失常等），影响心血管系统。

1. 血脂

避孕药对血脂水平的改变具有剂量依赖性，但同时也与给药途径有关。例如，皮下注射避孕药因为避开了肝脏的首过效应，故较口服给药途径对血脂的影响小。口服避孕药能通过基因途径上调肝脏血脂蛋白水平，从而影响血脂。雌激素穿过脂质膜后与核内受体相结合，进而激活或者抑制基因转录。与高剂量相比，低剂量的雌-孕激素复合制剂被证实能降低 HDL-C，轻度升高 LDL-C 和 TGs 水平。

2. 血压

血压正常的女性在服用口服避孕药后，血压通常上升 7 ~ 8 mmHg。最近，口服避孕药物含有新型的孕激素（屈螺酮），此类药物具有抗盐皮质激素类利尿剂作用，因而与降低血压（降低收缩压约 4 mmHg）及体重指数相关。这些研究提示，新型的口服避孕药可能具有心血管保护作用，但尚需进一步的研究。

3. 血栓形成

口服避孕药有增加凝血酶原和降低抗凝血酶原 III 水平、增加静脉血栓形成及促进血管堵塞等风险。使用含有剂量小于 50 g 的雌激素避孕药物的女性，与不使用避孕药物的女性相比，静脉血栓形成风险升高约 4 倍。在校正吸烟及 BMI 后，第三代孕激素比第二代孕激素激发非致死性静脉血栓栓塞的风险升高 2 倍。表 15-3 是具有心血管危险因素的女性用于避孕的指南概要。

表 15-3　具有心血管危险因素的女性避孕的指南概要

危险因素	指南概要
高血压	血压控制良好的小于 35 岁的女性，或者健康的不吸烟的女性口服避孕药，监测其血压情况。如果在口服避孕药后血压得到控制，则可以继续服用避孕药物；如果血压控制不理想，则建议换用仅仅含有孕激素的药片或者放置宫内节育器等

续表 15 - 3

危 险 因 素	指 南 概 要
血脂异常	LDL-C > 160 mg/dL，或者具有多重心脏危险因素——换用非药物避孕措施，如放置宫内节育环等
糖尿病	1 型或 2 型糖尿病患者，避孕药物仅仅适用于无合并其他疾病、年龄小于 35 岁的非吸烟者；否则，建议仅仅使用孕激素或者换用宫内节育器（intrauterine device，IUD）
吸烟	年龄大于 35 岁的吸烟女性——选用非药物避孕方法，如 IUD 等；年龄小于 35 岁的吸烟女性则暂不明确是否能使用避孕药物
腹型肥胖	BMI > 30 kg/m^2——单用孕激素，或者 IUD；腹型肥胖是促进静脉血栓形成的高危因素
35 岁以上的女性	健康的非吸烟女性——口服含量小于 50 g 的乙炔基雌二醇的避孕药较怀孕更为安全，并且可以持续用至 50～55 岁，或者在评估风险及获益后持续用至绝经后

4. 冠脉血管的舒张和收缩功能

内、外源性雌激素循环水平与偏头痛、雷诺现象及变异性心绞痛有关。动物和人类实验证实，低水平的内源性雌激素水平能加重内皮功能不全，而外源性激素替代治疗能削弱该种影响。早期实验显示，甲羟孕酮能促进冠状动脉血管收缩，虽然该不良反应不如孕激素明显。但是，关于激素替代治疗是否能维持或促进冠状动脉或外周血管内皮细胞功能，则有待于进行进一步的长期的人群研究。

5. 致心律失常

药物诱导的 QT 间期延长及药物相关的心律失常在女性中更为常见，并且与男性相比，在女性心电图上出现的 QT 间期延长，更容易引发心源性猝死。尽管目前的观点不一，但是，单纯使用雌激素通常能诱发 QT 间期延长，联合使用雌激素及孕激素并不影响 QT 间期，但是却减少 QT 离散度。到目前为止，没有关于口服避孕药导致心律失常机制的相关研究。

（四）选择性雌激素受体调节剂

取决于组织性质，选择性雌激素受体调节剂（selective estrogen receptor modulators，SERMs）可选择性表达受体激动或拮抗作用。在美国和加拿大上市的 SERMs 药物，包括用于防治骨质疏松与乳腺癌的雷洛昔芬，用于预防雌激素受体阳性的乳腺癌复发的他莫昔芬及用于进展期乳腺癌的拖瑞米芬。

雷洛昔芬对于心血管系统的作用是目前研究最充分的 SERMs。MORE（multiple outcomes of raloxifene evaluation）研究是一项历时 4 年的对照研究，旨在探索雷洛昔芬对患有骨质疏松的绝经前期女性骨密度的影响，同时，该研究也报道了主要心血管事件（如心肌梗死、冠脉旁路手术、经皮冠脉成形术或脑卒中等）的发生率，治疗组（60 mg 或 120 mg 的雷洛昔芬）与对照组无明显差异。对于高危组的女性（既往发生过心血管事件、接受过血运重建或者合并多重危险因素），雷洛昔芬甚至能降低心血管事件风险约 40%。

在 CORE（continued outcomes of raloxifene evaluation）试验中，将原来的 MORE 实验随访期延长 4 年，评估雷洛昔芬与侵袭性乳腺癌之间的关系。8 年期间，两组心血管事件的发生无明显差异（治疗组为 5.5%，对照组为 4.7%）。此外，单独分析缺血性心脏病发生率和脑卒中发生率，两组之间也无明显差异。

RUTH（raloxifene use for the heart）实验是第一个着重于研究雷洛昔芬影响心血管事件发生的临床研究。该实验入选 10 101 例绝经前期女性，该人群既往确诊为冠心病或者具有冠心病危险因素。平均随访 5.6 年后，发现雷洛昔芬并不能降低心血管事件（冠状动脉源性死亡、非致死性心肌梗死或因心肌梗死而需住院）的发生风险。在随后的回顾分析中发现，对比安慰剂组，接受雷洛昔芬的 60 岁以下的女性患者，其发生心血管事件明显减少。类似于动物实验、观察性或者临床试验，上述结果提示，年轻女性使用激素替代治疗可能带来心血管获益。

五、女性心血管疾病的防治指南

2007 年 AHA 更新指南，建议为女性患者提供一个全面评估危险层次的综合方案，据此将女性分为高危、中危及低危 3 个等级；该综合方案着重于评估女性整个生命历程中发生心血管疾病的风险，并且普及到 50% 的女性。该指南建议，通过调整生活方式（如戒烟、运动、减肥及多吃新鲜蔬菜、水果等），联合 ATP Ⅲ 推荐的药物治疗方案等强化措施，纠正危险因素；同时，强调通过调整生活方式及联合药物控制血压、血脂水平。如无禁忌，建议高危女性常规使用阿司匹林。在超过 65 岁的女性患者中，血压控制稳定和预防缺血性脑卒中、心肌梗死事件的获益明显超出胃肠道出血与出血性脑卒中风险；对于小于 65 岁的女性，当预防缺血性脑卒中事件的获益明显超过阿司匹林带来的不良反应时，均建议接受阿司匹林治疗。发生心肌梗死，或者出现急性冠脉综合征后，以及左心功能不全，无论有无心衰症状的女性患者，建议使用倍他乐克。同样，ACEI 类药物也建议用于心肌梗死后、合并心力衰竭、左心室功能不全及糖尿病患者。激素替代治疗，抗氧化剂和维生素不应用于女性一、二级预防。表 15-4 为女性心血管疾病或心肌梗死防治的 Ⅲ 级干预（无效、有效、可能有害）。

表 15-4　女性心血管疾病或心肌梗死防治的 Ⅲ 级干预（无效、有效、可能有害）

干预项目	建议内容
绝经期治疗	激素替代治疗以后选择性雌激素受体调节剂，不应该用于女性心血管疾病的一、二级预防（Ⅲ A）
抗氧化剂添加剂	抗氧化剂添加剂（维生素 E、维生素 C、β-胡萝卜素等）不建议用于心血管疾病的一、二级预防（Ⅲ A）
叶酸	叶酸，合用或者不合用 B_6、B_{12} 的添加剂，不建议用于心血管疾病的一、二级预防（Ⅲ A）
阿司匹林对于小于 65 岁女性的使用	不建议阿司匹林作为小于 65 岁健康女性预防心肌梗死的常规药物

六、总结

心血管疾病已经成为美国女性死亡的主要原因之一，与男性相比，具有相似 Framingham 危险评分的女性接受防治建议（如更少的降脂治疗、服用阿司匹林及进行生活方式改变等的防治建议）的机会较少。Framingham 危险评分系统和雷诺兹评分系统都可用于评估女性的心血管疾病风险。血脂紊乱、高血压及糖尿病的治疗无明显的性别差异。对于 55～79 岁的女性，缺血性脑卒中事件率下降所带来的获益明显大于消化系统出血的潜在风险，建议常规使用阿司匹林。生活方式也能影响缺血性心脏病的发生，女性应该每天进行最少 30min 的适度锻炼，如散步等；进食有益于心脏健康的饮食；戒烟，并且避免被动吸烟。适用于避孕、绝经综合征或其他各种适应证的激素治疗，不适用于心血管疾病的防治。目前，已有适用于女性的心血管疾病防治指南，社会健康工作者应该加以利用。

（朱小芳　董吁钢　柳俊）

第16章 运动对健康恢复和心血管疾病预防的作用

本章阐述心血管健康从规律运动中的获益，包括外周动脉疾病在内的、患有心血管疾病的个体在运动锻炼和心脏康复中所获得的益处和风险，以及对心血管健康有益的主要运动类型。提供运动处方指导，确保最高效和最安全的运动过程。

一、增加体力活动在一级预防和心血管疾病方面的作用

规律的运动对心血管健康的益处是公认的。美国卫生部展示的有力证据显示，有更多的体力活动的男性和女性相较于少体力活动者，在死亡率、冠心病、高血压、脑卒中、2 型糖尿病、代谢综合征、结肠癌、乳腺癌和抑郁症方面有较低的发生率。表 16 - 1 证实了当人的体力活动增加时，过早死亡的风险将降低。

表 16 - 1 空余时间体力活动的持续时间与早期死亡的风险

每周中 - 高强度体力活动时间/min	相 对 风 险
30	1
90	0.8
180	0.73
330	0.64
420	0.615

在外周动脉疾病患者的初级治疗中，运动锻炼起着主要作用，有望达到增加生活质量和功能能力的目的。其他一些有力的证据也支持这样一个结论：相对于活动较少的个体来说，活动较多的中老年人有着更高层次的心肺耐力和肌肉健康，有着更健康的体重，而且有着更有利于预防心血管疾病和 2 型糖尿病的代谢能力。少量证据也表明，现实生活中体力活动较多的中老年人有着更好的睡眠质量、与健康相关的生活质量和骨质健康。

最近一项纳入 26 个研究、包括 513 472 例个体（其中，有 20 666 例冠心病患者）、随访期达 4～25 年的荟萃分析结果显示，在空余时间里体力活动较多的个体对减少冠心病的发生有更明显的保护作用（RR 0.73，$p < 0.000\,01$），而那些适当体力活动的个体在冠心病危险发生率方面也是有降低的（RR 0.88，$p < 0.000\,1$）。医生健康研究资料显示，以遵守健康生活方式（正常的体重、不吸烟、规律的运动、适量的酒精摄取及谷类早餐和水果蔬菜的摄入）为前提，与每周运动少于 5 次、心力衰竭的终身风险发生率为 14% 的对照组的资料进行比较，每周运动多于 5 次、心力衰竭的终身风险发生率为 11% 的那组患者的结果是相对独立的。

体力活动和运动水平的增加也与寿命延长及心血管疾病危险因素、代谢综合征和糖尿病的减少有关。2009 年，美国运动医学院公布的"老年人运动和体力活动"指引就指出，虽然没有再多的体力活动量可以阻止生理上的衰老进程，但有证据显示规律的运动可以最大限度地、额外地减少因久坐不动的生活方式所带来的不良生理效应，并通过抑制慢性疾病和身体缺陷的发生发展来增加健康预期寿命。目前，逐渐增多的证据显示在心理和认知方面，老年人规律的运动也有着显著的获益。

理论上，老年人的运动处方应该包括有氧运动、肌肉加强运动及灵活性运动。虽然本章主要内容着重在心血管疾病方面，慢性疾病状态（包括 2 型糖尿病、肿瘤、骨关节炎、认知障碍及肾脏疾病）的成人也可能从运动处方和增加的体力活动中获得显著的治疗效果。在很多案例中，对有心血管疾病和伴随疾病的患者来说，其整体治疗计划中运动锻炼对其疾病康复的重要性更为显著。

尽管很多流行病学和实验研究支持较多的体力活动带来的益处，但是，这个科学知识并没有让运动的人群变得更多。疾病控制和预防中心的资料统计显示，全美人群其空余时间的体力活动从不足 16% 上升到 49%，而且参加适量体力活动的成年人从 33% 上升到 62%、参加较大体力活动的成人从 15% 上升到 42%。60 岁以上的老年人中超过一半的人没有任何的体力活动，因此，仍有大量成人没有进行足够水平的可以促进健康的体力活动。

存在慢性疾病的人群好像更多的是采取久坐不动的生活方式，就像在美国较低社会阶层的少数种族和个人那样。不幸的是，仅有少于 30% 的、患有心血管疾病风险的个体在急诊护理访问期间接受体力锻炼的建议。通过增加"久坐不动的生活方式"这一项作为冠状动脉疾病可控危险因素之一，美国心脏学会已经将"规律运动"作为一项预防治疗的主要措施。

在疾病控制和预防中心"健康人类 2010"报告中，对于每天规律运动和适当活动至少 30 min 的成年人，体力活动目标所占比例增加了。这个目标符合美国卫生部推荐的所有美国人在一周的大多数日子里每天至少运动 30 min。这个指导性建议是在能够从体力活动中获得健康的最小效果的基础上建立的，虽然个体增加运动的频率和强度有可能得到更多的健康和健身的益处。

多个研究得出体力活动量与健康风险呈强负相关的结果。因此，最合适的运动量和活跃的个体一般会有最低的健康风险预测值，他们多种疾病（包括心血管疾病在内）的发病率和死亡率均较低。例如，通过 8 年的随访，相对于那些运动量适当或非常适合的人，大体上健康但运动测验不合适的人群反而有着更高的全因死亡率。护士健康研究资料发现，每周小于 3.5 h 的体力活动和体重的增加将增加 31% 的过早死亡、59% 的心血管死亡及 21% 的肿瘤死亡。

在另一项研究中，中等强度的体力活动使波多黎各人的全因死亡率风险降低 32%～37%，而且与久坐不动最长时间的参与人群相比，下一个相对活跃的参与人群的累计生存时间大约延长了 3 年。以前的研究发现，6 个月运动锻炼后，总体肥胖和腹型肥胖的减轻与包括代谢综合征危险因素在内的心血管疾病的明显变化相关。

二、运动训练的效果

增加心血管和肌肉骨骼功能的根本原则，与那些在有或无心血管疾病及其他慢性疾病状态（如 2 型糖尿病患者）中增加心血管和肌肉骨骼功能的根本原则是类似的。基本原则如下。

合适的机体运动方式和运动量要求使机体在特定条件下，达到最大的变化。为了运动促进健康的目的，在运动中肌肉和器官必须是超负荷的。在这个概念中，"超负荷"被定义为比一个人所能适应的还要强很多的运动强度。因为运动效果和运动方式是特别的，最佳的运动方式应该包括一系列的、促进健康组成部分的运动，这些包括心血管耐力、肌肉强度、肌肉耐力和灵活性。

心血管耐力依靠运动中肌肉对氧的消耗，因此也被称为有氧运动。心血管耐力是指心排血量提供足够的携氧血液，并分配这些血液去工作肌肉，以及肌肉从这些血液中摄取氧气的能力。

有或无心脏病的个体适应有氧运动的血流动力学效应，见于外周血管和肌肉系统。伴随着规律运动，骨骼肌可以从血液中摄取更多的氧气，而且心排血量有更好的分配。在休息和特定的有氧运动时，心率和血压会降低，因此，机体可以在较少的心脏做功的情况下完成更多的工作。这种适应对有限的冠脉血液供应和较差的左室功能的心脏病患者是非常有益的。心绞痛可能在相同的阈值状态下发生，也就是同样的双产出（心率 × 收缩压），但这个阈值却要达到机体工作时的更高的水平。

三、增加体力活动的风险

平时习惯性的体力活动可以减少冠心病的发生，但正如美国心脏学会科学命题所讨论的那样，在易患人群中，高强度的体力活动也会引起急剧或者瞬间的突发性心脏死亡风险和急性心肌梗死。运动相关的急性心脏事件一般发生在有基础心脏病的个体中，遗传性或先天性心血管异常是年轻个体心脏事件发生的主要原因，而动脉粥样硬化性疾病却是成年人心脏事件的主要原因。

运动相关的突发性心脏死亡比率随着所研究人群疾病流行的变化而变化。急性心肌梗死和猝死主要发生在很少运动的个体。虽然医学界还没有研究出特别的对策来减少与运动相关的急性心血管事件，但保持规律的体力运动很有可能有助于减少心脏事件的发生，除非在极少运动的个体进行不适合自己的运动时，这种预料之外的事件才会发生。其他措施，例如，筛选出有参与运动的患者（包括特定运动时的高风险患者）、迅速评估可能发生的前驱症状、提高健康培训人员的应急能力和鼓励患者避免高风险运动等，都未进行过精确的系统评估。

四、心脏康复

美国心脏学会和美国心脏病学院认为，在冠状动脉疾病和慢性心力衰竭患者的治疗中，心脏康复和二级预防是综合治疗心血管疾病的一部分并且被推荐为有用且有效（1级）。2009 年，约有 785 000 例美国人新发冠脉事件，其中，大约 470 000 例为急性事件。估计每年另有 195 000 例为新发的无症状心肌梗死。1995—2005 年，心血管死亡率下降了 26% 。因此，慢性心血管疾病的负担依旧很高，而且参与到心脏康复的患者数量持续增多。

2007 年，美国心脏学会与美国心血管和心肺康复协会推荐的心脏康复计划所提供的几个核心部分包括：患者基础评估、营养咨询、危险因素（包括血脂、高血压、体重、糖尿病和吸烟等危险因素）管理、心理管理和运动训练。美国心脏学会也针对老年人推荐这几项心脏康复内容。临床医生支持二级预防策略（如动脉粥样硬化危险因素和抑郁的药理管理），而心脏康复将这些核心部分组合在一起，形成综合治疗方法，提供运动训练、患者教育、行为咨询和心理支持，这是最有益的事情。

美国有关研究显示，心脏康复减少死亡率及临床结果和行为结果，超过了血管再通与最佳药物治疗所带来的发病率和死亡率的改善。但是，与其他预防措施一样，心脏康复治疗未被充分利用。不幸的是，估计现在仅有 10%～40% 符合条件的患者参与到心脏康复计划中，这个比率甚至低于罹患最多心血管疾病的老年患者群体。虽然医疗保险提供心脏康复费用（包括心肌梗死、冠脉搭桥手术、稳定型心绞痛的诊断，而且近来还包括经皮血管成形术、心脏移植术和心脏瓣膜手术），但是，不支付心力衰竭和外周动脉疾病患者的费用，全美由第三方支付的保险覆盖面差别很大。

在心脏康复计划中也有很多差异性；低收入女性好像较少被提及，而且较少被纳入心脏康复计划中。1993 年，在美国心脏病学院发布的筛选心脏康复条件的心脏病患者中，相对于黑人，更多的白种人被纳入心脏康复计划中。因为无论有或无行心血管再通治疗，几乎所有急性冠脉事件的患者都将从心脏康复治疗中获益，因此，自动查询系统应当增加心脏康复的应用，以便减少差异性。

基于种族方面探讨使用心脏康复这样复杂的问题，相对于白种人，黑人好像有更多相反的危险因素。虽然这两种人群均可从二级预防中获益，但黑人的改善程度低于白种人，而且此种现象在黑人女性中尤其明显。

心脏康复和二级预防的所有内容，如戒烟、行为咨询和药物治疗等，都是在本章所讨论的范围之外。一定程度上，在本章范围内使用运动锻炼管理作为基本治疗模式的心脏康复研究，其本质也是有限的。虽然没有充分评估大规模的研究，但心脏康复的综合手段超过了单一的运动锻炼，而且相对于文献中的程度，大体上可以更好地促进患者的健康和功能水平恢复。然而有一定的证据显示，运动锻炼本身所带来的基础生理益处可以改善危险因素、减少死亡率，并增加氧化能力、肌肉强度和功能性能。

几乎所有的心肌梗死患者，都能从所期望获得的锻炼效果的规律运动锻炼中获益。现代心脏康复计划也会解决患者健康教育不足的问题，包括有些患者的特别需求、有关心脏起搏器和植入型除颤器、慢性心力衰竭、糖尿病、外周动脉疾病和其他伴随疾病的诊治等。

近年来，人们越来越意识到有或无心血管疾病的个体抗力运动锻炼的重要性。美国心脏学会最近更新了有或无心血管疾病个体的抗力运动的科学报告。该报告指出，在适当筛选后，抗力运动是增加肌肉强度和耐力的有效方式，可以预防和治疗一系列慢性身体不良状况，可以改变心脏病风险，而且可以促进健康的心理状态。虽然在平常的心脏康复计划中，体重仪被广泛应用，但是，抗力运动所采用的模式是健美体操、肌肉锻炼运动及使用弹性伸展带。

大多数运动需要热身和兴奋紧张，不过举重训练时就有一个大的静止动作部分。在这种运动中，外周血管阻力增加，同时，血压也会有预期的增加；而相对于有氧运动，心率和心排血量的增加却不多。然而适当的、温和的阻力运动似乎是安全的，而且相对于有类似效果的有氧运动，它给心脏带来的负荷较小。研究显示，需要携带或举起重量的心脏病患者或心肌梗死后进行肌肉锻炼运动的患者，实际上在抗阻力运动中，其发生心电图缺血性改变和心律失常的可能性是小于有氧运动过程的。因此，建议让患者逐步参与抗阻力运动，特别是那些工作或娱乐活动需要静止的患者。

五、运动锻炼对心血管疾病患者的主要益处

（一）冠状动脉疾病

以往入选心脏康复服务的对象，是近期有心肌梗死或既往有冠状动脉搭桥手术的患者；但是，现在入选的患者也包括既往经皮冠脉介入术、心脏移植患者，或有稳定的心力衰竭、间歇性跛性的外周动脉疾病患者。另外，既往有其他心脏外科手术的患者，如心脏瓣膜病者，也可以从这个计划中获益。

患者规律运动能增加其体能，而且能够在不太疲劳的状态下发挥出更高的水平。在既往有劳力性心绞痛的患者中，正如前面所述，规律运动导致心血管系统适应了高强度的运动，患者只在高强度水平运动时才会发生心绞痛。这种心绞痛阈值水平的增加使患者可以做更多的工作和任何特定水平的工作。患者感觉到更舒服，因为毕竟这些工作占最大耐受能力的比例较少。

正如美国心脏学会科学报告《冠心病的心脏康复和二级预防》中总结的那样，运动锻炼作为综合康复计划的一部分，已经显示可以延缓疾病进程或减少冠状动脉粥样硬化的严重程度。多种因素直接或间接导致这种效果，例如，在运动过程中，动脉壁上增加的、血流介导的切应力导致内皮功能改善，这与一氧化氮（NO）的合成、释放和持续作用增加有关。NO代表着内皮依赖的血管舒张功能的改善，以及动脉粥样硬化和血栓形成进程的抑制。

Hambrecht及其同事指出，在仅仅4周的大强度运动锻炼后，冠心病和异常内皮功能的患者其内皮依赖的动脉舒张功能有明显改善。患者具有一种或多种冠脉危险因素，或者既往有致命性的冠脉事件；事实上，冠状动脉从轻度狭窄发展到中度狭窄，再发展至急性心肌梗死，炎症在动脉粥样硬化的发生和发展过程中，可能起着关键的作用。因此，其他潜在的机制是通过减少系统炎症，通过运动锻炼和增加心肺健康这种机制，从而促进有或无心脏病的患者预后得到改善。

经皮冠脉介入术有阻断急性冠脉狭窄进程的作用。尽管患者得到及时处理可以避免

或最低程度地减轻对心肌的损伤作用，对患者有非常大的益处；但是，血管再通后对引起冠脉狭窄的潜在疾病进行治疗，仍然是需要的。尽管血管已经再通，但是，有些患者在经皮冠脉介入手术后，对恢复体力活动还是较为担心的，而且需要心脏康复指导，以便增强他们恢复体力活动和其他生活方式的信心。在医生指导下的心脏康复，也可以促使早期发现血管可能再狭窄的症状和体征，从而及时对患者进行药物治疗和开展宣教工作。

经皮冠脉介入术已广泛应用于临床，一些有关术后心脏康复的对照研究因此而产生。在一项研究中，以往做过经皮冠脉介入术的患者被随机分至行为导向干预组和对照组。12个月后，相对于对照组而言，干预组在自我行为（如吸烟、运动和饮食习惯）方面有着非常明显的改善。与此同时，患者也进行减肥、增加运动量，在此过程中胸痛比较少发生。虽然运动导致的死亡率下降机制还未完全阐明，但运动锻炼带来的益处，如促进脂质代谢、降低血糖、降低空腹血糖水平及减少身体脂肪且增加去脂体重是很明显的。

运动锻炼可以减少心肌梗死患者的死亡率。在一个综合了10项随机临床研究的荟萃分析中，纳入了4 347例患者（对照组2 145例患者，心脏康复组2 202例患者），结果显示：心脏康复组的全因死亡汇集优势比为0.76，心血管死亡优势比为0.75，均明显低于对照组，不过非致命性急性心梗的发生率在两组间无明显差异。

接下来综合了48项临床试验、共8 940例患者的荟萃分析结果显示，心血管疾病死亡率有接近25%的降低，但是，在非致命性心肌梗死发生率和血管再通率方面无明显差异。2003年3月公布的结果显示：心脏康复对减少死亡率的有益效果独立于冠心病的诊断、心脏康复的类型、运动干预剂量、随访时间长短、研究质量和实验发表的时间。

（二）心力衰竭

心力衰竭的患者经常会有疲劳感和呼吸困难。虽然心力衰竭导致的基本病理生理改变是归结于心血管功能的障碍，但在外周血流、骨骼肌形态、代谢、力气方面的异常则被归结为心衰综合征。过去较多的建议是希望心衰患者多休息，但是现在的研究结果证实，运动锻炼对左室功能不全和慢性心力衰竭患者来说，可以促进基本体力的恢复、减轻心衰症状，并有助于生活质量的改善。

以下机制可以用来解释参与运动锻炼和心脏康复的心力衰竭患者其左心功能为何会增加：①增加了最大心脏输出量、加快心率、增加心搏出量，完成中心血流动力学的调节；②增加血管内皮舒张功能，提高细胞氧化酶的活性，从血液中吸取大量氧气，缩短神经体液轴的时间，都属于外周血管代谢机制，这些改变更有利于代谢活跃的骨骼肌内的氧气传输和利用，因此对无氧代谢的依赖性减低；③运动锻炼可以提高骨骼肌的功能、组织学及生物化学特征，或降低骨骼肌神经冲动的传入，如抑制众所周知的麦角受体等。

相反，运动导致心力衰竭加重的报道几乎没有。现在的文献局限于大多数研究的相关性，很小且不能充分精确地评估发病率和死亡率。HF-ACTION研究是在大样本心力衰竭患者中检测运动的安全性和有效性的研究，设计的目的是用来确定有氧运动类型是否可以减少全因死亡率或全因住院率并促进生活质量改善。

从 2003 年 4 月到 2007 年 2 月，HF-ACTION 研究随机纳入了美国、加拿大、法国 82 个中心，共 2 332 例临床稳定而射血分数减少的心衰患者，随访时间的中位数是 30 个月。干预组的干预内容为平时护理加上有氧运动锻炼（$n = 1\,172$），其中包括以家庭为基础的 36 项指导动作，对照组的内容仅仅为平时护理而无有氧运动锻炼（$n = 1\,159$）。总的来说，运动锻炼有很好的耐受性和安全性，运动锻炼组仅仅有 37 例患者因为运动 3 h 内有心血管事件发生，至少住院了 1 次；而另一组患者中 22 例患者尽管没有运动锻炼，也有住院治疗。

运动锻炼组的患者中有 759 例（65%）有过基本的临床事件发生，而只有平时护理的病例组中有 796 例（68%）有过临床基本事件。在心衰病因学的分析中，运动锻炼没有导致全因死亡率和住院率的明显下降，只下降 4%。然而，在调整临床基线资料，也就是临床终点（包括运动休息持续时间、左室射血分数、抑郁表现及心房颤动或心房扑动病史）后，运动锻炼减少了 11% 的全因死亡率和住院率（$p = 0.03$）。运动锻炼组的患者在进行心肺活动参数检测和 6 min 步行距离检查中结果也有明显改善。

相对于没有运动锻炼、只有平常护理组的患者来说，运动锻炼也给自我评价健康状态带来适度的、但有明显统计学意义的改善。改善发生较早而且会持续一定时间。基于运动的安全性及生活质量的改善、工作能力的增强和临床事件的减少，HF-ACTION 研究为慢性心衰患者提供了高于平时医疗护理的运动锻炼处方。

六、老年人的心脏康复

在过去 3 年里，越来越多的证据显示，患有心脏病的老年个体很大程度上可以从运动锻炼和心脏康复等其他方面及二级预防中获益，非常重要的是，年龄在 65 岁以上的个体往往是心脏病高发人群。二级预防的内容，包括运动、戒烟、血脂紊乱、高血压、糖尿病和体重的处理及工作与心理问题的直接干预，是由临床医生提供，或者通过心脏康复计划来实施的。心脏康复计划是非常符合二级预防的内容的，但不幸的是，原本很多能够从这些干预中获益的老年患者，因为缺少推广或者存在一系列的社会障碍或其他障碍，从而没有办法能够参与到心脏康复计划中来。

对于老年个体，一个有组织的运动计划可能是新奇的，或者在一定程度上是他们数年已经没有进行过的一项活动。因此，对于患冠心病的老年人，临床表现代表着疾病的结果及年龄所致的病理结果，而且更容易导致这些患者运动能力和全身功能的下降。

这个年龄段的患者主要表现为劳力型心绞痛。他们有不典型的心肌缺血的临床表现，具有劳力性呼吸困难和功能衰弱的老年患者其比例正在不断上升中，因此，大家应了解到这种特点。这种状况经常会使这些患者的并发症，如慢性肺部疾病、外周动脉疾病、心律失常和限制运动的神经肌肉疾病，进一步恶化。怀疑冠心病的老年患者往往缺乏与运动相关的心绞痛症状，这些老年人可能仅仅表现为体力活动的不支。

已经患病的年轻患者，其冠心病发病率和死亡率的减少是与运动作为二级预防的一部分分不开的。然而有关研究提示，有或无心脏病的老年患者，其体力活动对减少死亡率是有正面影响的。研究结果提示，轻到中度的活动量与冠心病患者全因死亡率风险明显下降有关，而且在老年男性和女性患者中，体力活动与全因死亡率呈负相关。

七、运动锻炼对外周动脉疾病患者的效用

在外周动脉疾病患者的基础治疗中，运动锻炼起着很重要的作用，这样可以达到促进生活质量和改善功能能力的目的。根据美国心脏病学院和美国心脏学会对外周动脉疾病处理的实践指导内容，作为间歇性跛行的最初治疗，运动锻炼被推荐的级别为Ⅰ级、证据强度为 A 级。1966 年发表的第一个随机、对照的临床研究结果表明，间歇性跛行患者执行每日指定的运动量一段时间后，其行走能力有明显的改善。

几项前瞻性、随机、对照的临床研究结果已经证实，运动锻炼能够改善间歇性跛行的症状。有研究发现，对运动级别的反应是有所不同的，这个结果似乎是通过运动干预本身（持续时间、频率和强度）和结果处理的变化来解释的。一项对 21 个非随机对照临床研究的荟萃分析发现，无痛行走距离增加了 179%，最远行走距离增加了 122%。最近有关间歇性跛行的 22 个随机对照临床研究的循证医学评论称，患者的总体行走能力提升了 5%～200%。

总的来说，患者可以通过运动使无痛性行走距离和最远行走距离加倍。相对于以家庭为主的锻炼方式来说，有指导的运动计划会有最好的结果。另一项由 8 个小样本组成、共纳入 319 例患者的临床研究荟萃分析的结果发现，相对于非指导运动计划而言，有指导的运动计划使最大跑步机行走距离有明显改善，大约有 150 m 的差别。以家庭为主的、治疗间歇性跛性的运动级别和持续性的益处是有争议的。令人惊讶的是，只有一小部分研究是比较运动与治疗间歇性跛行的下肢血管再通术的效果的。有前瞻性、随机、对照的研究比较了指导性运动锻炼和血管成形术的效果，发现运动指导组在第 6、第 9、第 12 个月时最大行走距离的中位数明显增加，而血管成形术组却没有此结果，即使是血管成形术组的踝肱指数有改善。同一课题组还声称，通过随后 70 个月的随访，运动指导组和血管成形术组的功能结果是一样的。另一项研究将 62 例患者随机分成血管成形术组和药物治疗组，2 年内在跑步机行走距离和生活质量方面并没有明显的差异；该研究中，药物治疗组没有运动指导计划，但给予了家庭行走的运动建议。

荷兰一项临床研究随机将间歇性跛行的患者分到血管再通组（支架血管成形术）和为期 24 周、每周 2 次、每次 30 min 的以医院为主的跑步机运动组。结果血管再通组获得更直接快速的临床改善；但是，6～12 个月后，在功能能力和生活质量评分方面，两组是对等的。

CLEVER（claudication：exercise versus endoluminal revascularization）研究是以美国国家健康中心/美国国家心肺血液研究所为基础的多中心、随机和对照的临床研究，旨在在髂动脉疾病导致的间歇性跛行患者中比较运动指导和血管再通的效果，希望该结果是为了在治疗髂动脉疾病时所做的最佳治疗方式的选择中提供更确切的资料。

对运动为何能改善间歇性跛行症状的确切机制目前尚不十分清楚，似乎是多因素

的。基础研究提示，运动通过增加血管新生从而导致并行血管的增加或血流量的增加，但后续资料对这些假说的解释是不一致的。运动锻炼使患者获益更多的机制，包括：生物化学观点方面的肌肉对氧气吸取增加的代谢适应、运动学方面行走带来的内皮功能的改善、腓肠肌的氧化活性增加等。运动所致的上述改善与肉毒碱代谢变化有关。

单纯下肢本身的作用并不能充分解释运动所带来的获益。在一项纳入了 104 例外周动脉疾病患者的随机、对照临床研究中，将患者分至要求上肢有氧运动、下肢有氧运动或 24 周无运动 3 个观察组。结果 2 个运动组在跛行距离和最大行走距离方面有相似的改善，而对照组却没有这样的效果。这样的结果提示，运动是系统性获益，运动中对疼痛的耐受性在运动组中也是增加的。

长期观察发现，运动可以增加炎症反应，不过在心血管风险因素方面，如高血压、糖尿病、血脂紊乱和肥胖等，则有较好的益处。将来仍然需要前瞻性研究去确定血管健康的改善是否可以减少外周动脉疾病的发病率和死亡率。一项由日本学者进行的回顾性对照研究结果提示，12 个月的运动指导计划减少了外周动脉疾病患者的死亡率和发病率。长期的指导性运动锻炼对外周动脉疾病患者的影响结果，目前仍然是未知的。

运动对于治疗有症状的外周动脉疾病患者的效果是较好的。最近的证据显示，在无症状的外周动脉疾病治疗中，运动也有重要作用。McDermott 及其同事发现，通过指导运动锻炼，跑步机行走能力和生活治疗得到改善；下肢抗阻性锻炼对功能增加也是有益的，但是，不如指导下的跑步锻炼。考虑到大多数外周动脉疾病的患者是无症状或者症状不典型，因此，这些发现是非常重要的，而且预示着外周动脉疾病在临床治疗方面有着重要变化，该领域还需要更深入的研究来加以证明。

尽管有多个研究显示运动锻炼的有效性，但仍有数个障碍妨碍着它的广泛应用。最显著的是，尽管从 2011 年起对外周动脉疾病康复已有程序术语代码（CPT93668）可用，在包括医疗运动指导在内的大多数健康保险计划中没有覆盖到这种有益的治疗方案。其他相关障碍，包括时间承诺和缺乏外周动脉疾病康复中心的广泛应用等。

推荐者的业务水平也是存在的障碍之一。例如，多数内科医生不愿意为高风险且伴随着多种疾病的患者提供咨询。实际上，这些患者可以从运动中得到最大受益，因为阻塞性动脉粥样硬化疾病的发病本质与人群中高发的冠心病是一致的，很多外周动脉疾病的患者可能也适合进行心脏康复。从保险角度来说，也符合本章其他地方所标注的标准，如近期心肌梗死、冠状动脉再通或心绞痛等。外周动脉疾病患者是否进入到运动锻炼计划应该个体化，因为这些患者可能受到因伴随疾病使行走能力受限的影响，如肺部疾病或退行性骨关节病等。我们不推荐脚部溃疡或严重下肢缺血的患者进行跑步锻炼。

一项荟萃分析发现，运动锻炼方案中最好的结果是每次持续 30 min、每周至少 3 次并坚持至少 6 个月的行走锻炼。研究结果提示，运动指导计划本身的益处可能超过计划的持续时间。例如，参加每周 2 次、共 10 周的运动指导锻炼的患者，跛行距离和最远行走距离的改善可以持续 3 年，而运动指导锻炼持续 3 个月、1 年、2 年或 3 年所带来的改善，其结果是与持续时间无关的。

八、外周动脉疾病的运动锻炼

美国心脏协会指南要求标准化跑步锻炼测验应在模拟运动之前进行，以确立间歇性跛性患者功能限制的运动级别，并提供对治疗反应的基线资料。跑步测验也有可能提示非血管性因素导致的行走能力受损（如退化性骨关节病），并提供个体化的运动处方。跑步测验时，连续心电监护是有用的，特别是考虑到患者常伴随着高发的冠心病的可能时，更应如此。

对恒定负荷测验来说，分级跑步测验更好，因为它重复性更好且变异性较小。例如，Gardner 方案开始是 0% 级 2 mph，接下来的级别是每分钟增加 2%。

应当记录出现跛行症状的时间和最大行走时间这些资料。作为跑步测验的替代方法，6 min 步行试验可能是有用的。

对于在外周动脉疾病运动计划开始之前是否需要进行正式的心脏检查，应该个体化。运动中心在纳入对象方面并没有这样的要求。现在，虽然美国临床运动中心的数量在逐年增加，但是能够提供外周动脉疾病康复计划的中心却是有限的。在大多数中心，患者至少需要一个内科医生的推荐书及基本的心电图记录。做得比较好的是，推荐书中应该也包括最近的病历和分级运动测验的结果，以便确立运动后的心血管反应。在运动计划中，推荐监测心率和血压，至少在第一阶段建议心电图自动监测记录。糖尿病患者需要血糖监测以避免运动中胰岛素敏感性增加所致的低血糖。此外，合适的鞋子和定期自我脚部检查也是相当重要的，特别是有糖尿病神经病变者更应如此。

九、包括有氧运动和抗阻运动的运动处方

（一）健康成人

大多数流行病学研究显示，与那些久坐不动的人比较，那些一周中多数日子至少进行适当强度体力活动的人其心血管风险显著降低。进一步增加运动，那么健康可以从中得到相对适中的额外收益。个体并不需要从大量的运动中来获得所谓的更高水平的健康，而且也难以获得。

2007 年，美国运动医学院和美国心脏学会更新了成人的体力活动指导内容。为了促进和保持健康，建议所有 18～65 岁健康成人，每个星期有 5 天、每次至少 30 min 的中等强度的有氧运动，或者每个星期有 3 天、每次至少 20 min 的高强度有氧运动。中等强度和高强度运动相结合是符合指南所推荐的强度的。例如，一个人快速行走 30 min、每周 2 次，并在其他 2 天里每次慢跑 20 min，就可以达到指南所推荐的运动强度了。

中等强度有氧运动相当于快速行走，并将使心率明显增加。这种方式可以通过每次持续 10 min 或更久的时间的来回走动、累积到至少 30 min，从而达到目的。高强度运动可以通过慢跑实现目标，这种强度的运动可以引起呼吸加速和心率快速增加。此外，每个成人应当进行保持和加强肌肉强度的运动，而且至少每周 2 天。运动和健康之间有

强度依赖关系，因此，希望更好地促进个人健康、减少慢性疾病和残疾风险或阻止个人增加不健康的体重，可以通过进行超过所推荐的最小运动量来达到这些目的。

（二）心血管疾病（包括老年患者）的运动处方指导内容

对于老年患者，心脏病患者的运动处方一般不需要做非常大的修改。运动处方应当是有针对性的、个体化的患者运动指引，这样才能促进运动方案的变动。运动处方应当鼓励参与者进行所有方面的健康运动，包括氧合能力和肌肉耐力、移动和灵活范围及肌肉强度。运动处方内容的修改也应该是经常考虑的事情，特别是那些因伴随疾病（如肌肉骨骼限制、关节炎、肺部疾病和外周动脉疾病等）导致行动受限的患者。应该强调，能量消耗的增加和功能独立性的加强，以及参加运动时社会交流的增加，这些都会影响到这个年龄段孤独和抑郁的感觉。运动频率和持续性的增加应当取代强度的增加，这样便可以降低过度劳损的可能性。

就像日常活动一样，增加所参与推荐内容的运动锻炼计划应该包括更广泛的运动计划，包括工作和娱乐活动。推荐内容应当对男（女）、少数民族和种族多样性的需求进行考虑，此点是比较敏感的问题。因为参与运动计划的可能性是伴随着医生的推荐和支持而增加的，所以有多少患者能加入康复计划中来，这便取决于临床医生重复鼓励患者参与到运动指导的锻炼计划中的强烈程度。

对所有患者，作为完整运动处方一部分的强度锻炼和灵活性运动的使用，也会促进神经肌肉功能、肌肉强度及耐力。这种锻炼对日常生活，如工作和娱乐活动，都有帮助。

不同的体力要求不同的反应且功能独立性、自尊和依赖于生活质量的健康状态的改善也是很有必要的。无论男女，由于有氧运动和强度不同的原因，通过神经肌肉适应、肌纤维过度肥大（虽然有限）的强化锻炼，从而促进和增加肌肉的氧合能力，这是耐力性循环锻炼的特征。即算是在最老的病患，耐力训练也明显增加强度、步态速度、平衡和协调、行走耐力与爬楼力量。

（三）有氧运动

有氧运动定义为增加功能性能力和耐力，并且可以增加全身的能量消耗，同时，改善生活质量的运动。有氧运动处方的基本内容之间是相互联系的，而且包括运动频率、强度和持久性等项目。当运动强度受限时，这些经常发生在有心血管疾病的老年患者中，其功能性能力下降，而且因伴随多种疾病其持久性也是下降的。表 16-2 提供了老年心脏病患者有氧运动处方的概要。

表 16 - 2　有氧运动处方的推荐内容

项　目	具 体 内 容
频　率	先按 3 ～ 5 d/周，适应后逐渐增加。
强　度	1. 心率储备：以最大运动心率为基础定义的目标心率，选择以休息时心率和机体适能程度为基础的百分数（开始 50% ～ 60%，逐渐按指示增加到 ≥70%）。 2. 心率峰值百分数：选择心率峰值百分比的目标值（开始 60% ～ 70%，逐渐按指示增加到 ≥85%）。 3. 代谢当量峰值百分数：选择代谢当量中功能性能力百分数的目标值（开始 50% ～ 60%，逐渐按指示增加到 ≥70%）。 4. 射血分数：依据射血分数的 Brog 评分（6 ～ 20 级），患者应尽力达到射血分数在 11 ～ 16 级的水平，这对测量心率困难的患者是非常重要的，或者以该参数作为心率测量的补充
持续时间	先按 5 ～ 20 min，依据强度和患者耐力，逐渐按指示增加到 30 ～ 40 min
程　序	1. 使用大的肌肉群进行运动锻炼，即单独上肢和下肢或联合上下肢（如户外或跑步机锻炼、自行车、上肢肌力测试、划船、游泳）。 2. 避免高冲力活动（如慢跑），特别是运动锻炼早期，以便减少潜在性受伤。 3. 运动可以持续（如果可能，尽量缩短运动间的休息时间）或不持续（运动间定期的休息时间）
级　别	1. 运动处方的改变应依据患者对运动的耐受能力来定。 2. 需要评估不耐受的症状或体征（如心绞痛、严重心律失常、异常血压变化、异常呼吸不足，或肌肉骨骼疼痛），并减少运动的强度或持续时间。 3. 当运动锻炼反应改善后（例如，运动心率下降和收缩期血压下降，也可以是标准化运动负荷后的感觉），患者可以定期增加运动强度或持续时间

注：资料来自美国运动医学院；THOMPSON W R, GORDON N F, PESCATELLO L S. ACSM'S Guidelines for Exersise Testing and Prescription［M］. 8th ed. Philadelphia：Lippincott Willams &Wilkins，2010。

增加所有体力活动水平也可能通过比较少的特别计划，或是包括工作和娱乐活动的数量来实现。不同能量消耗水平的评估是有效的，它可以帮助患者和医生判断运动是否合适。表 16 - 3 表明，已建立的 METs 水平是休息时氧摄取的总和。然而能量消耗的估计和实际数值是非常不同的，这与个人精力水平有关。

表 16 - 3　不同活动代谢当量水平举例

特 定 活 动	代谢当量/METs
空余时间骑车（轻到中度施力）	4 ～ 8
条件性运动（轻到中度施力）	3 ～ 7
家庭活动（轻到中度施力）	2 ～ 6
草坪/花园活动（轻到中度施力）	2 ～ 6
钓鱼和打猎	2 ～ 6

续表 16 - 3

特 定 活 动	代谢当量/METs
慢跑/跑步（轻到中度施力）	7～8
自我护理	2～4
性生活	1～2
不同运动活动	2～10
行走 2.0 mph	2～3
行走 3.0 mph	3～4
行走 4.0 mph	4～5
空闲时游泳（轻到中度施力）	6～8

注：资料来自 AINSWORTH B E, HASKELL W L, WHITT M C, et al. Compendium of physical activites: An update of activity codes and METs intensities [J]. Med Sci Sports Exerc, 2000, 32 (suppl 9): S498。

（四）抗阻力运动

通过抗阻训练，增龄骨骼肌对负荷增加是有反应的。然而提供给老年患者合适的骨骼肌肌肉适应时间和合适的锻炼技巧是必须被强调的，特别是在抗阻运动开始时，实施这些可以减少肌肉过度使用、痛苦和损伤。这些强调对于心血管病老年患者是很重要的，而且对那些患有高血压、关节炎、肺部疾病和其他体力活动受限状态的患者也是必要的。

开始锻炼的工作负荷强度和频率应该是适宜的，应该提供正确的机体使用方法以及在运动中避免呼吸停止和肌肉拉伸。起始的运动处方和接下来的抗阻力运动步骤应当谨慎执行。可以考虑改变一下习惯性的阻力运动，如包括水上阻力运动和运动内容的修改，如运动方式变化、更多级别的运动变更过程及增加每次休息时间等。

表 16 - 4 提供的是所推荐的抗阻力运动锻炼的处方内容。总的来说，老年人抗阻力运动处方的方式和考虑因素是与年轻人相同的。然而，正如前面提到的，需要相应修改以适应不同个体的健康状态和其他个体化的限制。因为任何运动计划包括阻力，对所锻炼的肌肉群的效果是明确的，训练范围应涉及所有主要的肌肉群。

表 16 - 4　老年人（>50 岁）抗阻力运动处方

项 目	具 体 内 容
选择 6～8 种涉及主要肌肉群的不同运动（举例）	1. 身体上部：胸前推举、双肩推举、肱三头肌伸展、肱二头肌弯举和拉倒（上背）。 2. 身体中部：下背伸展和仰卧起坐。 3. 身体下部：股四头肌伸展或腿部推举，双腿弯曲（肌腱）和踮起脚尖
运动处方内容	1. 开始采用 6～8 种单一不同的运动，每周 2 d。 2. 每次应包括 10～15 个运动重复 <40%、1 个重复最大值（1-RM），每次运动之间休息 1～2 min。 3. 变化身体上部和下部运动

续表 16 - 4

项　目	具　体　内　容
运动技巧	1. 每项运动通过全面的移动、可控的有节奏方式，从慢到中度快的速度进行。 2. 避免呼吸停止和紧促（瓦氏动作），通过运动紧张或施力时呼出和运动放松或休息时吸入。 3. 每项运动强调适当的机体运动方式
运动程序	1. 当给定的运动内容很容易完成 12 ～ 15 个重复时，考虑在接下来的要求中升级处方内容。 2. 变换不同形式的运动。 3. 增加耐力水平：增加 5% 1-RM，上肢运动达到 40% 1-RM，而且下肢运动达到 40% 1-RM。 4. 增加运动第二阶段的设置，但不增加阻力水平。 5. 每周增加到 3 d 的抗阻力运动

1-RM 是指可以单一施力举起或者推动的阻力最大值（如体重）。作为可选择的方式，可以使用研究方法和误差来决定参与者阻力水平（参与者可以进行 10 次重复）。因此，增加阻力前，参与者可以轻松完成 15 次重复。

尽管很少有资料涉及确定心脏事件后抗阻力运动开始的合适时间，但常见的指引是在 12 ～ 16 周中最大限度地限制体重（4.5 ～ 9 kg）。然而，Stewart 和其同事指出，抗阻力运动作为抗阻力和有氧运动相结合的一部分，于心肌梗死 6 周后进行，可以明显增加功能性的能力和四肢力量，而没有负面的临床事件和运动相关事件。当参与抗阻力锻炼时，阻力强度增加可以为患者带来更多的改善。在老年患者中，可以通过增加阻力（或体重）或增加每项运动的第二轮中的重复次数，从而达到上述改善。对于此年龄段的患者，增加第一轮运动中的重复次数或减少每轮之间或运动时的休息时间都是不被推荐的。

对抗阻力运动的心血管反应如何，应对包括心率、血压和射血分数在内的参数进行检测。因为抗阻力运动的短暂持续性，所以心血管的反应常比有氧运动要低。然而，血压反应是较大的，所以单独检测心率不能精确反映心血管的反应性。

既往患有高血压的患者，应评估抗阻力运动锻炼的血压反应，特别是已知心脏病的患者。然而，运动后立即测量血压不如抗阻运动中进行测量，因为可能低估血压反应。重要的是，最理想的血压测量时间应该在抗阻运动最后重复时，伴随着射血分数的等级评估；推荐在 Brogcategory 评分中的 11 ～ 14 级（轻度到稍微严重）。应当经常提醒参与者注意自身可能出现的负面潜在症状和体征，如头晕、极度呼吸不足、胸部不适、心律不规则，或者肌肉、关节急剧疼痛；在这些情况发生时，应当立即停止抗阻力运动。

十、外周动脉疾病的运动处方

尽管最近越来越多的研究采用的是 24 周计划，但标准的运动计划是由每周 3 d、共 12 周的运动计划组成的。参与者开始先热身 5 min，接下来进行 50 min 的间歇运动和 5 min 的冷却休息。跑步机在开始时，是设置到 0% 级 2 mph，一直持续这个级别。疼痛级别 1～5 级是用来评估间歇性跛行症状的，这样运动学专科医生可以监测运动的整个过程。

患者在跑步机上行走直到间歇性跛行不适症状出现为止，观察何时达到中间级别，最好这些表现是发生在跑步机上最开始的 5 min 内。患者离开跑步机并在椅子上休息，直到不适症状完全消失。重复在跑步机上行走，同样的运动和休息间隔，总共持续 50 min 是最理想的。

为了使运动锻炼获益最大化，随着行走能力的增加，跑步机设置的运动级别和速度也要相应增加。当患者能以现在的速度和级别行走 5～8 min 且没有停止时，那么在下一阶段的运动锻炼中跑步机的设置应重置。例如，跑步机的运动级别在每个阶段从 2% 增加到 10%，那么接下来的速度也可以增加到能耐受的速度。除了推荐的 3 d 运动，应该指导患者在家里进行至少每周 2 次、每次行走 30～60 min 的运动计划。

运动的进步应当用随后的跑步机检查来进行客观的检测，记录那些变化，如无痛行走时间和距离、最远行走时间和跑步机所计算下来的距离等数据，以及这些数据的速度和级别的运动代谢当量。使用调查问卷，如行走丧失调查问卷，在临床应用中不常用，但用来评估功能水平的时间还是允许的。

当肱踝指数不变时，其重复检测一般并无必要，尽管功能性的改善是存在的。当间歇性跛行症状改善及运动耐力增加时，应当密切监测任何心肌缺血的症状或体征，心肌缺血可能因为开始有限的行走能力而不会出现。

进行完整的运动指导计划之后，应给予患者以家庭为基础的持续锻炼运动处方，并用间歇性跛行的症状作为示踪。以家庭为主的运动应当与间歇性运动周期的运动指导计划相似，即运动中有中等水平的疼痛并通过休息直到疼痛消失的全过程。

有几项措施可以增加患者在家里的依从性，如电话随访、使用计步器、健身房锻炼、设置目标、记录行走日记、找一个运动伙伴或将每日运动计划放在待办清单中等；又如，可以使用由 AHA 发起的、在 http://startwalkingnow.org/网站上进行的行走路线的划分资料，并记录行走时间和距离，应鼓励患者保持规律的医疗随访来优化围绕着减少心血管风险的临床处理。

十一、长期坚持运动锻炼

遗憾的是，长期坚持正规的指导性运动计划依旧是一个持久性的挑战。因为就本章通篇阐述的、可以获得的生理获益来说，规律的运动锻炼和体力活动是必要的；当不能坚持运动时，在短短几个星期内，原来获得的那些益处都会消失。询问和建议患者有关运动和体力活动的这种工作模式应该作为每次访问时的常规和必需的部分。

　　为了更深入强调长期坚持运动的重要性，医疗保健人员可以提及将运动锻炼作为"运动处方"和特别建议，并强调其与药物治疗（也可能是处方药物）同样重要。患者和医疗保健人员都应该接受"运动是药物"的观点，因为它在恢复健康和疾病预防方面是非常重要的。

（张小宇　董吁钢　柳俊）

第17章　心理危险因素与冠状动脉病变：流行病学、病理生理学和管理

自古以来，一直有一种根深蒂固的想法，即心理压力与冠脉病变之间一定有某种相关关系。然而，直到20世纪70年代末期，这个领域才开始有了一些重要的科学依据。到20世纪60年代，Famingham研究已经证实了冠脉病变发生的主要临床风险，包括吸烟、高血压、高脂血症、糖尿病和冠脉病变的家族史等。在那段时间及之后的数十年中，冠心病发生的潜在心理危险因素与A型性格相比，A型性格患冠脉病变的风险性增高。

目前的研究开始在多种心理危险因素与冠心病之间建立了牢固的联系。例如，在1979年，Alameda County的研究结果发现，社交网络的大小与全因死亡率之间呈阶梯式的关系。新的、更加复杂的、拥有更大样本量和代表性的流行病学研究，第一次确认了危险因素（如吸烟），并研究了抑郁的程度与不良心血管结局呈阶梯式的关联。与此同时，一些重要的动物实验研究开始确认了慢性压力与动脉粥样硬化病理生理学之间的关系。至于急性应激，新的、实用的影像学检查，可以在第一时间里显示急性应激与心肌缺血造成的局部室壁不正常运动，以及与冠脉血管痉挛之间的关联。一系列与冠心病发生有关的心理危险因素的研究逐渐浮现。本章回顾了目前对心理危险因素与冠心病流行病学之间相互关系的理解。引起冠心病的消极因素及最近定义的、帮助减少冠心病发展的积极因素均在本章中有所涉及。

一、心理危险因素与心血管疾病流行病学的关联

在过去的几十年中，许多研究证实消极的心理因素导致了心血管疾病的发生。最近，多种积极的心理因素（如积极的情绪、拥有目标等）已经被证实可减少心血管疾病并延长寿命。这些因素可以被分为三大类：①慢性消极的思维模式与情绪；②慢性压力；③积极的心理因素促进健康以减少冠心病。三大类中的每一种因素均有相关的研究。

（一）思维模式与情绪

思维模式与情绪是双向关联的。一般情况下，思维产生伴随着的情绪上的反应。但是我们的状态与情绪也可以影响我们的思维。抑郁、焦虑、生气/愤怒是被研究得最多的，但是在最近几年中，其他的思维模式，如悲观主义/乐观主义，已经成为研究领域中的新焦点。

1. 抑郁症
因为其他的一系列临床危险因素已经早就被专门研究过，故抑郁也被提出来应作为

冠心病的一个危险因素。原因有三：①抑郁综合征在社会上很普遍，单单抑郁就影响了将近5%的美国人，在心脏病患者的人群中抑郁的发生速率仍在增长中；②抑郁带来痛苦与虚弱感，导致生产率的下降及高经济负担；③有多种可量化的、评估抑郁综合征的工具存在，而且应用这些工具的流行病学研究已经证实抑郁与心脏病及其临床事件之间有着高度的相关性。

在有效的标准范围内，如 Beck 抑郁症目录及流行病学研究中心的抑郁标准（CES-D），抑郁综合征可以在较广的范围内被描述，从轻度至严重的抑郁综合征，极端的是严重抑郁，后者是一种特殊的、被临床正式诊断的临床精神心理障碍［根据第四版精神障碍诊断手册（DSM-IV）标准］。

不断有研究显示，在心脏病患者中，抑郁症的发生增长了至少 3 倍；15% 以上患有心肌梗死、不稳定性心绞痛，或冠脉搭桥术后，或血管手术后，或患有充血性心力衰竭的患者，同时患有抑郁症。此外，至少 15% 的其他心脏病的患者也表现出轻至中度的抑郁综合征，但没有达到 DSM-IV 的严重抑郁的标准。抑郁综合征在这些心脏病患者中的高度流行被认为是由于抑郁与冠心病之间的双向关系所致。人们很关注抑郁综合征在这些心脏病患者中的高发病率。有证据显示，与没有患抑郁的人相比，甚至轻微的抑郁综合征也可导致心脏病的发病率升高。人们做过很多荟萃分析，每一个分析都显示出抑郁与不良结局之间有紧密的联系。例如，Rugulies 在社区范围的荟萃分析显示，抑郁增加了 1.64% 冠心病的发生率。同样，Van 及其团队在分别纳入 22 个和 20 个临床研究的荟萃分析中发现，抑郁至少导致了心血管风险事件增加了 2 倍。

2. 焦虑综合征

就像抑郁，焦虑的情绪表现也是各种各样的，但是焦虑比抑郁更常见。例如，在美国国家研究中，焦虑障碍的诊断将近 20%。短暂的焦虑经历是很普遍的现象，通常是对危险应激的反应。然而，当焦虑长期存在或者焦虑不能被控制时，它就变成过度应激。现在很多研究评估了在自我焦虑综合征和多种病理状态下焦虑（像 DSM-IV 中所描述的）的流行病学的重要性。

早期的研究得出焦虑是心血管疾病危险因素的结果，但是在近些年中，更多的研究关注到焦虑综合征与心脏风险的关系。总体说来，尽管一些研究通过对危险变量的全面评估，发现焦虑不是一个重要的预兆，但这些研究还是发现焦虑与不良临床事件之间有很大的关系。这种危险变量评估的敏感性可能有助于解释早些时候一些关于焦虑的流行病学研究中有争议的结果。

在心脏病患者群中，关于焦虑还有很多的研究，但是它们大多数都是小样本量的。在样本量超过 500 个人的 3 项研究中，每项研究均发现在焦虑存在的情况下不良临床事件发生的风险增加。FS 研究是该领域的一项有趣的研究，它比较了自我焦虑综合征与确定的焦虑障碍之间的异同。广泛性焦虑障碍（generalized anxiety disorder，GAD）的诊断标准，包括过度焦虑，或焦虑时间不超过 6 个月，而且控制焦虑有困难及有功能障碍综合征。该研究纳入了 804 例患者，观察严重心血管不良事件的综合指数。结果 GAD和自我描述的焦虑均增加了不良事件的发生，在变量评估之后发现只有 GAD 依旧是一个重要的预测因子。

除了 GAD，DSM 中大部分其他的焦虑综合征都和它们的临床后遗症有关。心血管专家所见到的焦虑障碍为惊恐障碍，因为惊恐障碍与胸痛、心悸、呼吸困难有关。惊恐障碍包括意外的惊恐袭击和惊恐反复重现。在关于惊恐的研究中，Sm 及其合作者观察了 3 369 例女性长达 5.3 年，发现惊恐与心血管疾病的发生与脑卒中及全因死亡率有明显的关系。在 9 641 例患有惊恐障碍的患者与 28 923 例对照病例的随访中，同样也发现惊恐障碍增加了急性心肌梗死的发生率。其他的研究中也有相似的结果。

DSM-IV 标准中最常见的焦虑障碍是恐惧障碍。单纯型恐惧症接近 9%，在全国共病调查的人群中单纯型恐惧症接近 9%，社会恐惧占 8%。DSM-IV 诊断恐惧的标准包括：当暴露到特定的对象或环境时，患者有过度的持久恐惧。值得注意的是，在大型群体中，恐惧性焦虑与心源性死亡有关。

其他焦虑障碍与心血管风险紧密相关的是创伤后应激障碍。创伤后应激障碍是指，在暴露于刺激的创伤性事件后，受试者表现出创伤事件重复浮现，觉醒过度及情感麻木。在一项部队服役的男性中的研究显示，创伤后应激障碍与心源性死亡、非致死性心肌梗死相关。第二项研究是在 1 059 例女性中长达 14 年的研究，该研究是关于创伤后应激障碍与冠心病发生之间的关系的。在第三项研究中，Boscarino 研究了 4 328 例参与了越南战争的男性，结果发现创伤后应激障碍使心源性死亡增加了 2 倍。创伤后应激障碍的患者比较倾向于抑郁，但是有证据显示，创伤后应激障碍的病理生理学影响，如对高血压的影响，可能在抑郁综合征中是独立存在的。

3. 愤怒与敌对

在心理危险因素的研究中，生气和愤怒常常并存，因为它们之间相互重叠。敌对，是指容易被激惹，处于防卫状态，以及对他人持怀疑的负面想法。这种认知模式导致愤怒与消极的社会交往。愤怒是一种急性的负面情绪，个体由于社会经历及性格可以表现为被压抑或者表现为愤怒，但是愤怒可以不表现为敌对。

不同于抑郁或焦虑，精神病学没有系统分类来描述患者生气或愤怒综合征。同样，近些年中，这个领域的研究结果也不尽相同。还有，尽管焦虑与抑郁可以通过自我报告及独立的结构性访谈来评估，但标准的结构性访谈的方法并没有广泛地应用到愤怒或敌对的研究中去。由于自我意识或自我否定在这个领域中的缺陷，因而限制了关于愤怒或敌对的发展。然而，尽管有这些限制，关于愤怒和敌对的研究还是越来越多。

4. 乐观主义与悲观主义

人们对悲观与乐观模式的思维定式一直与健康有着密切的联系。在医学研究中，人们判定乐观与悲观最常用的方法有两种。由 Seligman 及其团队提出的一种描述方法，是以个人对待造成生命事件的原因的方式来定义乐观与悲观的。乐观者倾向于把不好的事情看成是短暂的，而认为好的事情是持续存在的。他们倾向于将特殊的原因归因于负面的事情，而将正面的事件更大范围化；他们倾向于将负面事件的原因归于外部因素，而不是进行自我指责。悲观者则持相反的解释风格。另一种乐观与悲观的方法是由 Scheier 和 Carver 提出的，他们对乐观与悲观的定义是从人们对预期的正面或负面结果的处理方式出发的。人们对正面或负面结果的处理影响了他们的行为、对目标的追求及他们面对生活应激的弹性。

以上两种衡量乐观主义与悲观主义的方式都与不良的临床事件有关。一项关于规范老龄化的研究对 1 306 例男性进行了长达 10 年的随访，随访中发现那些持有悲观态度的人比乐观的人发生心绞痛及冠脉事件（心肌梗死或心源性死亡）的概率要高。那些中性性格的人发生临床事件的概率居中。

一项对 7 216 例受试者长达 40 年的观察研究结果显示，那些在人格量表测试中归类为悲观者的，随着悲观情绪的增加，全因死亡率呈显著的线性趋势增加。在对中年以上的受试者长达近 9 年的随访中也发现，那些乐观主义得分高的与悲观主义得分高的受试者相比，全因死亡率（0.55，95% CI：0.42 ～ 0.74）和心源性死亡率（0.23，95% CI：0.10 ～ 0.55）显著减少。

最近，Tindle 及其合作者在一项纳入了 97 253 例受试者参与的 WHI 研究中，评估了乐观态度与心血管疾病的关系。这项研究再一次证实了乐观的女性与悲观的女性相比，心源性死亡的危险比率降低（0.70，95% CI：0.55 ～ 0.90）。这些研究共同为乐观主义和悲观主义与不良临床事件的相关关系提供了一致的证据。

5. 焦虑、沉思和其他消极的思维模式

迄今为止，其他多种消极思维模式可能与焦虑、抑郁或这些心理状态的前驱表现有关，此点已经在心血管领域中引起了注意，但还没有大规模的流行病学研究。慢性忧虑，作为一种认知的元素或焦虑的前体，是这些认知状态中的一种。在规范老龄化研究中，1 757 例男性受试者其忧虑与非致命性的心肌梗死的发生率升高有关（RR 2.41，95% CI：1.40 ～ 4.13），剂量应答关系及非致死性心肌梗死与总的心脏意外无关。

反思，是使人重复回想起负面事件的、另一种消极的认知状态。尽管缺少流行病学研究，人们已经证实，沉思默想的人提高了心脏及血压对急性应激的反应性，以及对这些反应可出现恢复延迟。至善论（完美主义论）也代表一种消极的认知状态。至善论，是指人们倾向于设置过高的行为标准，同时又具有反思批判风格。初步认为，至善论与某一项研究中的死亡率和在另一项研究中心理应激时过度的肾上腺皮质激素分泌，均有关联。还有一项研究认为，容易宽恕或不容易宽恕的认知倾向是影响心血管系统对应激反应程度的另外一种认知模式。人们清楚地认识到，在这些领域内还需要更多的研究，但是，这些研究联合起来也就提示了在慢性消极认知状态与心血管后遗症之间，的确存在着广泛的联系。

（二）慢性压力

在心理危险因素与心血管疾病研究中，慢性压力的研究是独一无二的，因为慢性压力已经在设置对照的动物应激模型研究中得到了较好的研究。一系列关于短尾猴的研究特别有见地地阐明了慢性压力与动脉粥样硬化的关系。

短尾猴是做相关研究的合适模型，因为当它们经历应激或食用高脂饮食一段时期后，它们会发生冠脉粥样硬化，而且和人类冠状动脉硬化发生的病理学及病理生理学特征极为相似。同时，短尾猴有可以计量和可以定义的社会特征，它们的生活环境可以很容易地被塑造成一种慢性应激的环境。在这些猴子中造成一种慢性应激的方式，是利用它们已经建立的良好的社会地位，也就是在相互竞争中，最有优势的猴子最终战胜其他

次级的猴子成为猴王；一旦这种优势等级建立以后，这些猴子就可以建立稳定的、有地位有阶层的群体；然而，如果将这些猴子不断地置入新的群体中，那么这些猴子就会不断地想要在新的群体中建立自己的支配地位，这样一来，慢性压力的环境就建立了。当持续给予处于稳定和不稳定环境中的雄性猴子以低胆固醇饮食时，在不稳定环境中处于领导地位的猴子内皮产生了损伤。当两组猴子均持续给予高胆固醇的饮食时，两组均会发生动脉粥样硬化；但是，在不稳定环境中处于领导地位的猴子发病更为严重。

人们在流行病学领域中对慢性压力已经有了很好的研究。对慢性应激的最常见的研究就是工作压力。对慢性工作压力强度的评判其实差别很大，但它是一种常见的压力。世界领先的、研究工作压力的模型是由 Karasek 及其合作者提出来的，即所谓的工作劳损模型和由 Siegrist 提出的"付出－获得不平衡模型"。工作劳损模型指出，个人工作的时候对自己要求很严格，但带来的却是低收入。显然，缺乏控制比高的工作要求更能带来害处。在付出－获得不平衡模型中，无论是在经济上或是专业奖励（如晋升的机会）方面，或者心理奖励方面（如感觉到安全或自我尊重），当高要求带来低收入时，压力就会产生。值得注意的是，以上两种模型均与不良的冠心病结局有关，就像 13 个前瞻性组群研究观察所得出的结果那样。两者相比，在预测不良事件上，工作劳损模型与付出－获得不平衡模型是类似的。

其他通过连续颈动脉超声观察的研究也显示工作压力会加速粥样硬化。社会经济地位较低和低社会保障的个体倾向于强调工作压力的影响。然而，工作压力也影响白领阶层和高社会经济地位的人群。似乎更多的自动化工作对工作有更高的要求，但自由率低，由于内在的精神动力因素，如需要被认可或者有至善论的倾向就会产生工作压力。

尽管在社会上来自婚姻的压力或者不如意是很普遍的现象，但多年来有关婚姻压力与心血管疾病间相互关系的研究相对于工作压力研究来说要少得多。这么多年来有很多关于临床事件与婚姻状态（已婚、单身、离异或丧偶）相关关系的研究，但是直到最近，研究者才开始关注婚姻质量所带来的结果。Framingham Offspring 对 3 682 例受试者长达 10 年的随访研究结果显示，婚姻沟通、婚姻质量及婚姻冲突严重影响着心血管不良事件的发生。例如，在随访中显示，婚姻冲突中保持沉默的女性其死亡率增加了 4 倍。同样，在对英国 9 011 名国家公务员长达 12.2 年的随访中也显示，消极的婚姻会增加心血管事件的发生率。在冠心病患者中，Orth-Gomer 及其合作者对女性 5 年的随访发现，婚姻压力使心肌梗死后心血管事件复发增加 2.9 倍。Coyne 及其团队也发现婚姻质量影响充血性心力衰竭患者的死亡率。通过颈动脉超声和冠脉钙积分扫描的分析，证实婚姻质量影响动脉粥样硬化的进展。

近 30 年的数据为缺乏社会支持和社会隔离带来的健康损害提供了充足的流行病学证据。社会支持流行病学研究通常分成确切的支持或指导性支持（如一个人其社交网络的大小），以及社会情感支持的多少。在社会群体中生活并已患冠心病的患者中，两种支持的不足与增高的心血管疾病发生率有关，并缩短患者的寿命。在这些研究中，人们始终注意到社会支持的多少与冠心病的发生或心血管事件的发生呈负相关关系。

其他两个常见的压力来自较低的社会经济地位与照顾他人的压力。低的社会经济地位与这些心理因素——诸如困难和环境威胁、贫乏的社会支持、堕落的情绪、低的自我尊重所引起的高度焦虑有关。充足的证据说明，社会经济地位对结局的影响不仅与物质缺乏和不好的卫生习惯有关，还与心理应激机制有关。相反，尽管在这个社会中照顾他人所导致的劳累很普遍，但关于它的研究却很少，尤其是在心血管结局方面。在护士健康研究中，看护他人超过每周 9 h 的人其致死性冠心病或非致死性心肌梗死的发生率升高。该领域尚需要更多的研究。最近，人们开始重视其他潜在的、作为慢性压力的心血管疾病危险因素，包括不愉快的童年经历和社会机构不公正的经历对人的长期影响。

（三）积极的心理因素

直到最近，大部分关于心理因素与心血管疾病的研究才开始关注到消极的人际关系所伴随的因素，如抑郁和焦虑。然而，有 2 种心理因素与积极和消极的状态均有持久的关系：就像之前提到的乐观主义与社会支持那样。最近更新的研究关注其他积极因素对健康的缓冲和促进作用，这些因素包括积极的情绪和基本的心理需求的满足，这些研究中所指的积极情绪包括的内容很多，如快乐、人与环境的良好适应等，后者表现为好奇和兴趣。

Fredrickson 建立了关于情绪的模型。这项研究阐明了情绪的质量和认知功能之间有重要的直接关联，如更加开阔的视野、更加灵活自主及更好的解决问题的能力和创造力。处于积极情绪状态中的人更加友善和乐观。因此，积极的情绪被视为个人可增长的私有资源，并可以为他们应对压力提供更好的韧性。近期一项荟萃分析，对 35 项关于健康人群和 35 个纳入患者人群的研究进行总结，根据研究结果分析了积极态度与长寿之间的关系。

在 2 组人群中，拥有积极态度的人其死亡率降低。然而迄今为止，几乎没有研究是关于积极情绪对心血管结局的影响的。最近的一些研究是关于持有一定的态度对全体人群的影响，这些包括感恩的行动及社会利他主义。然而，人们还没有对这些参数进行心血管流行病学方面的评估。

除了积极的情绪，很多理论家假定人们的心理需要被适当地满足，如果这些需要不能被满足，将会引起心理压力的发生。尽管这些理论家在对这些需要的构成方面有争议，但是他们普遍认为，社会联系是一种基本的心理需要，这可以帮助解释为什么社会支持的力度一直在预测疾病的预测因子上。另外一些理论家认为，人们的基本需求需要被满足或者人们应该有目标，当这些需求不能被满足时，慢性压力就会产生。

近期的数据支持这种论断。例如，在一项有 1 238 例老年人参与的研究中，依照 10 项评估标准，对受试者的生活目标进行了平均 2.7 年的随访。那些拥有较高生活目标的人，死亡率明显降低（0.60，95% CI：0.42～0.87）。同样，在 MacArthur 关于成功老年人的研究中，对 70～79 岁老年人进行 7 年的随访结果显示，感觉对朋友和家庭更有用的那些人，与那些感觉自己没用的人相比，死亡率及致残率减低。日本第三项研究，长达 6 年的随访也有相似的结论。我们还需要更多的研究，以便在年轻的受试者中评估生活目标带来的心血管疾病的流行病学影响，以及生活目标与新发心血管疾病之间的特殊关系。

积极和消极的心理因素与生物学和行为学被假定为包含着一个人的情绪。保持积极的情绪、积极的思维模式，基本心理需要被满足，则社会支持和有目标感可以提高人的活力。相反，带有慢性的消极情绪、消极的思维模式，基本的心理需要不能被满足时，慢性压力都可以降低人的活力。

Kubzansky 和 Thurston 的研究支持这种观点，他们就美国国家健康与影响调查研究中纳入的 6 025 例受试者，分析了他们的情绪活力与冠心病发生率的关系，平均随访时间为 15 年，结果显示，那些情绪更积极的人其冠心病的发生率低。

（四）心血管危险因素的对照

总而言之，流行病学研究发现，越来越多的心理危险因素与冠心病有关。尽管这些危险因素是被单独研究的，但是它们通常是成群出现的。例如，当人们工作压力大时，抑郁的发生率增加了 3 倍。冠心病与心血管事件发生的风险与很多心理危险因素有关，

一项独特的 Interheart 病例对照研究比较了心理危险因素与其他冠心病危险因素。这项研究调查了全球 12 461 例急性心肌梗死后的患者与 14 637 例对照者的多种冠心病危险因素。这项研究以心肌梗死风险的方式比较了一种简单的心理学标准与其他的冠心病危险因素间的关系。结果发现，这种心理标准虽然脱离了地理学或种族的影响，但仍可作为心肌梗死的一种预测因子。

二、病理生理学

过去的许多年，发病率和死亡率与心血管疾病的心理危险因素的病理生理学机制关系并不十分清楚。然而，现在情况已经不是这样了。动物研究和人类的高级研究均已阐明，解除消极心理因素的影响这种复杂的病理生理学机制，将产生一系列的全身效应。对病理生理学与抑郁和慢性压力的关系的研究是最多的，因此，本章也拿它们举例。但是，还有很多研究是关于其他常见心血管疾病心理危险因素相关的病理生理学的，例如，缺乏社会支持、焦虑、愤怒/敌对和越来越多的关于有利影响与积极因素（如积极的情绪和乐观主义的研究等），虽然本章没有提到，但心理危险因素与心血管疾病之间的关系已被广泛证明。

（一）慢性压力的影响

大脑作为感知所有刺激的持久哨兵，可感知环境中的生理或心理上的威胁。大脑感知到威胁后，可产生急性应激反应，包括激活自主神经系统及下丘脑－垂体－肾上腺轴系统。当感官的或真实的威胁持续存在时，慢性压力反应随之产生，从而使以上两种系统失调。

在急性应激的情况下，肾上腺皮质激素的分泌作为负反馈系统，能帮助终止机体对急性应激的反应。相反，慢性压力可终止负反馈系统，导致肾上腺激素的过渡分泌。另外，慢性压力能提高自主神经系统兴奋。下丘脑－垂体－肾上腺轴及大脑内自主神经系统的慢性激活，导致外周病理生理学的级联反应，包括炎症增加、高凝状态、代谢综合征、中心性肥胖及高血压等。

174

　　此外，慢性压力重要的和一致性的反应是导致生理活动的损伤和过度激活，如生理学刺激引起的心率增快、血压升高。很多临床数据显示，这种过度的生理反应加速了动脉粥样硬化的发展。例如，在一项实验研究中，那些在面对威胁时心率加快的短尾猴，它们颈动脉的粥样硬化程度是那些应激反应小的猴子的 2 倍。在不稳定的环境中，给予处于统治地位的猴子以受体阻滞剂预处理，结果减少了过度的动脉粥样硬化，说明交感的激活是这种压力引起的动脉粥样硬化的调停者。在这项动物研究中，人们发现，连续的颈动脉超声显示那些过度生理反应的个体动脉粥样硬化加剧。

　　最新的领域是通过分析应激对白细胞端粒长度的影响来研究慢性压力与过早老化之间的关系。端粒是由蛋白组成的头端和保护性的染色体末端的重复的 DNA 序列。它们的长度随着年龄增长而缩短，但是，有限的研究却发现，在那些有较多感知压力者和看护者中，端粒的长度缩短。一项研究显示，悲观主义者也与缩短的端粒有关。

　　最后，McEwen 和其他人的扩展性研究也证明，大脑本身就是慢性压力的一种靶器官。尤其是慢性压力对大脑产生着深厚的影响，包括杏仁核和海马、大脑的边缘系统、额前皮质的功能重塑。海马是人类记忆和进行空间导航的必须的结构，在慢性压力的情况下，海马显示出功能性神经萎缩，而伴随着的杏仁核是呈调节惊恐反应的，并且是参与应激时激素的、自主的、行为反应的区域。额前皮质中的神经元树突是执行决策的主要区域，在经历应激时神经元介质和自主反应缩小。重要的是在动物压力模型中，海马和额前皮质的缩小及杏仁核的肥大均是可逆的，而人类有限的图像数据也显示人类也可发生类似状况。

（二）抑郁的影响

　　就像慢性压力，抑郁同样与自主神经系统和下丘脑－垂体－肾上腺轴的激活所引起的广泛的系统受影响有关。慢性压力时，皮质醇增多症的特征与自主神经系统的刺激增强一样，结果血浆中去甲肾上腺素的浓度增高、机体交感活性增强。后者的后续反应，加上抑郁症患者常常表现出自主神经功能的紊乱，表现为心率变异性减小、压力反射障碍、静息心率增加、QT 变异性增加等。抑郁症患者中代谢异常也很常见，抑郁症患者的胰岛素抵抗、代谢综合征、内脏脂肪增多及糖尿病的发病率是没有抑郁症人群发病率的 3 倍。与抑郁症伴随而来的皮质醇增多及生长激素和性激素的减少，还可能引起局部炎症介质的相互作用，这些均可导致骨质疏松症及骨骼脱矿物质发生率的增加。抑郁症引起的多种病理生理学改变，使血小板活动增加，包括：β-血小板球蛋白、血小板 4 因子、糖蛋白 IIb/IIIa 受体的增加，血小板对 5-羟色胺的反应增加，以及 5-羟色胺运载体 2A 受体信号转导系统的过度激活。

　　实际数据显示，由于对 HPA 轴及自主神经系统的慢性刺激，抑郁症也有促进慢性刺激的作用，这可能与不同的抑郁行为表现一致。抑郁症与 C-反应蛋白水平、纤维蛋白原、白细胞介素-6、肿瘤坏死因子和其他参与心血管疾病发生的独立危险因素的炎症蛋白增加有关。有证据显示，抑郁引起的促炎细胞因子的增加导致许多经典的躯体综合征发生，如疲乏、食欲缺乏、消瘦、睡眠及情绪障碍。抑郁症引起的另一病理生理学改变是内皮功能障碍。由于血管壁细胞的异常黏附及增殖细胞间的黏附分子水平增高，从而导致了抑郁症受试者的病理生理学改变，这些改变共同产生了促动脉粥样硬化环境的产生。

（三）行为机制

除了它们的直接的病理生理学效应，所有心理因素都与不良健康行为紧密相关，如不良的饮食习惯及过量进食、吸烟、缺乏锻炼、差的睡眠质量、社会隔绝和不能坚持好的卫生习惯等。例如，大量的荟萃分析显示，抑郁症患者和缺乏社会支持的人不能坚持医学上的治疗方案或者依从性减低。长此以往，这些不良的行为既增加了冠心病的风险又导致了生理上心理幸福指数的降低，这种恶性循环的存在使得人的精神状况变差。

（四）急性心理应激

当面对地震、导弹袭击、体育运动（如足球赛）等自然或人类现实生活中的应激原时，心血管事件急剧增加。另外，前瞻性流行病学研究中，采用了一种独立病例交叉设计，它允许心血管事件的发生与潜在因素对比，将其控制在相应的早期阶段（如提前24 h）。这种设计可以减少一些偏倚，是因为当患者处于慢性压力状态时，在临床事件发生之前已有的压力不会被纳入人群危险率的研究中。通过这种设计，研究者发现受试者在应对急性应激、工作压力（紧迫的时间期限）及严重抑郁时，急性心肌梗死的相关危险因素增加了 2 倍；而且那些社会经济地位低的患者更容易受这些急性刺激的影响。

导致心脏病患者的心肌缺血及心血管事件的发生率增加的病理生理学机制是受多因素影响的。急性心理应激引起心率突然增快、血压急剧升高，因此，增加心脏的需氧量；同时，在冠脉病变的患者中，急性心理应激通过内皮依赖性机制，在冠脉狭窄部位引起冠脉收缩，因此，导致心肌氧供减少。在实验室条件下，轻微的心理刺激可导致短暂的心肌灌注减少及室壁运动的异常。在将近一半的劳累后心肌缺血的患者中可诱发室壁运动异常。在精神压力测试中表现为缺血的患者其死亡率增加。有一项研究是比较三种不同的精神刺激诱发冠心病患者局部室壁运动异常的能力的。值得注意的是，一种涉及说出个人压力的刺激比其他精神刺激更容易诱发心肌缺血发生。当冠心病患者采用动态心电图监测心肌缺血时，在没有压力的情况下缺血也会发生。有意思的是，精神压力诱发的缺血是最常见的临床沉默型心肌缺血（在没有胸痛时也可发生，也称无症状性心肌缺血）。总之，在那些没有劳累后心肌缺血的患者中，精神压力诱发的缺血并不常见。

除了这些病理生理学影响，急性精神应激导致的内皮功能的恶化可能持续数小时。如果使用 11 - 脱氧可的松转化为皮质醇的竞争性抑制剂"甲基双吡啶丙酮"进行预处理，可以去除急性精神压力的这种影响。其他研究显示，急性精神压力可以诱发血小板激活、增加动脉壁的硬化、促进炎症反应。在一项特殊的评估现实生活中压力对炎症及血管收缩介质的影响的研究中，研究者将观看世界杯比赛的受试者与急性冠脉综合征患者和健康受试者的血清进行比较，结果在观看世界杯比赛的受试者中，多种炎症及血管收缩介质，如单核细胞趋化蛋白1及内皮素1明显增加。还有，后续的研究也显示，无论在实验室还是在现实生活中，急性精神压力产生了易于发生心律失常的环境，刺激了心律失常的发生。

（五）应激性心肌病

急性应激还可以导致不常见的，但是越来越被重视的急性可逆性心力衰竭。这种心衰与一种特殊的、牵涉到左心室心尖部运动减低的左室收缩急剧降低有关。这种综合征有几种命名方式，包括takolsubo心肌病及心尖球型综合征。一项纳入了130名患者的研究，与很多其他研究一样，发现这些患者主要是由于精神紧张或生理应激引起应激性心肌病的女性患者。然而，其中，有一些患者并没有确切的应激原；极少一部分患者有心室功能延迟恢复，或有左室壁血栓形成的证据；这样一来，对这些患者是否进行抗凝治疗的问题就呈现出来了。

三、心脏病实践的心理危险因素的临床管理

像抑郁症那样的心理问题会严重影响生活质量。另外，有关冠心病心理危险因素与流行病学和病理生理学关系的研究说明，进行行为干预来减少它们的不良效应是有必要的。因为心脏病患者的心理问题通常集中出现，因此，筛查出这些病患并制定诊治指南，将为心脏病专家在临床实践中诊断和处理有这些心理问题的患者提供机会。然而，至今为止，在临床实践中并没有通用的关于心理问题的处理标准。待解决的问题包括：缺乏最合适的治疗方案的证据；缺乏帮助心理学家管理的、有组织的卫生保健制度，尤其是当心理学家有时间上的约束时；缺乏行为干预实施的赔偿制度。以下部分的重点内容就是就这些问题展开讨论的。

（一）行为干预的证据基础

目前，在心脏病患者中仅有极少的大型研究是专门评估标准行为干预的临床效能的。第1个关于此方面的研究是预防冠脉病变复发计划研究，该项研究中，862例个体被随机分成2组，270人接受集体咨询，592人接受集体咨询与A型行为矫正的咨询。另外一项心脏缺血性疾病研究结果显示，参与减压项目的人群其心血管事件的发生减少。其他2项大规模的压力管理研究其结果是阴性的，没有一项研究证明干预可减少心理应激。不过，在对以上2项大规模的压力管理研究中的其中1项进行后续分析发现，对某些亚组人群进行心理干预后，心源性死亡明显减少。

最新的、大规模的、关于行为干预的第5次研究是加快冠心病患者康复的试验研究。这不同于以前的研究，它关注的是减轻抑郁和感知社会支持。这项研究纳入了患有抑郁症或缺乏社会支持感的2 841例急性心肌梗死后的患者，他们分别接受常规医疗或抗焦虑治疗，并予以行为认知疗法，对严重的或持续的抑郁症患者辅以选择性5羟色胺再吸收抑制剂治疗。在常规医疗处理组，心理学家视病情还可以应用选择性5羟色胺再吸收抑制剂。通过29个月的随访，观察2组终点事件，即全因死亡和非致死性心肌梗死的发生率。结果在研究结束时，发现2组结果有一定的差别。

（二）心脏病患者人群的心理压力筛查

美国心脏协会科学咨询会最近呼吁，在心脏病实践中应进行抑郁症的常规筛查，并建议患者接受 1 个规模不大、有 2 个问题的健康调查表询问。其内容如下：

在过去的 2 周内，你经常会被以下问题困扰吗？

（1）做事情失去兴趣或乐趣。

（2）情绪低落，压抑或绝望。

如果对以上任何一个问题的回答是"肯定"的话，那么咨询机构建议你填写 1 张有 9 项条目的健康调查表。健康调查得分高的患者应该接受咨询机构的专业评估。

一些有关这个新建议的疑问如下。首先，至今为止，还没有足够的证据能判定在没有其他的、有组织的、能充分观察临床护理影响的随访下，能否进行抑郁症的筛选。值得注意的是，一项荟萃分析显示，独立使用抑郁症筛查调查表对抑郁管理几乎没有影响。在早期护理阶段，如果这种筛查是与某种护理干预协同作用，那么抑郁症筛选的公益性可以得到改进。其次，尽管焦虑常与抑郁症伴发，也会单独存在并可加速发病率、死亡率、健康成本及生活质量，但美国心脏协会科学咨询与协调委员会并不处理焦虑筛查与建议的事务。最后，尽管人们强调 DSM-IV 诊断标准，该标准基本上涵盖了抑郁、焦虑、药物滥用，但就像前文所述，还有其他很多种心理社会问题可以产生明显的临床及病理生理学影响，这些问题包括慢性压力及社会隔离等。然而，还有小版本的调查问卷可以用来筛查这些心理社会因素，在日常生活中调查问卷并不一定必须使用。就像在日常实践中心理学家习惯了快速口头询问所有器官系统的问题那样，一系列短小的问题可以用来筛查慢性负面情绪、慢性压力和可能与压力或情绪有关的主诉。有种观点认为，这种研究是耗时的，因此不实用。相反地，一个经验丰富的临床医生可以在几分钟内通过询问一些简单的问题，获得相关的筛查信息。

（三）心理社会危险因素与行为管理的协同作用

对冠心病相关的生活习惯因素（如吸烟、不良饮食习惯及久坐不动的行为）的管理与心理危险因素的管理通常是有区分的，但这些因素常常一起出现。将这些因素分类研究是有益的。心理危险因素（如抑郁、焦虑及慢性压力）是不良健康行为的诱发因素，而且它们严重阻碍了人们向良好生活习惯的改进。同样重要的是，不良健康行为是心理危险因素引起冠心病或使冠心病恶化的其中一种机制。向好的行为习惯改进是改善心理社会不良应激的一种方法。

举个例子，运动是可以减少心理社会不良应激的一种行为干预，像交叉病例分析及随机对照试验所显示的那样，运动者抑郁的发生率降低。Blumenthal 及其合作者的研究纳入了 156 例抑郁症受试者，随机让他们采用运动、抗抑郁疗法或者 2 种疗法都用的治疗方式，结果运动在减少抑郁症方面和舍曲林一样有效，但是，该研究没有设立对照组。

随机对照试验对比了 4 种疗法：监督下的集体操练、居家运动、抗抑郁药物和安慰剂组。人们再次观察到运动和抗抑郁药物在减少抑郁方面的作用是相当的。另外，

ENRICHD 研究显示，运动使抑郁发生率明显降低，并使死亡率降低了 30%。有一项心脏康复项目就是常见的临床设置，在这种环境中，心理社会干预和运动训练与行为危险因素的改进标准将会结合在一起。

最近的一项荟萃分析纳入了 23 个关于心脏康复的随机对照研究。Linden 及其合作者通过 2 年的随访发现，与那些没有进行干预的人群相比，进行心理社会干预的人群，其全因死率降低〔似然比（likelihood ratio，LR）0.72，95% CI：0.56～0.94〕。值得注意的是，那些有关独立的心理社会干预的研究结果显示，只有那些成功减少了心理社会不良应激的患者，其死亡率才会明显降低。

（四）潜在的、心理社会干预的新规范

对心脏病患者进行心理社会管理的潜在优势是，当心脏病专家和行为学专家进行操作时，患者可以与他们保持紧密的接触。新的观点是，有关思维和情绪与心脏的双向关系的研究，能为制订更多的、合适的、有潜力的干预措施提供依据。

Thayer 及其合作者的研究，就是观察心脏病专家如何以一种整合的方式来看待来自工作压力、情绪、情感和健康行为。在一系列试验性研究中，他们分析了 4 种参数的关系：压力感、体能水平、情绪状态和行为。所举的例子包括来自他们工作中的 4 种体能紧张状态。研究者注意到，当受试者压力不高时，无论是在精力充沛或疲乏的境况下，其整体状态都较为积极。相反，表现出高压力时，状态都较消极。

这些结论有助于理解将来的处理模式，包括在心血管实践中改良心理社会危险因素的 4 种干预策略。事实上，这些方法之间有相当大的交叉和潜在的协同作用。其中的一种方法就是重点关注受试者的精力。这种方法是可以让患者获益的，因为当患者长期处于应激状态时，他们倾向于变得更加自我，在处理压力时更容易紧张，即使在这些时候，患者可能没有尽最大努力去处理这些问题。

Thayer 的研究说明，当患者精力充沛时，他们的情绪也会高涨，因此，可为他们提供以后解决问题的自我效能感。常见的快速修复的方法是不让患者食用不健康的高能量食物。心理学家宁可建议他们进行提高精力的活动，如短阵的锻炼活动等，也可以改变为从事可以激励人的工作、小憩一下或者聆听鼓舞人心的音乐。从身体、情感方面减少压力的方法，包括简单的呼吸运动、运用有意识的冥想可能有效。当他们加班时，进行瑜伽或太极锻炼，既可以提高精力又能减少压力。关于这些方法可以产生有效的生理学影响的证据越来越多。

当患者心情不好或压力大时，他们易于变得有认知障碍、无耐心、创造力低下。一种教导患者的方法是让他们不要重视消极的想法、情绪和难题，或者使他们远离消极想法、拥有积极的追求、产生积极的情绪。这种做法在心理积极的实践者中是相当常见的做法，可能对心脏病患者有帮助。例如，一对有婚姻问题的夫妻在标准婚姻疗法中可能选择关注他们的主诉；而在该方法中，实践者在咨询过程中将让这对夫妻详细论述他们关系的积极方面，目的是提高心理健康及解决问题的能力。迄今为止，尚缺乏关于积极心理干预的潜在效应的研究，但是，对生理及中枢神经系统功能积极干预带来的有益影响，是值得注意的。

当压力、焦虑、情绪障碍加重时，应考虑将患者转诊给心理健康专家进行正式训练疗法。一些患者暴饮暴食、久坐不动、缺乏社会支持、孤独、过度劳累、因生活失调诱发压力，知性的心理学家可能建议将这些患者转诊到社区或利用网络资源进行治疗。值得注意的是，在传统分工中，这些心理问题中的许多问题不一定由医生和心理健康护理的专家来管理。

（五）精神药理学疗法的应用

当抑郁或焦虑严重时，患者就可以使用药物或进行专业的精神疗法，如行为认知疗法或问题解决疗法。心脏病专家通常不会处理抑郁症，但是，他们可能直接建议患者去看心理学家，或跟经常处理抑郁症的全科医生合作，或与从事精神健康护理的心理学家合作。无论是哪种情况，心脏病专家应该知晓精神心理药物的副作用和潜在的药物相互作用。近几年来，选择性 5 羟色胺再吸收抑制剂，成为治疗心脏病患者抑郁的首选药物，也是治疗严重焦虑的第一线药物。SADHART-CHF（sertraline against depression and heart disease in chronic heart failure）研究显示，在心肌梗死后的患者中，使用选择性 5 羟色胺再吸收抑制剂是安全的。

对女性健康倡议机构中 136 293 例女性长达 5.9 年的随访显示，选择性 5 羟色胺再吸收抑制剂不增加心血管风险，但是，全因死于出血及致命性脑卒中发生的风险增加；不过随访显示，选择性 5 羟色胺再吸收抑制剂使用后，绝对事件的发生率是降低的。Whang 等对女性健康研究中的 63 469 例女性的大规模随访研究发现，严重抑郁和抗抑郁药物的使用增加了心脏病事件的发生，单独使用抗抑郁药物与突发心脏骤停发生率增加有关。这种影响是否意味着在那些服用抗抑郁药患者中存在更严重的抑郁，或选择性 5 羟色胺再吸收抑制剂使用带来的严重的不良反应目前尚不清楚。

最新的这些研究指出，现在更需要关于在心脏病患者中使用选择性 5 羟色胺再吸收抑制剂方面的前瞻性的研究，既要研究它们在延长寿命中的潜在益处，又要更好地评估该类药物与上一年代不一样的抗抑郁药物（如三环类抗抑郁药）相比在心脏病患者中使用时所引起的不良反应，是否明显改善了患者的生活质量。

（六）患者治疗依从性的管理

冠心病的行为危险因素包括久坐不动、吸烟、暴饮暴食及营养不良的饮食。抑郁症、焦虑、缺乏社会支持及其他心理危险因素是让患者改变这些不良健康习惯和依从于药物治疗的强大阻力。研究显示，理解心理原则能增加患者内在动力，并帮助他们计划实施和坚持健康行为。例如，当健康目标、自我认同价值观或行为模式一致时，患者更有动力减少复发，而不是仅仅遵从心理医生的要求。人们越来越多地认识到，患者的外界环境可以影响到患者的行为。因此，医生可以对因环境因素导致的盲目进食或压力增加的患者提出建议。通过由 Gollwitzer 建立的实施目标，比如当患者 18：00 结束工作后在回家之前先去健身等，这种无意识的行为倾向同样可以积极地促进健康行为。尽管这种公式看起来很简单，荟萃分析显示，它在促进行为改变时是很有用处的。

（七）心脏实践中心理干预的潜在行为规范

行为和心理问题的管理在其复杂性及时间和资源需求方面很不相同。在常规的内科治疗中，有轻度心理压力又高度依从于医学建议的患者是很容易管理的。内科医生通过设定好的、可以提高患者改变行为的依从性原则，以此提高他们对患者的管理程度。尽管医生的时间是有限的，但他们可以建议患者参加那些可以坚持饮食疗法和行为改变的社区锻炼及社会活动或网络活动，以此加强对患者的管理。当患者心理压力增加或在坚持行为改变过程中遇到很多困难时，可以由办公室辅助员工来完成额外的指导、支持、监督或反馈。

在行为改变的早期阶段，额外的支持很有帮助，因为不同于自发习惯，新的行为实践是有目的的，是需要努力的。依从性差、抵触行为改变或心理压力大的患者，可以适当地求助于健康保健专家。当然，未来我们还需要进一步的研究以测试阶梯治疗的潜能。

四、结论

一直以来，流行病学研究就显示出多种心理危险因素与心脏疾病明显相关。这些因素包括：慢性负面情绪，如抑郁及多种形式的焦虑；消极的认知模式，如悲观主义；慢性压力、缺乏基本的心理需求，如缺乏社会支持等。总而言之，很多心理危险因素与冠心病结局之间存在剂量效应关系。重要的是，新的证据显示积极的心理因素和生活经历有益于身体健康及延长寿命。在理解心理危险因素的病理生理与冠心病相关联的研究上已取得了很大的进展，包括：自主神经系统和下丘脑－垂体轴的慢性激活导致中枢神经系统结构重塑、生理学的高反应性、老化加速、高凝状态及动脉硬化加速和心血管事件风险增加的免疫反应等。心理干预试验的结果产生不同的数据，但新的医学心理学模式及其发展为改善心脏病患者的心理干预效率提供了新的、具有潜在效能的方法。

（孙秀亭　伍贵富　柳俊）

无创心排技术部分

第18章　使用无创心排技术评估体外反搏疗效一例

体外反搏作为一个简便、安全、无创伤的辅助循环装置，在心血管疾病，尤其是动脉粥样硬化性心血管疾病的早期预防、维持期治疗、康复阶段有着广泛的应用空间，在临床中需要规范化、标准化的临床路径，我们应该重视临床中体外反搏应用前的安全评估、操作中的指标监测和应用后的质控评价，以不断调整治疗方案，从而完善心脏康复的临床路径。

体外反搏治疗的疗效有即时疗效、中期疗效、远期疗效之分。从循证医学的角度，目前大部分疗效的评价指标以中间指标居多，如运动耐量、心脏功能指标、血管内皮功能、心绞痛评价量表、生活质量量表等。事实上，体外反搏的即时疗效是由血流动力学的指标变化来体现的。体外反搏即时血流动力学的质控，每搏输出量（SV）、心排血量（CO）、心指数（cardiac index, CI）的衡量是一个关键指标。因此，体外反搏治疗中、治疗后的这些指标的对比是质控的重要数据。

冠状动脉慢血流（coronary slow flow, CSF），是指冠脉造影未发现明确病变，而血流灌注延迟的现象。其发生机制主要有3点：①微血管病变，包括微血管阻力增加及痉挛；②血管内皮功能受损，NO减少；③冠状动脉粥样硬化的早期表现。治疗采取4种方法：①血管扩张剂，如硝酸、尼可地尔，可改善冠脉慢血流；②抗血小板治疗；③他汀类药物；④中药治疗。

病例如下。

患者张某，男，42岁。1月前，患者无明显诱因出现胸闷、心慌，就诊于洛阳市某医院，行冠脉造影检查结果显示（见图18-1）："冠状动脉慢血流，左主干、前降支、右冠血流分级：TIMI2级"，给予口服药物治疗（阿司匹林肠溶片、他汀类药物）。出院后上述症状仍不缓解，尤其夜间平卧时症状加重。入院时症见：发作性胸闷、心慌。既往史：高血压病史8年，口服降压药物（非洛地平缓释片、富马酸比索洛尔片、盐酸咪达普利片），血压控制可。个人史：有吸烟史20年，平均15支/天，无饮酒史。

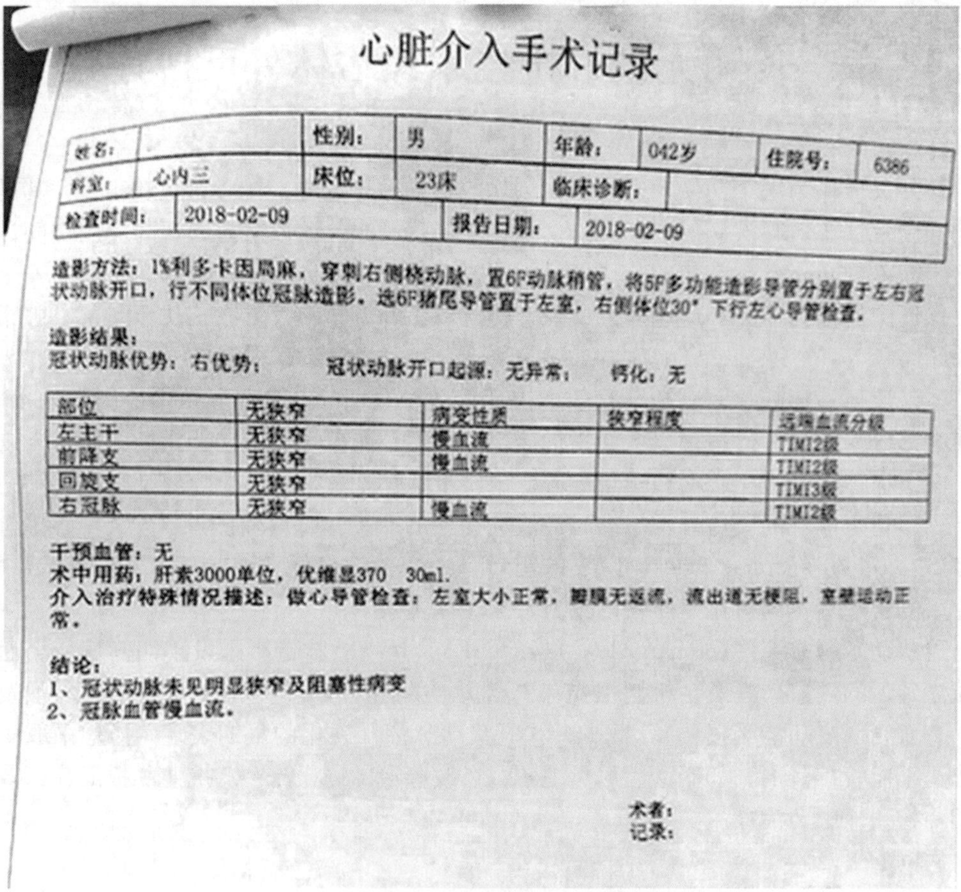

心脏介入手术记录

姓名：		性别：	男	年龄：	042岁	住院号：	6386
科室：	心内三	床位：	23床	临床诊断：			
检查时间：	2018-02-09		报告日期：	2018-02-09			

造影方法：1%利多卡因局麻，穿刺右侧桡动脉，置6F动脉稍管，将5F多功能造影导管分别置于左右冠状动脉开口，行不同体位冠脉造影，选6F猪尾导管置于左室，右侧体位30°下行左心导管检查。

造影结果：
冠状动脉优势：右优势； 冠状动脉开口起源：无异常； 钙化：无

部位	无狭窄	病变性质	狭窄程度	远端血流分级
左主干	无狭窄	慢血流		TIMI2级
前降支	无狭窄	慢血流		TIMI2级
回旋支	无狭窄			TIMI3级
右冠脉	无狭窄	慢血流		TIMI2级

干预血管：无
术中用药：肝素3000单位，优维显370 30ml.
介入治疗特殊情况描述：做心导管检查：左室大小正常，瓣膜无返流，流出道无梗阻，室壁运动正常。

结论：
1、冠状动脉未见明显狭窄及阻塞性病变
2、冠脉血管慢血流。

术者：
记录：

图 18－1　冠脉造影检查结果

入院当天（体外反搏治疗前入院后），依据患者发病的时间和症状，使用无创心排技术进行血量检测，结果显示（见图 18－2）：心排血量（5.3 L/min）、心肌收缩力指数（cardiac contractility index，CTI）（44.2）偏低；舒张早期充盈率（early diastolic filling rate，EDFR）（96.3%）、外周血管阻力指数（3 272）偏高。

结合患者冠脉造影和心排血量检测结果，给予患者综合治疗方案。

（1）药物治疗：①阿司匹林肠溶片 100 mg，每天 1 次；②匹伐他汀钙片 2 mg，每晚 1 次；③非洛地平缓释片 5 mg，每天 1 次；④富马酸比索洛尔片 5 mg，每天 1 次；⑤盐酸咪达普利片 5 mg，每天 1 次。

（2）戒烟处方：嘱患者戒烟，必要时给予中药袋泡茶。

（3）体外反搏治疗：1 日 2 次，一次 40 min，压力 0.030 MPa，35 h 为 1 疗程。

◎**PhysioFlow**　　　　　　　　无创心排血量静息评估

心血管一病区-46　　张某某　　性别：男　年龄：42岁　身高：175 cm　体重：105 kg　监测日期：

2018/3/5 下午4:03

病人ID：148668 出生日期：1975/8/18	测试时间：00:02:10 测量模式：静息模式 平均：10秒（s）HD-Z 状态：Enabled intermediate

Calibration Table:

参数	描述	值	下限	上限	量规
SV（mL）	每搏输出量（stroke volume）	90.6	80.4	149.3	
SVi（mL/m²）	每搏输出量指数（stroke volume index）	39.5	35	65	
HR（bpm）	心率	59	50	90	
CO（L/min）	心输出量（cardiac output）	5.3	5.7	9.6	
CI〔L/(min·m²)〕	心指数（cardiac index）	2.3	2.5	4.2	
SABP（mmHg）	收缩压（systolic arterial blood pressure）	130	100	140	
DABP（mmHg）	舒张压（diastolic arterial blood pressure）	80	60	90	
MABP（mmHg）	平均压（mean arterial blood pressure）	102	70	105	
CTI	心肌收缩力指数（cardiac contractility index）	44.2	100	300	
VET（ms）	心室射血时间（ventricular ejection time）	215.5	150	400	
EDFR（%）	舒张早期充盈率（early diastolic filling ratio）	95.3	0	67	
LCWi〔(kg·m)/m²〕	左心做功指数（left cardiac work index）	3.1	3	5	
SVRi（dynes·s·m⁻²·cm⁻⁵）	外周血管阻力指数（systemic vascular resistance index）	3 272	1 337	2 483	
SVR（dynes·s·cm⁻⁵）	外周血管阻力（systemic vascular resistance）	1 425	582	1 081	
EDV估测（mL）	舒张末器容积（end diastolic volume）估测	549.9	80	160	
EF est（%）	射血分数（ejection fraction）估测	16.5	50	75	

图 18-2　体外反搏治疗前无创心排血量检测结果

体外反搏治疗过程中，体外反搏过程中心排血量检测结果显示（见图18-3）：患者每搏输出量、心排血量逐渐增加，外周血管阻力指数（systemic vascular resistance index, SVRi）逐渐下降。

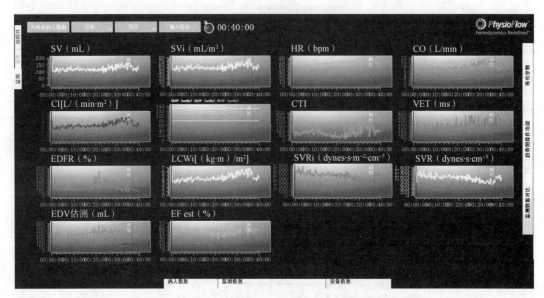

图18-3　体外反搏治疗中无创心排血量检测结果

体外反搏治疗后，无创心排血量检测结果显示（见图18-4）：静息指标均在正常范围。

治疗1周后，患者诉胸闷、心慌症状明显改善，尤其夜间症状明显减轻，继续坚持治疗。治疗1疗程（35 h）后，患者诉胸闷、心慌已消失。再次给予无创心排技术功能监测。

体外反搏治疗1个疗程后，结果提示（见图18-5）：静息每搏输出量（107.7 mL）、心排血量较入院前明显增加，并且心排血量（5.8 L/min）在正常范围；心肌收缩力指数（62.3）明显增加；舒张早期充盈率（74.5%）、外周血管阻力指数（2 728）较前有所下降。

◎PhysioFlow　　　　　　　　　无创心排血量静息评估

心血管一病区-46　　　张某某　　　性别：男　年龄：42岁　身高：175 cm　体重：105 kg　监测日期：
2018/3/5　下午5:00

病人ID：148668 出生日期：1975/8/18	测试时间：00:02:10 测量模式：静息模式 平均：10秒（s）HD-Z 状态：Enabled intermediate

Calibration Table:

参数	描述	值	下限	上限	量规
SV（mL）	每搏输出量（stroke volume）	118.7	80.4	149.3	
SVi（mL/m²）	每搏输出量指数（stroke volume index）	51.7	35	65	
HR（bpm）	心率	62	50	90	
CO（L/min）	心输出量（cardiac output）	7.4	5.7	9.6	
CI［L/(min·m²)］	心指数（cardiac index）	3.2	2.5	4.2	
SABP（mmHg）	收缩压（systolic arterial blood pressure）	130	100	140	
DABP（mmHg）	舒张压（diastolic arterial blood pressure）	80	60	90	
MABP（mmHg）	平均压（mean arterial blood pressure）	102	70	105	
CTI	心肌收缩力指数（cardiac contractility index）	116.9	100	300	
VET（ms）	心室射血时间（ventricular ejection time）	283.9	150	400	
EDFR（%）	舒张早期充盈率（early diastolic filling ratio）	58.5	0	67	
LCWi［(kg·m)/m²］	左心做功指数（left cardiac work index）	4.3	3	5	
SVRi（dynes·s·m⁻²·cm⁻⁵）	外周血管阻力指数（systemic vascular resistance index）	2 365	1 337	2 483	
SVR（dynes·s·cm⁻⁵）	外周血管阻力（systemic vascular resistance）	1 030	582	1 081	
EDV估测（mL）	舒张末器容积（end diastolic volume）估测	235.6	80	160	
EF est（%）	射血分数（ejection fraction）估测	50.4	50	75	

图 18-4　体外反搏治疗后无创心排血量检测结果

◎*PhysioFlow*　　　　　　　无创心排血量静息评估

心血管一病区-46　　张某某　　性别：男　年龄：42岁　身高：175 cm　体重：105 kg　监测日期：
2018/3/27 上午9:52

病人ID：148668	测试时间：00:01:30
出生日期：1975/8/18	测量模式：静息模式
	平均：10秒（s）HD-Z 状态：Enabled intermediate

Calibration Table:

参数	描述	值	下限	上限	量规
SV（mL）	每搏输出量（stroke volume）	87.7	80.4	149.3	
SVi（mL/m²）	每搏输出量指数（stroke volume index）	38.2	35	65	
HR（bpm）	心率	67	50	90	
CO（L/min）	心输出量（cardiac output）	5.8	5.7	9.6	
CI［L/(min·m²)］	心指数（cardiac index）	2.5	2.5	4.2	
SABP（mmHg）	收缩压（systolic arterial blood pressure）	119	100	140	
DABP（mmHg）	舒张压（diastolic arterial blood pressure）	74	60	90	
MABP（mmHg）	平均压（mean arterial blood pressure）	94	70	105	
CTI	心肌收缩力指数（cardiac contractility index）	62.3	100	300	
VET（ms）	心室射血时间（ventricular ejection time）	226	150	400	
EDFR（%）	舒张早期充盈率（early diastolic filling ratio）	74.5	0	67	
LCWi［(kg·m)/m²］	左心做功指数（left cardiac work index）	3.1	3	5	
SVRi（dynes·s·m⁻²·cm⁻⁵）	外周血管阻力指数（systemic vascular resistance index）	2 728	1 337	2 483	
SVR（dynes·s·cm⁻⁵）	外周血管阻力（systemic vascular resistance）	1 188	582	1 081	
EDV估测（mL）	舒张末器容积（end diastolic volume）估测	282.7	80	160	
EF est（%）	射血分数（ejection fraction）估测	31	50	75	

图 18 -5　体外反搏治疗 1 疗程后（35 h）无创心排血量检测结果

体外反搏治疗前、后，心排血量静息指标的平均值结果显示（见图 18－6）：SV、CO、CTI、左心做功指数（left cardiac work index，LCWi）明显升高，EDFR、SVRi 有所下降。

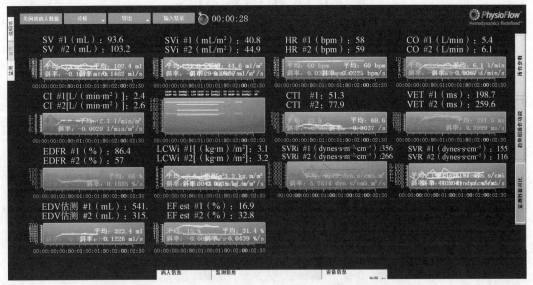

图 18－6　体外反搏治疗前、后，无创心排血量检测结果对比

注：#1 指体外反搏治疗前；#2 指体外反搏治疗后。

通过观察患者入院当天体外反搏治疗前、后，体外反搏治疗过程中，体外反搏治疗 1 个疗程后等指标，可得出：体外反搏治疗可提高患者舒张期压力，增加冠状动脉血流量和流速；同时，可增加每搏输出量、心排血量，减轻心脏后负荷。可见，体外反搏是治疗冠脉慢血流的有效武器。

用心排血量实时动态评估体外反搏前、后，以及监护体外反搏中的情况，能够实现对体外反搏治疗效果的有效评定，也可以保证体外反搏治疗过程中的安全性。可见，无创心排技术是监测体外反搏疗效的标尺之一。

（王成宜　孙艳玲）

第19章 无创心排技术助力高血压病患者 的个体化用药指导

高血压是心血管死亡、心血管事件及脑卒中的第一位危险因素。我国高血压疾病社会负担不断加重，患病率由 2012 年的 25.2% 上升至 27.9%。尽管通过药物的研发、治疗方案的优化、疾病管理模式的改进等对高血压进行了干预，我国高血压的控制率仅为 16.8%。

动脉压的大小取决于动脉内血容量及动脉顺应性。决定动脉血容量的因素有 2 个：①心排血量，即一侧心室射出的血液量，为心率与每搏出量的乘积；②外周血管阻力。平均动脉压是心排血量与外周血管阻力的乘积，能影响心排血量和外周血管阻力的各种因素都能影响血压，因此，高血压是一种血流动力学异常的疾病。动态监测高血压病患者血流动力学变化，可以实现个体化降压治疗。

近 10 年来，越来越多的血流动力学监测技术相继涌现，从有创到微创再到无创，尝试着用更准确、更无创、更便捷、成本更低的监测技术指导个体化治疗。Swan-Ganz肺动脉导管热稀释法，通过中心静脉将测量导管置于右心系统、肺动脉内，获得心脏和肺血管的压力及心排血量等多项血流动力学参数。但因其操作复杂、创伤大，通常用于心脏手术或危重患者中。脉搏指数连续心排血量（pulse index continuous cardiac output，PiCCO）是一种微创的血流动力学监测技术，但仍需置留 1 根特殊的股动脉热稀释导管，以及 1 根颈内静脉或锁骨下静脉导管。经胸廓的超声心动图可以用作无创测定心排血量，但只能完成点测量，不能用于长期监测及运动过程的监测，另外，该设备的测量的准确性与操作人员密切相关。

随着心脏舒缩，血管内血流量发生变化，电流通过胸部的阻抗也产生相应的变化。心阻抗法（impedance cardiography，ICG）无创血流动力学监测正是利用胸阻抗原理，通过对心阻抗微积分血流图处理得到每搏输出量、心排血量、心肌收缩力指数、舒张早期充盈率、外周血管阻力等参数。随着技术的革新，心阻抗法无创血流动力学监测作为一种无创、操作简单、快速、安全、可连续使用的监测技术，越来越广泛地应用于临床，指导疾病的诊治及疗效评估。

近年来，ICG 无创血流动力学监测在高血压的诊断、治疗方面的作用逐渐受到重视。为了比较绝经前及绝经后血流动力学变化，Hinderliter 等人发现，尽管血压水平相似，但绝经后妇女的外周血管阻力指数较高 [（2 722 ±757）vs（2 262 ±661 dynes · s · m^{-2} · cm^{-5}），$p < 0.01$]，但心指数较低 {[2.64 ±0.73]vs[3.10 ± 0.71L/（min · m^2）]，$p < 0.01$}。Hinderliter 报道，与白种人男性和女性相比，尽管血压读数相似，非裔美国男性和女性的 SVR 升高，CO 降低，并伴有左心室的重构，说明血流动力学参数比单独的血压数值提供更多的信息。DBP 可能会随着年龄增长而失去反映血管阻力增加的能力，Galarza 等纳入 636 例高血压病患者（年龄在 25 ～ 74 岁），发现尽管患者在

30～70 岁的 DBP 水平相对稳定，但 SVRi 显著增加近 50%，心指数下降 27%。Alfie 等使用阻抗技术进行血流动力学监测发现，在年轻男性中，脉压差的增加与脑卒中指数的增加相关；相比之下，50 岁以后，男性的脉压差增加与脑卒中指数下降有关，反映出与年龄有关的动脉顺应性下降。不同队列中血流动力学结果的异质性表明，即使在相同血压水平，血流动力学会受年龄、性别或种族等多个因素影响，因此，对高血压病患者进行血流动力学监测，以便指导个体化治疗。

　　从血流动力学角度来看，心排血量和体循环外周血管阻力共同决定血压高低。在高血压人群中，大约 47.9% 患者通过降压治疗后，虽然血压测值达标，但仍存在着血流动力学的异常，并且高血压个体间存在明显的血流动力学异质性。De Divitiis 等人使用 ICG 证实高血压病患者存在不同的血流动力学特征：①CO 升高而 SVR 正常或接近正常；②以 SVR 升高为主要表现。Linb 等报道，血压降低是由于基线血流动力学异常的改善，以 CO 升高为主的患者对 β-受体阻滞剂（如普萘洛尔）的治疗有效，而 SVR 升高的患者对 CCB 类药物（如硝苯地平）的治疗有反应。Mattar 等人的研究表明，饮食和锻炼的强化方案可以改善血流动力学参数，CO 显著增加，SVR 显著降低，尽管 MAP 仅发生了轻微的变化。抗高血压药物通过降低 SVR、CO 及容量负荷而发挥降压作用。当了解了患者的基线血流动力学状态，就可以根据各种药物预期的血流动力学效果设计合适的药物方案。

　　对于高血压病患者，若无创心排技术的血流动力学平衡图结果提示 LCWi 偏高，SVRi 正常，提示左心做功偏高型，再结合心排血量 CO；若 CO 偏高，宜减低心肌收缩类药物（如 β-受体阻滞剂、CCB 为主）。对于表现为 SVRi 增高型的患者，更倾向于选择 ACEI、ARB 与 CCB 等扩张外周血管、改善血管顺应性的药物。在利尿剂的使用上，主要看前负荷的情况，如阻抗图提示 O 波增高，或 EDFR 增高。当然用药时，还要结合其他指标综合判定心功能状态。需要特别指出的是，基于血流动力学指导下的高血压治疗，对于难治性高血压病患者有着重要的意义。

　　我们来看一个具体的病例：患者，男性，52 岁，因"头晕 2 年、加重 3 个月"就诊。血压最高 190/110 mmHg，近 3 个月头晕加重，血压控制不佳，波动于 130～160/80～100 mmHg。就诊时，降压药物为硝苯地平缓释片 20 mg 加吲达帕胺 2.5 mg 加培哚普利 4 mg，每天 1 次。在通过 24 h 动态血压监测排除假性难治性高血压，并通过相关检查排除继发性高血压之后，究竟应该如何调整患者的降压方案呢？无创心排技术的结果提示：①O 波增高，提示前负荷增高，建议使用利尿剂。②血流平衡图（见图 19 - 1）提示 SVRi 显著增高，应优先使用 RASI。因此，降压药物调整为厄贝沙坦 150 mg/氢氯噻嗪 12.5 mg，每天 2 次，口服；拜新同 30 mg，每天 1 次，口服。2 周后自测血压，血压值为 120～128/72～80 mmHg。复测无创心排技术提示，SVRi 轻中度增高，较前明显改善。

　　部分长期高血压病患者会产生心室壁顺应性减低，心房未完全收缩时，心室舒张充盈压已经足够，即心室舒张功能障碍，在血流动力学阻抗图中表现为房缩波（A 波）增高；若患者长期血压不能得到良好的控制，则可能会导致射血分数保留的心力衰竭，即舒张性心衰。"无 A 波，不心衰"——在高血压综合管理中，尽力促使 A 波恢复正常是

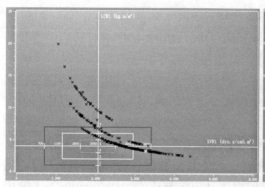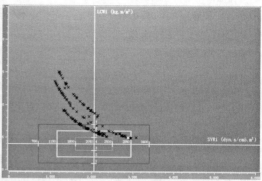

图 19 - 1　高血压病患者血流平衡示意

最理想的依赖于血流动力学的高血压治疗结局。

　　个体患者对降压药物的反应各不相同，因此，无法可靠地预测实际的血流动力学效应和副作用。因此，即使已知基本的血流动力学状态，根据药物的血流动力学特性进行经验性选择也可能无法成功地管理特定的患者。ICG 不仅可以提供准确的非侵入性血流动力学指标，而且可以根据连续测量结果指导治疗方案，使其最适合特定患者。定期测量血流动力学状态，使医生可以监测治疗时，ICG 已成为评价和治疗高血压病患者的一个有价值的工具。Toth 等人纳入了 57 例轻度高血压病患者，将其随机分为吲哚洛尔（29 例）和阿替洛尔（28 例）治疗组，发现吲哚洛尔可使 SVR 降低 12%，而阿替洛尔相关的血压改善是由于心率和心指数下降。Sramek 等人报告了 322 例高血压病患者，尽管之前使用 2 种或 2 种以上的降压药进行 2 年或更长时间的治疗，但仍无法控制。研究人员通过监测血流动力学指导高血压的管理，控制血压和改善潜在的血流动力学参数，包括 CO 和 SVR。基线时，16% 的受试者 CO 显著降低（即低动力），约 19% 为高动力，以正常血流动力学为目标的降压治疗在几周内控制了 203 例受试者（63%）的血压。Taler 等研究了一系列血流动力学参数在难治性高血压病患者降压药物的选择中的应用。难治性高血压病患者（$n = 104$）被随机分为 2 组，一组根据连续血流动力学测量结果进行药物选择，另一组根据高血压专家指导的药物选择进行为期 3 个月的强化治疗方案。在 ICG 引导组中，患者的血压进一步降低，血压得到控制（定义为血压达到 140/90 mmHg）的发生率比对照组高（56% : 33%）。

　　高血压是全球的公共卫生问题，中国疾病负担尤为严重，将 ICG 无创血流动力学监测与高血压治疗指南相结合，这也许为高血压个体化药物治疗提供新的途径。

（黄慧玲　曹娅麟）

第 20 章　无创心排技术在心脏重症监护中的作用

动态无创心排血量检测技术，是在既往利用血流电阻抗变化获取每搏输出量和心排血量等单一参数的基础上，连续监测包括上述指标在内的 12 个血流动力学参数〔CO、CI、HR、SV、每搏指数（stroke volume index，SVI）、SPB、DBP、MAP、SVRi、SVR、LCWi、EF、CTI、左室射血时间（left ventricular ejection time，LVET）、EDFR〕，并实现无线遥测的一套血流动力学检测设备。其原理为欧姆定律，在患者身上安置好获取信号的特殊电极，每个特殊电极通常会有 2 片为 1 组，将电极放置在患者颈部和胸部的特定区域以测量电流通过胸腔时电阻的变化；外部电极连续不断地发送无痛低频电信号，内部电极不断地探测和测量阻抗的变化值，电信号随电阻最小的路径，流经充满液体的动脉获得有用的数据。该设备操作简便，无须特殊专业培训，减少了传统有创测量方式带来的麻烦和超声需要专科医师操作的不便，可快捷地为临床诊断提供血液动力数据。

在冠心病重症监护室（CCU）应用动态无创心排血量检测技术能够帮助医师快速判断患者血流动力学状态，其适宜的应用场景包括以下 4 个方面。

一、急性心力衰竭类型的快速判断

《中国急性心力衰竭急诊临床实践指南（2017）》推荐急性心力衰竭的"冷暖湿干"临床分型，与血流动力学相对应，便于快速应用（I 类证据，C 类推荐）；但同时指出，仅使用症状体征评价急性心力衰竭的敏感性和特异性均差。无创心排技术通过实时、连续监测静息时 SV、CO、CTI 及前后负荷等多项静态血流动力学指标来评估心功能，可以快速分辨患者是否存在 CO 降低、SV 降低、SVR 增高、液体负荷过量等。用高 O 波提示液体负荷超载，结合 SV、CO 等偏低判定收缩性心衰等同于心脏超声 EF 减低。用高 A 波提示心房排血速率增强，心室壁舒张功能不良，结合 SV、CO 等正常判定为舒张性心衰。

二、抬腿负荷试验，在急性循环衰竭患者中用作判断扩容后心排血量是否改变的手段

通过将下半身大约 300 mL 的血液，回流至右心室，从而减少了液体负荷。抬腿负荷试验（passive leg raising test，PLR）短暂影响 CO，较输液试验减少了液体的负荷，升高 CO 8%～15%，可预测补液试验升高 12%～15%。可用于评估患者 CO 储备。

三、容量管理

快速补液导致 CO 和 SV 降低，提示输液速度过快，直接提示应降低输液速度。心

率上升后，CO 未见升高或出现降低提示补液速度过低，提示应加快补液。

四、不明原因低血压的鉴别诊断

PCI 术后低血压成因复杂，病情多变。多数 CCU 未配备心脏超声。使用动态无创心排血量检验技术，可迅速获得血流动力学参数，综合分析后确定病因。复杂冠脉介入术后有冠脉穿孔高危指征者可先进行静态心排监测或进行连续动态心排监测，出现心室舒张充盈减少，心搏出量减少的特征。血流动力学改变则应及早进行超声确诊，并在出现血流动力学异常前完成心包穿刺引流。出现不明原因低血压，可应用动态心排早期检测血流动力学参数，快速查明低心排、低容量负荷等状态，及早做出应对措施。

动态无创心排血量检测技术不仅可用于心脏康复评估，在心脏重症患者评估和处理中也可发挥重要作用。

（李虎）

第21章 无创心排技术在评估心脏康复效果方面的价值

心脏康复（cardiac rehabilitation，CR）通过延缓或逆转动脉粥样硬化进展，降低心血管疾病发病率和病死率，延长患者寿命的同时提高患者的生存质量，从而逐渐被医生及患者所接受。目前，最大代谢当量是广泛用于康复效果的评价指标，最大代谢当量每提高1 MET可降低全因死亡风险的12%，同时，显著提高患者的生活质量和心理状态，最大限度恢复社会功能。目前，公认的检测最大代谢当量最精确的手段为心肺运动试验，但由于需要昂贵的设备及熟练的技术人员，故难以普及；心排血量（CO），尤其运动状态CO是重要的血流动力学参数，对判别心脏功能状态和心脏储备功能有重要的作用。无创血流动力学检测技术较易获得CO数据，本研究通过观察METs与CO相关性，以期为临床使用无创心排技术对心脏康复效果评估提供依据。

一、资料与方法

（一）一般资料

选取2015年4月—2015年11月于某医院心脏康复中心进行心肺评估的患者，收集其性别、年龄、身高、体重等基本资料。

（二）测量方法

1. 心肺运动试验
采用德国耶格心肺检测仪（Master screen-CPX），排除试验禁忌，采用Ramp 15 W方案，测试终点包括限制性症状、亚极量运动，记录最大METs值。

2. 无创血流动力学检测
采用法国Enduro无创血流动力学检测仪，与心肺运动试验同步进行，记录静息及运动过程中的CO值，记录最大CO值。

（三）统计方法

基线资料用均数±标准差（$\bar{x} \pm s$）表示，采用SPSS统计软件计算最大METs和最大CO的相关系数（r）。

二、试验结果

（一）受试对象基本情况

试验共有 105 例受试者参与，其中，男性 64 人，女性 41 人，年龄（58.2±5.3）岁，身高（1.7±0.053）m，体重（68.3±10.2）kg。

（二）METs 与 CO 的相关性分析

最大 METs 值与 Enduro 测定的最大 CO 值有良好的相关性（$r = 0.79$，$p < 0.01$）。（见图 21 - 1）

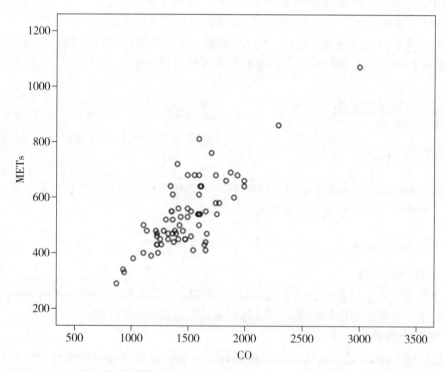

图 21 - 1　心肺运动试验测定的最大 METs 值与 Enduro 测定的最大 CO 值的相关性

三、讨论

心脏康复（cardiac rehabilitation，CR）通过采取综合干预手段（包括药物、运动、营养、心理和社会支持），改变患者的不良生活方式，帮助患者培养并保持健康的行为，促进其健康的生活方式，控制心血管疾病的各种危险因素，延缓或逆转动脉粥样硬化进展，减少其残疾并促使其回归社会的同时，降低其心血管疾病发病率和病死率，延长其寿命且提高其生存质量。及时的康复效果评估，对增加患者信心、改善其情绪状态极为重要。但是，心肺运动试验由于客观条件限制难以普及及高频次使用。

组织摄取并利用氧，需经过肺循环和外周循环，最终经周围组织摄取实现氧的利用。外周循环，主要指心血管系统对血氧的转运，通过系统心脏康复，尤其是运动疗法后，能够增加心肌血流量，提高摄氧能力，增加心肌收缩力，使交感神经兴奋性降低，逆转心室重构，从而增加心脏的"泵"功能，具体表现即最大 CO 的提高。故 CO 的提高从外周循环的环节提高了氧的利用，实现最大摄氧量及 METs 的提高。因此，从理论上讲，CO 的水平能从一定程度上反映最大代谢当量的情况。近年来，无创血流动力学检测技术快速发展，Enduro 动态无创血流动力学检测系统可以动态实时地检测患者运动过程中的 SV、HR、CO、LCWi、SVR 等参数，数据通过新一代的胸阻抗法计算得出，与有创血流动力学检测结果有很好的相关度，能直观提供患者运动状态下的心功能情况。在无条件进行心肺运动试验的情况下，该种检测手段相对易于推广。本研究结果证实，该设备所测得最大 CO 与最大 METs 存在良好的相关性，在心脏康复效果的评估方面有临床应用价值。

在测试过程中，我们发现也有数据偏差较大的情况，原因包括 2 个方面：①老年患者皮肤较干燥，电极片与皮肤接触不良，影响数据的获得，因此，应严格皮肤处理程序，保证数据可靠性；②对于测得的 CO 与 METs 比较，CO 明显偏高时，多见于有慢性肺部疾患者，对此应询问其呼吸系统病史，有条件的患者应完善肺功能检查；对于测得的 CO 与 METs 比较，CO 明显偏低时，主要提示心脏功能有明显不足，应主要从改善心功能方面进行干预。上述 2 点对于康复过程中的方向侧重，有一定的提示作用。

（耿敖）

第 22 章　无创心排技术时代，再谈心脏的变时功能

运动耐力是生活质量的重要决定因素，可以通过增加氧耗量（VO_2）来实现。在健康人的最大程度有氧运动中，VO_2可增加约4倍。这主要是通过心率增加2.2倍，每搏输出量增加0.3倍，动静脉氧气增加1.5倍来实现的。因此，心率的增加是进行持续性有氧运动能力的最重要因素。运动期间，心率的变化和运动恢复是通过交感神经与迷走神经活动之间的平衡来调节的。

正常情况下，在人体运动时，或在各种生理及病理因素的作用下，心率能够跟随机体代谢需要的增加而适宜增加的功能，称为变时性功能。因此，当人体运动时或在各种生理或病理因素的作用下，心率不能随着机体代谢需要的增加而增加，并达到一定程度，或者不能满足机体代谢需求时叫作心脏变时性功能不全。

CI 的诊断主要通过运动负荷试验进行检查并确诊，运动平板和自行车功率计（运动踏车）是最常用的动态运动测试设备。由于运动踏车具有安全、测定的干扰少、动态心肌氧供需不平衡的假阳性较少、运动损伤少及占地面积小等优点，是现阶段更优的运动负荷试验测试设备。

目前，诊断 CI 的标准多而不统一，但大体分为3种：①第一种标准是和预测最大心率值〔（220 – 年龄）bpm〕比较，即当运动后最高心率 <90% 的预测最大心率值时，为变时性功能不全，现在也有学者提出 <85% 或者 80% 作为诊断标准；②第二种标准根据运动后达到的最大心率值进行判定，即当运动后最高心率 <120 bpm 时，为变时性功能不全；③第三种标准根据心率储备分数（HRR %）判定，即当 HRR % <80% 时，为心脏变时性功能不全〔HRR % =（运动后最大心率 – 静息平均心率)/(220 – 年龄 – 静息平均心率）×100%〕。

近年来，随着无创血流动力学监测技术（胸阻抗原理）的出现与发展，通过对心阻抗微积分血流图处理可以得到包括 SV、CO、HR、CTI、EDFR、SVR 参数。动态无创心排血量检测技术最大的优势就是可以实时反映运动过程中血流动力学各参数的动态变化过程。

根据运动过程中心率的变化反应，CI 主要分为运动早期变时功能不全型、运动后期变时功能不全型、停止运动后心率速降型3型。通过无创心排技术的参数图，可以直观准确地反映出运动中及恢复期心率变化趋势，更好地助力于 CI 的诊断。下面的几个病例分别代表了3种典型的变时功能不全的表现。

（1）运动早期变时功能不全型见图 22 – 1，运动早期变时功能不全型的心率变化见图 22 – 2。

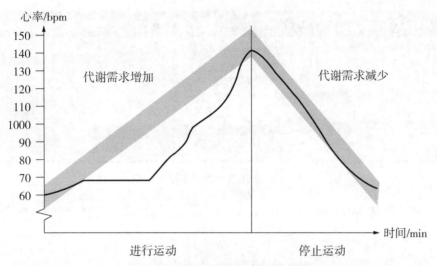

图 22 - 1　运动早期变时功能不全型

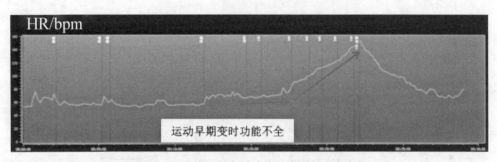

图 22 - 2 运动早期变时功能不全型：心率变化

（2）运动后期变时功能不全型见图 22 - 3，运动后期变时功能不全型的心律变化见图 22 - 4。

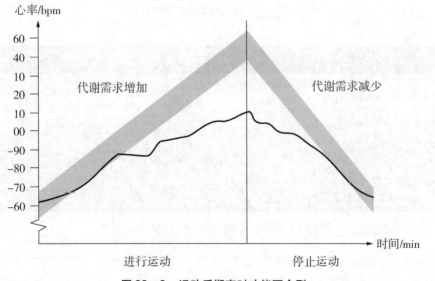

图 22 - 3　运动后期变时功能不全型

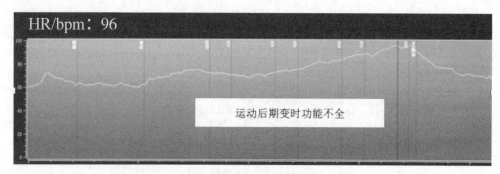

图 22 - 4　运动后期变时功能不全型：心律变化

（3）停止运动后心率速降型见图 22 - 5，停止运动后心率速降型的心率变化见图 22 - 6。

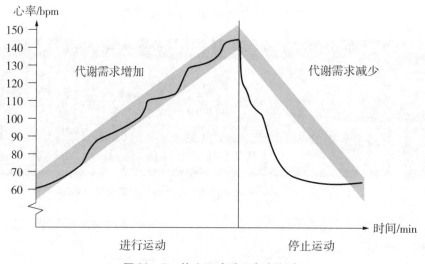

图 22 - 5　停止运动后心率速降型

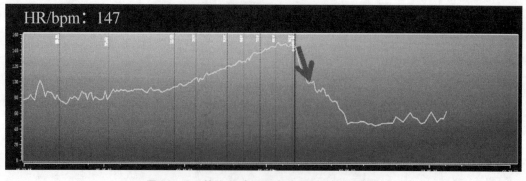

图 22 - 6　停止运动后心率速降型的心率变化

心脏变时性功能不全主要见于病窦综合征、冠心病等患者。对于病窦综合征的患者，植入具有频率应答功能的心脏起搏器是一个较好的解决方法。如欧洲指南所建议，频率应答模式应该在具有变时功能不全且保留左室射血分数的植入起搏器的患者中激活，虽然这种方法可能对这类患者的整体预后没有影响，但它可以提高患者的运动能力和生活质量。通过运动负荷试验结合动态无创心排血量检测技术的二合一检测，可以在提供运动过程中心率参数的同时，同步评价左室射血功能（EF 及 SV），以助力于 CI 人群的识别与诊断。

此外，运动负荷试验与动态无创心排血量检测技术的联合应用，能早期发现心肌缺血，提高冠心病的诊断率。有研究显示，当患者运动量达到一定功率时，继续运动心率仍可持续上升，但 SV 和每分 CO 反而开始下降，即出现每搏阈（或缺血阈）的拐点，对早期诊断心肌缺血有重要价值。对于检测结果提示变时功能不全且出现每搏阈（缺血阈）的患者，动态心排可以显著提高冠心病的诊断率。

（黄慧玲）

第23章 关于无创心排技术评估指导高血压用药的商榷

一、我国高血压知晓率、治疗率、控制率明显增高，整体达标率不尽如人意

人类认识高血压的历史并不漫长。迄今为止，将高血压作为临床疾病和重要的心血管危险因素来进行积极干预不过六七十年的历史。在这半个多世纪的历史进程中，对高血压的发生机制研究和药物研发蓬勃兴起。多项突破性的机制研究，如交感、肾素–血管紧张素–醛固酮系统等神经内分泌机制与钠盐摄入增高等容量机制的初步认识，促进了现代降压药物的研发和有效应用。流行病学研究和大规模降压治疗干预研究的结果，证明了降压治疗的巨大获益，从而促进了全球高血压治疗和控制率的快速提高。科技的进步也使我们能够采用新的技术手段管理高血压，其中，主要体现在血压测量技术的进步。政府的支持和我国高血压专家的努力，使我国同样取得了长足的进步。

2017年8月10日，在北京召开的中国心脏大会（China Heart Congress）公布了"十二五"高血压抽样调查的最新结果，此次调查共抽取15岁以上人群约50万人，获得了高血压的最新流行特点，整体上，我国18岁及以上成人高血压患病率为23.0%，患者人数达2.435亿，正常高值血压患病率为41.4%，患者人数4.363亿。经过复杂加权后，高血压患病率随年龄增高而上升，男性高于女性（24.3%∶21.6%），城市与农村高血压患病率差异无统计学意义（23.1%∶22.9%）。其中，高血压知晓率、治疗率、控制率及治疗控制率分别为42.7%、38.3%、14.5%和38.0%，农村地区高血压知晓率、治疗率及控制率较低。整体上，我国18岁及以上成人高血压知晓率、治疗率和控制率明显增高，但是，仍有广大患者治疗不规范，进而带来相应的一系列问题。

二、我国基层高血压知晓率、治疗率和控制率低，达标率低，形势愈演愈烈

我国90%的高血压病患者就诊于城镇社区和乡村卫生服务机构，基层是防治高血压的主战场，基层医生是高血压防治的主力军。我国从高血压分级诊疗和临床路径方面做了很多的探索，在提高基层医生管理高血压的技能、规范治疗和管理能力等方面做出了很大的努力，上下求索，反复寻找。但是，由于我国地域辽阔，东西部经济差别较大，基层高血压医治水平仍然是参差不齐，导致基层高血压知晓率、治疗率、控制率低，达标率低，并且形势愈演愈烈。

近年我国的高血压流行病调查和临床研究资料显示，我国基层高血压人群具有以下

8 个特点：①90% 的患者在城镇社区和农村就诊，基层是高血压防治的"主战场"；②我国 2～3 级以上的高血压病患者占 2/3 以上；③合并危险因素的高血压病患者高达 90%；④目前，我国高血压治疗实际控制率不到 30%；⑤社区医生进行高血压分层评估困难；⑥高血压治疗方案和路径混乱；⑦患者依从性差；⑧患者对社区医师的信任度低。简而言之，中国高血压病患者 90% 以上是中高危心血管风险人群，治疗效果不理想。

三、基层缺乏更多的高血压评估手段

作为我国中西部基层心内科医生，笔者从事临床多年，发现以下问题：首先，基层医疗单位高血压的测量手段已经日新月异；其次，基层医疗单位安全有效的高血压药物已覆盖；最后，基层医生随着高血压指南的更新和巡讲的再教育，分层评估能力提高且治疗方案越来越规范；然而基层高血压病患者仍然依从性差和达标率低，我们苦苦思索，发现可能与个体化用药的实施程度相对不够有直接关系，即缺乏有效的评估手段，导致不能相对"精准化"用药。具体原因如下：基因检测指导个体"精准化"用药太"小众"，在基层根本无路可走；常规测定每日尿钠排泄量，每日氯化钠的摄入量，判断有无"盐敏感性高血压"；常规化验血中同型半胱氨酸，叶酸利用代谢基因，判断有无高同型半胱氨酸血症。这样的评估其实远远不能达到指导临床用药的目的，仍然会导致高血压病患者换药频率高、血压不达标。

四、原发性高血压的机制

我们知道血压 = CO × SVR，高血压的实质是一种血流动力学异常的疾病，可表现为 SVR 增高、心率增快、血容量增加或心肌收缩力增强等，分为 CO 增高型或/和 SVR 增高型。从血压形成机制上讲，心脏做功之一就是保持血压，使外周组织得到足够的氧和营养物质，并带走代谢废物，因此，决定血压高低的主要因素是 CO 和 SVR。明确高血压病患者的血流动力学特征，有助于降压药物的选择，达到精准地用药的效果，从而实现个体化精准治疗的目标。最新高血压治疗指南推荐治疗方案依旧以药物为主，并遵守小剂量、长效剂、联合用药和个体化的治疗原则。实际上，我们在评估手段上，应该从精准的角度着手，对高血压进行血流动力学评估分型；在治疗原则上，注重整体康复，才能更好地控制血压，提高控制率、达标率。

五、使用无创心排技术指导高血压治疗用药

血流动力学监测在经历有创、半有创和无创的血流动力学监测技术演变后，无创心排技术应运而生。无创心排技术是指在静息或一定运动负荷下，实时连续监测 CO、前后负荷、CTI 等心脏机械泵血血流动力学指标，结合生理特点及参数正常变化趋势来评估心功能，包括静态 CO 检测和动态 CO 评估试验等，监测的主要指标有 SV、HR、CO、

SVI、CI、CTI、EDFR、SVR 等。

血压和外周血管阻力均属于心脏射血的后负荷。所谓外周血管阻力，是指小动脉和微动脉对血流的阻力，是形成血压的基本因素之一。根据流体力学，血流遇到的阻力可从压力梯度及流量计算而来，即血流阻力 $R = $ 压力梯度 $(p_1 - p_2)/Q$，但是，SVR 不能直接测量，常用以下计算公式：$SVR = 80(MAP - CVP)/CI$，因中心静脉压（central venous pressure，CVP）比较小，常常使用近似公式 $SVR = 80 \times MAP/CO$，一般情况下舒张压高低主要反映外周血管阻力的大小。CO 是每搏输出量和心率的乘积，心缩期 SV 增大，射入主动脉的血量增多，管壁所受的张力增加，收缩压增高，因此，CO 影响收缩压，即 $LCWi = (MAP - PCWP) \times CI \times 0.0144$，PCWP① 常默认正常或忽略。可见 CO、MAP、SVR 是相互联系的整体。

对高血压的血流动力学分型测量技术很多。目前，心室阻抗血流阻抗描记法是比较方便安全的。一项回顾性研究提到心室阻抗血流阻抗描记法已经成为一种独特且高度准确的无创工具，用于评估血流动力学参数。在高血压病患者中使用该技术测量各种血流动力学成分可以更好地评估病情，更快地识别出最高风险的患者，并且能够更有效地进行靶向药物管理。

临床上，我们长期监测和观察静态血压，对运动中血压的观察甚少，并且没有形成统一标准。在形成稳定高血压之前，机体长期处于无症状状态，运动中血压异常升高是形成高血压、脑梗死及其他心血管疾病的先兆。运动中血流动力学与血压的表现为 CO 持续增加，SVR 下降，MAP 维持在 70 ~ 140 mmHg，较正常。若运动中血压升高异常，则反映血管壁的顺应性减低或（和）心排血量灌注增高。

长期高血压的患者中一部分会引起心室壁顺应性减低，即心室舒张末期不良，心房未完全收缩时，心室舒张充盈压已经足够，心室开始进入收缩期。在血流动力学阻抗图中表现为 A 波增高，在高血压治疗和控制中，最终使得 A 波恢复正常是最理想的高血压治疗结果。对心室壁或外周血管的顺应性的调节，运动治疗中有氧和抗阻训练是比较有效的方案。

在该领域有大量的试验研究，其中一项显示，在高血压早期，SVR 即出现上升，随着高血压的发展，SVR 明显增加，并出现 CO 下降；甚至在高血压前期患者，也证实 SVR 已开始增高。还有研究显示，有些高血压只表现为心排血量或心肌收缩力等增高，在用药上以降低心功能为主，如 β-受体阻滞剂，在利尿剂的使用上主要看前负荷的情况。在外周血管阻力增高型的高血压中，更倾向于选择 ACEI、ARB 与钙拮抗剂等扩张外周血管、改善血管顺应性的药物。对于难治性高血压病患者，在用药数量不变的情况下，血流动力学指导下的抗高血压用药可取得更加满意的控制率。还有一些文献显示，即使在血压控制良好的患者中，仍有近一半存在外周血管阻力的增加，表明这些患者体内的神经内分泌系统仍处于异常激活状态，提示单纯药物控制好血压是不够的，要结合运动治疗、饮食指导、心理调节等个体化康复方案，恢复异常的血流动力学，减少靶器官的损害。另外，一些血压的异常表现以舒张压增高为主，血流动力学监测多表现为外

---

① PCWP 即肺毛细血管楔压（pulmonary capillary wedge pressure）。

周血管阻力增高，在药物治疗和有氧运动效果不佳时，建议下肢进行多肌肉群的抗阻训练，增加外周血管的顺应性，会达到更好的舒张压控制。

六、小结

我们从高血压发病机制上探讨，从小规模临床观察中发现，无创心排技术在基层临床中是一种方便快捷的评估手段，不仅可以从血流动力学上评估高血压分型，而且可以指导用药，可能对于基层高血压的防治是一种利器，但是，我们需要进行更多的观察。

（孙艳玲）

第 24 章　无创心排技术在心脏瓣膜外科术后 I 期心脏康复中的作用

在过去的几十年中，心脏康复从单纯地对患者进行体力活动安全性的监测，已经发展成为个体化量身定制整合多学科的康复治疗方法。

早期心脏康复研究大部分围绕着冠心病患者的 II 期心脏康复开展。随着对心脏康复认识的深入，逐渐拓展到 I 期院内康复和 III 期家庭康复。适应证也由冠心病患者扩展到 CABG 术后患者、心脏瓣膜外科术后患者、外周血管疾病等。大量数据证实了 I 期心脏康复可以缩短住院时间，促进日常生活和运动能力的尽早恢复；增加早日恢复健康的自信心，减少心理紧张焦虑，减少再住院率；安全过渡到生活自理，运动能力达到 3～4 METs；避免卧床带来的不利影响（如运动耐量减退、低血容量、血栓栓塞性并发症等）；减少肺不张、肺部感染、避免和减少心衰的发作。

早期的 I 期心脏康复研究集中于心梗 PCI 的患者。I 期心脏康复的风险评估强调心肌缺血的评估。例如，过去 8 h 内是否有胸痛的发生，肌钙蛋白是否升高，有无心电图的动态变化。但是，心脏瓣膜外科术后的心脏康复治疗有着其特殊性：①心脏外科手术、全身麻醉、人工呼吸、体外循环等引发的全身炎症反应，导致多数患者都存在肌钙蛋白的升高，但不全是冠脉病变和心肌缺血的表现。显然，单纯使用肌钙蛋白的升高不能作为康复运动风险的评估。②心脏瓣膜疾病患者术前多是慢性心力衰竭患者，同时，手术过程导致的心肌抑制，增加了 I 期心脏康复发生低心排的风险，等到出现心脏功能失代偿的临床表现再调整康复方案就为时晚矣。心外科 I 期心脏康复需要更精准的血流动力学监测作为风险评估方法。

无创心排技术的监测利用胸阻抗法的原理，实现了无创、连续、实时的血流动力学监测，较肺动脉漂浮导管、经胸超声更适合于心脏康复全流程的监测。它在心外科 I 期心脏康复中的指导作用主要体现在以下 4 个方面。

一、术后开始 I 期心脏康复的时机选择

心外科术后，患者由于长期卧床，易引发身体功能失调，出现各种并发症。为此，I 期康复，伴随着血流动力学的稳定，提倡患者尽早离床，以尽早获得术前机体功能为目标。心外科患者没有下列 6 种情况可以开始离床训练：①低 CO 症候群；②Swan-Ganz 导管；③安静时，心率 120 次/分钟以上；④血压不稳定；⑤心律不齐（新发生的房颤，Lown 分级 IV b 级以上的室性期前收缩）；⑥安静时呼吸困难。为避免卧床带来的不利影响，术后第 1 天的患者除心脏康复禁忌证以外，均需评估是否可以开始康复运动，通常由床上被动/主动肢体活动开始，逐步过渡至下床活动。肌肉的收缩、

下肢的屈膝屈髋活动均会导致回心血量的增加。术后 24 ～ 48 h，正是心肌水肿的高峰期，即心脏贮备功能最薄弱的时期，回心血量的增加会导致心功能衰竭的风险。在无创心排技术下，被动抬腿负荷试验用于评估术后早期心脏贮备功能。在被动抬腿负荷试验中，SV 增加大于 10% 为阳性，提示心脏功能可耐受回心血量的增多，可以由床上被动/主动肢体活动开始，开始术后 I 期康复流程，阴性者暂缓进入康复流程。

二、步行开始时机和强度的选择

在 I 期康复进程中，患者逐渐由床上活动、床旁站立逐步过渡至行走。根据运动生理的反映，自立位运动开始时，SV 随着运动强度的提高而增加，当达到 40% ～ 60% VO_2max 的某点时，SV 不再增加，即 SV 的平台期。超过这一强度的运动将会导致 SV 的下降，这一变化将远早于临床症状和体征提示心脏功能的受损。无创心排技术的连续监测可以敏感地捕捉到这一节点，从而精准地选择七步法的进程，将 SV 上升作为行走训练开始的标准，并根据平台期出现的行走距离作为运动强度的选择。

三、长期住院患者床旁踏车功率的选择

一部分长期住院的患者，特别是重症监护室（intensive care unit，ICU）获得性衰弱综合征、慢性心功能不全的患者，在 I 期康复流程中会加入被动/主动踏车训练。作为早期的有氧训练，踏车的时间和功率需要通过运动试验制订，显然这一类患者无法完成 6 min 步行试验或心肺运动试验。踏车训练过程中，遵循强度由低到高，循序渐进的原则，通过监测患者的 SV 平台期、EDFR 变化，确定踏车的有效功率、安全功率和时间，避免盲目执行有氧训练。

四、出院前运动处方的制订

出院前应对每例心血管病患者进行运动风险评估，目的是评估患者出院后活动风险，指导患者出院后日常活动，同时，提供出院后医学运动处方。6 min 步行试验相对于心肺运动试验更简单快捷，心外科术后患者更易于接受。但是，传统 6 min 步行试验因为不能评估无氧域，仅能通过步行距离估算最大 METs，根据最大值的 60% ～ 80% 制订运动处方，运动强度和活动能力的评估都不够精准。将动态无创心排血量检测技术与 6 min 步行试验结合，通过 6 min 步行试验中的 SV 趋势变化找到平台期，结合最大心率和最大 METs，计算 SV 平台期的运动强度，制订合适的运动处方，克服了传统 6 min 步行试验不精确的缺点。

心脏瓣膜外科术后 I 期心脏康复与 PCI 术后 I 期康复有着不同的特点。心外科患者常常是在心肌收缩功能受损的状态下开始 I 期康复，在风险评估和处方制订上更侧重于

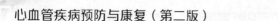

血流动力学的评估和监测。动态无创心排血量检测技术的连续实时监测，可以实现精准选择Ⅰ期康复的开始时机、康复过程监测、运动强度选择、出院处方制订，从而对心外科Ⅰ期心脏康复的全流程"保驾护航"。

（李颖）

第25章 无创心排技术与心脏康复

心脏康复已经有 70 年历史，而在我国则起步较晚。由于心脏康复在心血管疾病治疗中的重要作用，被欧洲心脏协会，美国心脏协会和美国心脏学会，以最高级别科学证据（Ⅰ级）推荐用于 CHD 及 CHF 患者的治疗与二级预防。无创心排技术（Cardiac output during exercise）和心肺运动试验（Cardiopulmonary Exercise Testing，CPET）是心脏康复中很重要的心肺功能评估检测手段。下面我们将无创心排技术在心脏康复中的应用综述如下。

一、心脏康复及其必要性

心脏康复是一类综合的康复医疗，涵盖主动积极的身体、心理、行为和社会活动的训练与再训练，以达到改善心血管功能，在生理、心理、社会、职业和娱乐等方面达到较佳功能状态，并促进控制心脏病危险因素，阻止或延缓心脏疾病发展，减少心脏疾病再次发作的危险。现代心脏康复强调树立健康的生活方式和积极的生活态度，最终回归正常的社会生活，预防心血管事件的发生；并采取团队协作的工作模式，与运动康复、心理、营养、理疗、相关临床学科、社会学等多学科人员合作，形成康复团队，对心血管病患者实施全程医疗关爱。多项研究表明，心脏康复能降低心肌梗死后全因死亡率和心血管死亡率，延缓动脉粥样硬化发展进程，最大程度减少心血管疾病对身心的不良影响，增强患者治疗的依从性，有利于改善医患关系。近年来，随着心血管疾病患病率的年轻化及人口的老龄化，以及急诊患者救治和慢性病救治率的提高，使带病生存的人数增加。带病生存患者的生活质量提高及心血管疾病的预防，使心脏康复治疗变得尤为紧迫。

二、运动无创心排技术的特点

在开始进行心脏康复治疗前，首先进行评估，评估内容包括既往病史、危险因素、心血管功能和运动风险，而心血管功能和运动风险评估是心脏康复评估中的重要内容，贯穿心脏康复治疗的始终。评估工具主要包括运动负荷试验和血流动力学检测。有创的心排血量检测技术虽然是金标准，但相对而言，其昂贵、危险、容易出现并发症、耗时、需要特殊设备和技术训练，无法在临床常规开展。1940 年，Sramek 发明了根据胸腔血流变化时产生阻抗值的变化来无创检测人体心排血量的胸阻抗法，但基线胸阻抗法准确度不高，且环境要求严格，新近出现的动态无创心排血量检测技术利用新一代胸阻抗波形分析法，利用心动周期与胸部电阻抗值变化的原理，连续检测胸阻抗波形图，计算出 SV，然后演算出一系列血流动力学参数。有研究使用 4 种血流动力学方法评估运动时心排血量的变化，这四种方法包括 Fick 法、稀释法、无创心排技术及脉搏分析法，通过比较发现，无创心排技术是可以监测运动时的血流动力学，其结果也是可信的。而相对于其他血流动力学监测方法，无创心排技术完全无创、操作相对容易且价格低廉。正因为无创心排技术的这些优点，使运动状态无创监测血流动力学成为可能，其在心脏康复中的价值也逐渐体现出来。

三、运动无创心排技术在心脏康复中的应用

运动无创心排技术在心脏康复中的应用主要有 4 个方面。

（1）与心肺运动试验联合应用，能早期发现心肌缺血，提高冠心病的诊断率。因为运动负荷试验仅能直接观察到心电图的改变或出现典型的缺血性胸痛症状，而不能直接观察运动中心脏泵血功能的改变。因为心肌缺血时，最先出现的就是心脏收缩力与收缩速度的下降，继而使心脏 SV 和 CO 均下降。当心肌细胞缺血缺氧一定时间、发生代谢改变后，可出现心电图上异常的 ST-T 改变。因此，心肌缺血后 CO 的变化要早于心电图的异常变化。已有研究显示，当患者运动到一定功率时，继续运动可导致心率继续上升，但 SV 和 CO 反而开始下降，而此时心电图尚无 ST-T 明显的异常改变。这对评价早期心肌缺血有重要价值。针对冠心病患者，研究运动无创心排技术、冠心病心绞痛症状及心电图变化在诊断冠心病的敏感性、特异性差异中发现，运动无创心排技术可以提高冠心病的诊断率，其敏感性为 100%、特异性为 74%、阳性预测值 67%、阴性预测值 100%。

（2）运动无创心排技术可用于心脏康复前的危险性评估，以便筛查高危患者。通过无创心排技术，可以动态观察到心脏做功时的许多参数，包括 HR、SV、SVI、CO、CI、EF、CTI、LCWi、LVET、SVR、SVRi、EDFR 和左心室舒张末期容积（left ventricular end-diastolic volume，LVEDV）。这些参数可帮助我们监测判断患者的心脏功能或功能储备情况。在一定的运动心率范围内，心功能正常或轻度损伤者，随着运动强度的逐渐加大，SV 和 CO 也会逐渐上升；但心功能较差者，则 SV 和 CO 将随运动强度或运动心率增加而递减。出现后者现象，提示患者为高危人群，其运动风险较大。

（3）优化心脏康复运动方案。运动无创心排技术可以检测到患者的最大运动能力（患者运动到出现缺血性胸痛或呼吸困难时的运动心率），以及每搏阈值（达最大运动能力后 SV 不再增加，甚至开始下降）。无创心排技术对心功能评价的准确性在 Kemps 等人的实验研究中也得到认可。运动无创心排技术在心脏康复进行中，将所有检测参数形成实时变化趋势图，可以时刻提醒我们注意调整运动方案，以便达到最优的康复效果。

（4）可以评价康复效果。在康复后，再次进行无创心排技术检测，SV 和 CO 的变化可以显示出康复的效果，甚至判别患者获益的大小。

此外，无创心排技术不仅在心脏康复中有重要作用，在其他心血管疾病的血流动力学监测中也有一定的价值，比如重症疾病的监护，判断有无心衰、休克及指导治疗，辅

助治疗高血压，寻找心血管疾病的病因等。

　　无创心排技术具备操作简单、应用安全性、结果准确性等优点，随着心脏康复在我国的开展，这项技术必将被广泛应用于临床。

（赵明中　李慧敏）

第 26 章　从体外反搏的安全保证和质控评价看心脏康复临床路径的调整

体外反搏作为一个简便、安全、无创伤的辅助循环装置，在经济不发达、医疗资源匮乏、高端设备比较稀缺的年代，曾经历了十分辉煌的发展阶段，但随着各大医院现代诊疗设备的部署，体外反搏的应用步入了低谷。随着近年来心脏康复的快速发展，体外反搏在心血管疾病，尤其是动脉粥样硬化性心血管疾病的早期预防、维持期治疗、康复阶段有了广泛的应用空间，尤其是各级中医院和基层医院应该积极部署的一种治疗设备。我们迎来了体外反搏的"第二春天"——体外反搏的再次复兴，不仅需要基础、临床和设备的研发工作，更需要走规范化、标准化的临床路径之路，因此，我们更应该重视临床中体外反搏应用前的安全评估、操作中的指标监测和应用后的质控评价，以便不断调整治疗方案，从而完善心脏康复的临床路径。

一、体外反搏治疗前的安全评估

体外反搏是一种比较安全的治疗设备，然而在医患关系相对紧张的今天，做好任何一个治疗前的安全评估都是我们必须重视的环节，所以开展体外反搏治疗前我们必须进行常规的基础评估，如血常规、凝血功能、血脂、血糖、肝肾功能、血压、心电图、心脏彩超、下肢血管超声等，以便排除体外反搏的禁忌证。

（一）专项评估

对不同病种，我们需要有针对性地进行专项评估。例如，心律失常需要动态心电评估；高血压需要动态血压评估；心力衰竭需要心排血量评估，以便排除治疗前的相对禁忌证；冠心病需要运动心电、运动心排评估等，以便评估缺血严重程度。

（二）心理评估

所有接受体外反搏治疗的患者都应该进行心理评估。这不仅是因为要解除患者第一次看到反搏治疗时的振动状态产生不同程度的恐惧、紧张心理，而且对盲目乐观、求治心切、悲观依赖、孤独疑虑的患者，更要做好心理评估。尤其是我们身处这个心身疾病高发的时代，心理评估应该纳入心血管疾病的基础评估、动态评估和质控评估的指标中。

二、体外反搏操作中的指标监测

体外反搏操作中的监测尤其重要——我们既不能简单照搬厂家的建议，也不能仅依靠操作者的个人经验，需要结合临床调整反搏方案，不同病种治疗中的监测是不同的，通过监测的数据，我们才能举一反三，优化我们的体外反搏治疗方案，达到更好的治疗效果。

体外反搏过程中常规需要监测的指标为充排气时间、充气压力、心电、血压、舒张期增压波高度比（D/S）、舒张期增压波面积比（DP/SP）等，以便保证体外反搏的安全和效果。

对于心力衰竭，体外反搏治疗方案必须严格监测，所以体外反搏治疗时，我们需要专项监测，我们必须针对 SV、CO、CI 进行监测，以保证体外反搏治疗过程中的安全和效果，同时对监测数据进行储存和追溯。因此，优先推荐静态无创心排技术对心力衰竭这类疾病体外反搏治疗过程的监测。

三、体外反搏应用的质控评价

体外反搏作为心脏康复治疗设备和适宜技术在基层广泛推广，症状的不断改善不仅可以缓解患者的痛苦，而且可以带来患者的长期获益，为了不辜负患者的信任，同时，适应医改中医保的限费，我们必须加强质控评价，质控评价应基于反搏的疗效。

体外反搏治疗的疗效有即时疗效、中期疗效、远期疗效之分。从循证医学的角度，目前大部分疗效的评价指标以中间指标居多，如运动耐量、心脏功能指标、血管内皮功能、心绞痛评价量表、生活质量量表等。

事实上，体外反搏的即时疗效是由血流动力学的指标变化来体现的，反搏治疗能否充分提高主动脉舒张期血压是衡量体外反搏能否发挥有效作用的关键性指标之一，因此，体外反搏治疗过程中，舒张期增压波高度比（D/S > 1.2）、舒张期增压波面积比（DP/SP 为 1.5 ~ 2.0）是质控的基础要求。

对于体外反搏即时血流动力学的质控，SV、CO、CI 的衡量也是另外一个关键指标。因此，体外反搏治疗中、治疗疗程后的这些指标对比是质控的重要数据。

体外反搏中远期疗效和治疗疗程密切相关，疗程的长短由不同疾病决定，因此，质控中对不同疾病疗程的遵循也很重要。我们国家的体外反搏共识指出，每天 1 次，1 次 1 h，36 h 为 1 个治疗周期较为合适。对于突发性缺血性疾病，一个疗程即效果显著，对于冠心病三支病变、心力衰竭，一年 180 h、共治疗 5 个疗程有显著效果。

因此，体外反搏的质控评价的重要因素为血流动力学指标、疗程，我们可以借助无创心排技术、心脏超声、运动心电、西雅图心绞痛量表等作为质控的手段，以达到科学化的质控。

四、小结

在临床中，体外反搏治疗要结合药物、运动、心理等综合治疗才能达到疗效最佳化，因此，体外反搏不是心脏康复中的独立干预手段，必须结合五大处方，同时，体外反搏治疗之前必须进行充分安全评估，治疗过程中重视指标监测，治疗后反复进行质量控制，才能不断优化调整体外反搏在不同疾病心脏康复进行临床路径中的应用。

（孙艳玲）

护 理 部 分

第 27 章　心律失常康复护理

一、疾病概述

（一）定义

心律失常（cardiac arrhythmia），是指心脏激动过程中出现冲动起源异常（包括部位、频率及节律）和（或）冲动传导异常。

（二）分类

心律失常按其发生原理可分为冲动形成异常和冲动传导异常两大类。按照心律失常发生时心率的快慢，可分为快速性与缓慢性心律失常两大类。

1. 冲动形成异常

（1）窦性心律失常：①窦性心动过速；②窦性心动过缓；③窦性心律不齐；④窦性停搏。

（2）异位心律可分为被动性和主动性异位心律。

1）被动性异位心律：①逸搏（房性、房室交界性、室性）；②逸搏心律（房性、房室交界性、室性）。

2）主动性异位心律：①期前收缩（房性、房室交界性、室性）；②阵发性心动过速（房性、房室交界性、室性）；③心房扑动、心房颤动；④心室扑动、心室颤动。

2. 冲动传导异常

（1）生理性：干扰和房室分离。

（2）病理性：①窦房传导阻滞；②房内传导阻滞；③房室传导阻滞；④束支阻滞或分支阻滞或室内阻滞。

（3）房室间传导途径异常：预激综合征。

（三）治疗原则

治疗原则包括：发作时心律失常的控制与预防复发、去除病因病灶、改良基质等。

1. 药物治疗

常用药物有钠通道阻滞药、β肾上腺素受体阻断剂、选择性延长复极过程药物、钙拮抗药。长期服用抗心律失常药均可产生不同程度的副作用，临床应用时应严格掌握适应证，注意不良反应。

2. 手术治疗

外科手术治疗目前主要是用于治疗房颤合并其他心脏病需要行开胸手术者。

3．其他治疗

其他治疗包括压迫眼球、按摩颈动脉窦、捏鼻用力呼气和屏气等反射性兴奋迷走神经的方法，电复律、电除颤、心脏起搏器植入和消融术等电学治疗方法等。

（1）反射性兴奋迷走神经的方法可用于终止多数阵发性室上性心动过速，可在药物治疗前或与药物同时采用。

（2）电复律和电除颤分别用于终止异位快速心律失常发作和心室扑动、心室颤动。

（3）心脏起搏器多用于治疗窦房结功能障碍、房室传导阻滞等缓慢性心律失常。

（4）导管消融术可以根治多种室上性心动过速，如预激综合征、房室折返性心动过速等。

（四）预后情况

心律失常的预后与心律失常的类型、性质、基础心脏病、年龄、患者的心脏功能及是否合并全身疾病等因素有密切关系。

二、康复护理

（一）药物

遵医嘱给予抗心律失常药，密切观察药物的疗效及不良反应。静脉给药时，应进行心电监护。

1．Ⅰ类药物

（1）奎尼丁（quinidine）。奎尼丁是最早应用的抗心律失常药物，常用制剂为硫酸奎尼丁（0.2 克/片）。主要用于房颤与房扑的复律、复律后窦律的维持和危及生命的室性心律失常。因其不良反应，且有报道本药在维持窦律时死亡率增加，近年已少用。应用奎尼丁转复房颤或房扑，首先给 0.1 g 试服剂量，观察 2 h 如无不良反应，可以用 2 种方式进行复律：①0.2 g、1 次/8 小时，连服 3 d 左右，其中，有30%左右的患者可恢复窦律。②首日0.2 g、1 次/2 小时，共 5 次；次日0.3 g、1 次/2 小时，共 5 次；第 3 日0.4 g、1 次/2 小时，共 5 次。每次给药前测血压和 Q-T 间期，一旦复律成功，以有效单剂量作为维持量，每6～8 h 给药 1 次。在奎尼丁复律前，先用地高辛或 β-受体阻滞剂减缓房室结传导，给了奎尼丁后应停用地高辛，不宜同用。对新近发生的房颤，奎尼丁复律的成功率为70%～80%。上述方法无效时改用电复律。复律前，应纠正心力衰竭（心衰）、低血钾和低血镁，且不得存在 Q-T 间期延长。奎尼丁致晕厥或诱发扭转型室速，多发生在服药的最初 3d 内，因此，复律宜在医院内进行。

（2）普鲁卡因胺（procainamide）。普鲁卡因胺，有片剂和注射剂，用于室上性和室性心律失常的治疗，也用于预激综合征房颤合并快速心率，或鉴别不清室性或室上性来源的宽 QRS 心动过速。它至今还是常用药物。

治疗室速可先给负荷量 15 mg/kg，静脉注射（静脉注射）速度不超过 50 mg/min，然后以 2～4 mg/min 静脉滴注（静脉滴注）维持。为了避免普鲁卡因胺产生的低血压反应,用药时,应有另外一个静脉通路,可随时滴入多巴胺,保持推注普鲁卡因胺过程中血压不降。用药时,应有心电图监测。应用普鲁卡因胺负荷量时可产生 QRS 增宽,如超过用药前 50% 则提示已达最大的耐受量,不可继续使用。静脉注射普鲁卡因胺应取平卧位。口服曾用于治疗室性或房性期前收缩,或预防室上速或室速复发,用药为 0.25～0.50 g、1 次/6 小时,但长期使用可出现狼疮样反应,现已很少应用。

(3) 利多卡因 (lidocaine)。利多卡因,对短动作电位时程的心房肌无效,因此,仅用于室性心律失常。给药方法:负荷量 1.0 mg/kg,3～5 min 内静脉注射,继续以 1～2 mg/min 静脉滴注维持。如无效,5～10 min 后可重复负荷量,但 1 h 内最大用量不超过 200～300 mg (4.5 mg/kg)。连续应用 24～48 h 后半衰期延长,应减少维持量。在低心排血量状态,70 岁以上高龄和肝功能障碍者,可接受正常的负荷量,但维持量为正常的 1/2,毒性反应表现为语言不清、意识改变、肌肉搐动、眩晕和心动过缓。应用过程中,随时观察疗效和毒性反应

(4) 美西律 (mexiletine)。对利多卡因有效者口服美西律亦可有效,起始剂量 100～150 mg、1 次/8 小时;如需要,2～3 d 后可每次增量 50 mg。宜与食物同服,以减少消化道反应。神经系统副作用也常见,如眩晕、震颤、运动失调、语音不清、视力模糊等。有效血浓度与毒性血浓度接近,因此,剂量不宜过大。

(5) 莫雷西嗪 (moricizine)。莫雷西嗪对房性和室性心律失常均有效,剂量 150 mg、1 次/8 小时;如需要,2～3 d 后可每次增量 50 mg,但不宜超过 250 mg、1 次/8 小时。副作用包括恶心、呕吐、眩晕、焦虑、口干、头痛、视力模糊等。

(6) 普罗帕酮 (propafenone)。普罗帕酮适用于室上性和室性心律失常的治疗。口服初始剂量 150 mg、1 次/8 小时;如果需要加大剂量,3～4 d 后加量到 200 mg、1 次/8 小时。最大量 200 mg、1 次/6 小时。如原有 QRS 波增宽者,剂量不得 >150 mg、1 次/8 小时。静脉注射可用 1～2 mg/kg,以 10 mg/min 静脉注射,单次最大剂量不超过 140 mg。副作用较少见,主要为口干,舌唇麻木,有报道个别患者出现房室传导阻滞,QRS 波增宽,出现负性肌力作用,诱发或使原有心衰加重,造成低心排血量状态,进而发生室速恶化。因此,心肌缺血、心功能不全和室内传导障碍者相对禁忌或慎用

2. Ⅱ 类药物

(1) 艾司洛尔 (esmolol)。艾司洛尔为静脉注射剂,250 mg/mL,系 25% 乙醇溶液,注意药物不能漏出静脉外、主要用于房颤或房扑时紧急控制心室率,常用于麻醉时。用法:负荷量 0.5 mg/kg,1 min 内静脉注射,继续以 0.05 mg/(kg·min) 静脉滴注 4 min,在 5 min 末未获得有效反应;重复上述负荷量后,继续以 0.1 mg/(kg·min) 静脉滴注 4 min。每重复 1 次,维持量增加 0.05 mg。一般不超过 0.2 mg/(kg·min),连续静脉滴注不超过 48 h。用药的终点为达到预定心率,且监测血压不能过低。

(2) 其他 β-受体阻滞剂。其他 β 受体阻滞剂用于控制房颤和房扑的心室率,也可减少房性和室性期前收缩,减少室速的复发、口服起始剂量,如美托洛尔 25 mg、2 次/天,普萘洛尔 10 mg、3 次/天,阿替洛尔 12.5～25 mg、3 次/天,根据治疗反应和心率增减剂量。

3. Ⅲ 类药物

(1) 胺碘酮 (amiodarone)。胺碘酮适用于室上性和室性心律失常的治疗,可用于器

质性心脏病、心功能不全者。静脉注射负荷 150 mg（3～5 mg/kg），10 min 注入，10～15 min 后可重复，随后 1.0～1.5 mg/min 静脉滴注 6 h，以后根据病情逐渐减量至 0.5 mg/min、24 h 总量一般不超过 1.2 g，最大量可达 2.2 g。主要副作用为低血压（经常与注射过快有关）和心动过缓，尤其用于心功能明显衰竭或心脏明显扩大者，更要注意注射速度，监测血压。口服胺碘酮负荷量 0.2 g、3 次/天，共 5～7 d；0.2 g、2 次/天，共 5～7 d，以后按 0.2/（0.1～0.3）g、1 次/天的剂量维持，但要注意根据病情进行个体化治疗。此药含碘量高，长期应用的主要副作用为甲状腺功能改变，应定期检查甲状腺功能。在常用的维持剂量下，很少发生肺纤维化，但仍应注意询问病史和体检、定期摄胸片，以早期发现此并发症。服药期间，Q-T 间期均有不同程度的延长，一般不是停药的指征。对老年人或窦房结功能低下者，胺碘酮会进一步抑制窦房结，窦性心律 <50 次/分钟者，宜减量或暂停用药。副作用还有日光敏感性皮炎、角膜色素沉着等，但不影响视力。

（2）索他洛尔（sotalol）。索他洛尔是口服剂，用于室上性和室性心律失常治疗。常用剂量 80～160 mg、2 次/天。其半衰期较长，由肾脏排出。副作用与剂量有关，随剂量增加，扭转型室速发生率上升。电解质紊乱，如低钾、低镁，可加重索他洛尔的毒性作用。用药期间应监测心电图变化，当 QTc≥0.55 s 时，应考虑减量或暂时停药。窦性心动过缓、心衰者不宜选用。

（3）伊布利特（ibutilide）。伊布利特用于转复近期发生的房颤。成人体重≥60 kg 者用 1 mg 溶于 5% 葡萄糖 50 mL 内静脉注射。如需要，10 min 后可重复。成人 <60 kg 者，以 0.01 mg/kg 按上法应用。房颤终止则立即停用。肝肾功能不全者无须调整剂量，用药中应监测 QTc 变化。

（4）多非利特（dofetilide）。多非利特用于房颤复律及维持窦律，近年完成了观察充血性心衰合并房颤效果临床试验。口服 250～500 μg、2 次/天，肾清除率降低者减为 250 μg、1 次/天。该药可以有效转复房颤并保持窦律，不增加心衰患者死亡率，所以可用于左室功能重度障碍者。该药延长 Q-T 间期，并导致扭转型室速，占 1%～3%。

（5）溴苄胺（bretylium）：常用 5～10 mg/kg，10 min 以上静脉注射。用于其他药物无效的严重室性心律失常。因疗效无特殊，且可发生血压波动，现不常用。

4. Ⅳ 类药物

（1）维拉帕米（verapamil）。维拉帕米用于控制房颤和房扑的心室率，减慢窦性心动过速。初始口服剂量 80～120 mg、1 次/8 小时，可增加到 160 mg、1 次/8 小时，最大剂量 480 mg/d，老年人酌情减量；静脉注射用于终止阵发性室上性心动过速（室上速）和某些特殊类型的室速，每 5～10 min 给予 5～10 mg 静脉注射，若无反应，15 min 后可重复 5 mg/5 min。

（2）地尔硫䓬（diltiazem）。地尔硫䓬用于控制房颤和房扑的心室率，减慢窦性心动过速。静脉注射负荷量 15～25 mg（0.25 mg/kg），随后 5～15 mg/h 静脉滴注。若首剂负荷量心室率控制不满意，15 min 内再给负荷量。静脉注射地尔硫䓬应监测血压。

5. 其他

（1）腺苷（adenosine）。腺苷用于终止室上速，先予 3～6 mg、2 s 内静脉注射，

2 min 内不终止，可再以 6～12 mg、2 s 内静脉注射。三磷酸腺苷适应证与腺苷相同，10 mg、2 s 内静脉注射，2 min 内无反应，15 mg、2 s 再次静脉注射。此药半衰期极短，1～2 min 内效果消失。常有颜面潮红、头痛、恶心、呕吐、咳嗽、胸闷、胸痛等副作用，但均在数分钟内消失。由于作用时间短，可以反复用药。严重的副作用有窦性停搏、房室传导阻滞等，故对有窦房结及（或）房室传导功能障碍的患者不适用。三磷酸腺苷一次静脉注射剂量大于 15 mg 时，副作用发生率增高。此药的优势是起效快，无负性肌力作用，可用于器质性心脏病的患者。

（2）洋地黄类（digitalis）。洋地黄类用于终止室上速或控制快速房颤的心室率。先予毛花苷 C 0.4～0.8 mg 稀释后静脉注射，可以再追加注射 0.2～0.4 mg，24 h 内不应大于 1.2 mg；或予地高辛 0.125～0.25 mg、1 次/天口服，用于控制房颤的心室率。洋地黄类适用于心功能不全患者，不足之处为起效慢，对体力活动等交感神经兴奋时的心室率控制不满意。必要时与 β-受体阻滞剂或钙拮抗剂同用，但要注意调整地高辛剂量，避免过量中毒。

（二）运 动

根据自身的情况选择合适的体育锻炼，如散步、太极拳、气功等，预防感冒，注意劳逸结合。

1. 运动处方

心脏康复专业人员应接受运动处方相关知识培训，熟练掌握运动生理学、运动风险评估、运动处方制订原则、运动效果评估、运动风险控制及心肺复苏技术等。制订运动处方的目的，是指导患者提高心肺耐力，改善心肌缺血和心功能，改善日常生活能力和生活质量，降低再发心血管事件和早期死亡风险。

（1）经导管心脏射频消融术后的治疗早期，穿刺部位局部制动或穿刺肢体制动，其他肢体进行热身活动或局部按摩。制动时间结束，局部没有出血倾向者，运动康复可以尽早开展。

（2）行心律转复除颤器（implantable cardioverter defibrillator，ICD）、心脏再同步治疗（cardiac resynchronization therapy，CRT）、CRT-D 等起搏器植入术后，为避免电极的移位，要求患者在 4 周后才能进行任何形式的训练，特别是上肢的运动，因为装置常植入在左侧胸部（3 个月后，植入侧上肢可恢复正常活动）。在对 ICD 植入患者进行运动试验或训练时，应该避免能够诱发心室颤动或抗心动过速起搏干预强度的活动，一定要先进行极量或症状限制性运动试验，运动的获益与运动量密切相关。

2. 运动量

运动量，通常定义为每周运动训练能量消耗的总量。对于有氧运动训练，运动量是频率（每周几次）、强度、类型（运动形式）和时间（总持续时间）的组合。在有氧运动训练中通常以每周消耗的能量（kcal）作为定义运动量的一种手段。对于一般人群，指南建议每周至少 1 000 kcal 运动量维持机体健康。对于心脏康复患者来说，心脏康复的目标是提高心肺运动耐量和阻止动脉粥样硬化的进展，每周至少消耗 1 500 kcal 能量。另一种计算运动量的方法是计算运动过程中每分钟的代谢当量（MET-min）。例如，患者在 3 METs 的运动强度下运动 10 min，总运动量为 30 MET-min。研究显示，每周的运动量在 500～1 000 MET-min，可对人体产生明显好处，如降低冠心病的发病率和早期死亡率。

根据美国运动医学院和 Kaminsky 的推荐方法，对某一特定患者如何计算运动量，举例如下：体重 85 kg 的患者在跑步机上以每 4 km/h 的速度，3% 的坡度（3.9 METs，根据速度和坡度计算约为 5 级）进行每天 30 分钟，每周 5 天的运动，则代谢当量为 3.9 METs×30 分钟/次=117 代谢当量－分钟/次×5 次/周=585 代谢当量－分钟/周。1 MET≈1 kcal/kg×体重/运动时间（h），则 3.9 METs 相当于 3.9 METs×85 kg×0.5 h=166 千卡/次×5 次/周=829 千卡/周。

根据患者的健康、体力、心血管功能状态和危险分层，结合学习、工作、生活环境和运动喜好等个体化特点制订运动处方，每一运动处方内容遵循运动频率（frequency）、强度（intensity）、形式（type）、时间（time）和运动量（volum）、渐进性原则（progression）（即 FITT-VP）。对于心血管疾病患者，无论有氧运动还是阻抗运动，运动处方制订的原则已获得共识，然而在运动处方中往往被低估和最不完善的组成部分是在运动治疗过程中如何增加运动量。对于从事心脏康复的专业人员，这是临床操作实践中最困难也最容易被忽视的组成部分，也是体现心脏康复运动处方个性化和个体化的关键。目前，已有医院实施了运动康复七步法，见表 27－1。

美国心血管和肺康复协会提出关于运动量渐进性方案的具体建议有 6 个方面。

（1）为每个患者制订个性化渐进性运动方案。

（2）每周对运动方案进行 1 次调整。

（3）一般来说，每次只对运动处方的 1 项内容（如时间、频率、强度）进行调整。

（4）每次增加有氧运动的持续时间 1～5 min，直到达到目标值。

（5）每次增加 5%～10% 的强度和持续时间，一般耐受性良好。

（6）建议首先增加有氧运动的持续时间至预期目标，然后增加强度和（或）频率。

表 27－1 运动康复七步法

步骤	练习	病房活动
1	呼吸，卧床做主动及被动四肢运动	自己进餐，自行在床上抹脸，洗手及用便盆，升高床头坐起，可在医护人员协助下尝试坐起（时间 15～30 min，2～3 次/天）
2	与第一步相同，但在床上坐起	在床边抹身（上身及私处）、自行梳洗（梳头，剃须）、短时间阅读（<15 min）、坐起（时间 15～30 min，2～3 次/天），坐式八段锦锻炼（动作幅度小，1 套/天）
3	热身运动、用缓慢步伐行走 30 m、松弛运动	自行坐起，可尝试自行到洗手间（冲身除外），床旁练习太极拳基本步（可耐受独立站立患者）5～10 min

续表27-1

步骤	练　习	病房活动
4	热身运动、原地踏步运动10～15次、松弛运动	自行到洗手间，可尝试用温水冲身（宜先向医务人员咨询及量力而为），床旁练习太极拳基本步（5～10分钟/次，2～3次/天）
5	热身运动（2次/天）、步行150 m、尝试上几级楼梯、松弛运动	可自行到洗手间及进行各种清洗活动，床旁练习太极拳基本步（5～10分钟/次，2～3次/天），同时，每天在病房走廊练习站立式八段锦1套
6	热身运动（2次/天）、步行150 m、上1段楼梯（1/2层）、松弛运动	继续以上活动
7	热身运动（2次/天）、步行150 m、上2段楼梯（1层）、松弛运动	继续以上活动，制订院外运动计划

（三）营养

心脏康复专业人员应掌握营养素与心血管疾病健康的关系、营养评估和处方制订方案。所有患者应接受饮食习惯评估，评估工具可采用饮食日记、食物频率问卷、脂肪餐问卷及饮食习惯调查问卷，评估患者对心血管保护性饮食的依从性，评估患者对营养知识的了解程度，纠正错误的营养认知。对于患者的营养处方建议，应根据患者的文化、喜好及心血管保护性饮食的原则制订。定期测量体重、BMI和腰围。建议超重和肥胖者在6～12个月内减轻体重5%～10%，使BMI维持在18.5～23.9 kg/m^2；男性腰围控制在90 cm以下，女性腰围控制在85 cm以下。

（四）戒烟限酒

临床医生在门诊或病房诊疗中，应常规询问患者吸烟史和被动吸烟情况，或使用呼出气一氧化碳（CO）检测仪，判断患者是否吸烟（<10^{-6}为未吸烟）。对吸烟患者，应询问吸烟年限、吸烟量和戒烟的意愿，评估烟草依赖程度，记录在病历上或者录入信息系统。在病历中标明吸烟者戒烟思考所处的阶段，并明确诊断是否存在"尼古丁依赖综合征"，为吸烟患者提供戒烟咨询和戒烟计划。戒烟是能够挽救生命的有效治疗手段。面对吸烟患者，需用明确清晰的态度建议患者戒烟。药物结合行为干预疗法会提高戒烟成功率。基于戒断症状对心血管系统的影响，建议有心血管病史且吸烟的患者使用戒烟药物辅助戒烟（一线戒烟药物：盐酸伐尼克兰、盐酸安非他酮、尼古丁替代治疗），以减弱神经内分泌紊乱对心血管系统的损害。建议所有患者在工作、家庭和公共场所时避免暴露于烟草/烟雾的环境中。

（五）心理

生活规律，保证充足的睡眠。精神情志的正常与否，与心律失常的发生关系密切，应设法消除紧张、恐惧、忧虑、烦恼、愤怒等不良情绪刺激，保持平稳心态。

1. 心理筛查

心脏科的临床诊疗节奏快，对患者的情绪体验难以逐一澄清。心理问题筛查尤为重要。可在诊疗同时，采用简短的三问法，初步筛出可能有问题的患者。3 个问题分别是：①是否有睡眠不好，已经明显影响白天的精神状态或需要用药？②是否有心烦不安，对以前感兴趣的事情失去兴趣？③是否有明显身体不适，但多次检查都没有发现能够解释的原因。3 个问题中，如果有 2 个答案为"是"，符合精神障碍的可能性为 80%左右。也可在患者等待就诊时，采用评价情绪状态的量表筛查。推荐"躯体化症状自评量表""患者健康问卷焦虑自评量表 – 9 项（PHQ-9）""广泛焦虑问卷 7 项（GAD-7）""综合医院焦虑抑郁量表（HAD）"等。对评估结果为重度焦虑抑郁（PHQ-9 或 GAD-7评分≥15 分）的患者，请精神专科会诊或转诊精神专科治疗；评估结果为轻度焦虑抑郁的患者（PHQ-9 或 GAD-7 评分 5～9 分）或尤其伴有躯体化症状的患者（PHQ-9 或GAD-7 评分 10～15 分），心脏康复专业人员可先给予其对症治疗，包括正确的疾病认知教育、运动治疗和抗抑郁药物对症治疗，推荐首选 5-羟色胺再摄取抑制剂、氟哌噻吨美利曲辛片和苯二氮䓬类药物。一些中成药或中药汤剂，对伴有躯体化症状的轻中度焦虑抑郁有一定效果，包括丹参、玉竹、人参、麝香、降香、葛根、酸枣仁等药物。

2. 生活质量评估

推荐使用健康调查简表（SF-36、SF-12）、"达特茅斯生活质量问卷"、"明尼苏达心力衰竭生活质量问卷"等。通过对接受心脏康复治疗前、后的生活质量进行评价，有助于了解心脏康复获益。通过量表评价患者对疾病的认知和自我管理效能，判断患者改变健康行为的能力。对疾病认知错误或自我管理效能低的患者，心脏康复专业人员有责任通过以问题为导向的教学模式（problem-based learning），改善患者对疾病的错误认知和自我管理效能。

3. 睡眠管理

通过问诊了解患者对自身睡眠质量的评价；采用匹兹堡睡眠质量评定量表客观评价患者的睡眠质量，该量表是目前被广泛采纳用于评价患者睡眠质量的自评量表。处理失眠症时，应注意确定失眠原因，同一患者可能有多种原因，包括心血管疾病各种症状所致失眠、冠状动脉缺血所致失眠、心血管药物所致失眠、心血管手术后不适症状所致失眠、因疾病发生焦虑抑郁导致失眠、睡眠呼吸暂停及原发性失眠。了解患者睡眠行为，纠正患者不正确的失眠认知和不正确的睡眠习惯。患者在发生失眠的急性期要尽早使用镇静安眠药物，原则为短程、足量、足疗程，用药顺序如下：苯二氮䓬类（安定、阿普唑仑、艾司唑仑、劳拉西泮等）、非苯二氮䓬类（吡唑坦、佐匹克隆、扎来普隆等）及具有镇静作用的抗抑郁药。苯二氮䓬类药物连续使用不超过 4 周。一种镇静安眠药疗效不佳时，可并用 2 种镇静安眠药物。每种药物都尽量用最低有效剂量。对高度怀疑有阻塞性睡眠呼吸暂停低通气综合征（obstructive sleep apnea-hypopnea syndrome，OSAHS）

的患者（特征：根据匹兹堡睡眠质量评定量表提示为肥胖、血压控制差、白天嗜睡、短下颌等），采用多导睡眠监测仪或便携式睡眠呼吸暂停测定仪，了解患者夜间缺氧程度、睡眠呼吸暂停时间及次数。对于睡眠呼吸暂停低通气指数（apnea hypopnea index，AHI）≥15 次/小时或 AHI < 15 次/小时，且白天嗜睡等症状明显的患者，建议接受持续气道或双水平正压通气治疗。口腔矫治器适用于单纯鼾症及轻中度 OSAHS 患者，特别是下颌后缩者。

（六）病情监测

心律失常患者要学会自我病情监测，在心律失常不易被发现时，患者自己最能发现问题。有些心律失常，常有先兆症状，若能及时发现，及时采取措施，可减少甚至避免再发心律失常。心房纤颤的患者往往有先兆征象或称前驱症状，如心悸感、摸脉有"缺脉"增多的现象，此时若及时休息并口服安定片可防患于未然。有些患者对自己的心律失常治疗摸索出一套自行控制的方法，当发生时用此方法能控制心律失常。例如，"阵发性室上性心动过速"患者，发作后立即刺激咽喉致恶心呕吐，或做深呼吸动作，或压迫眼球，可达到刺激迷走神经、减慢心率的目的，也能马上转复。

日常护理：注意季节、时令、气候的变化，因为寒冷、闷热的天气，以及对疾病影响较大的节气，如立春、夏至、立冬、冬至等，容易诱发或加重心律失常，应提前做好防护，分别采取保暖、通风、降温等措施。

三、延续性护理

（一）康复随访

随访时间每个月 1 次，随访模式为门诊随访和互联网随访相结合，随访内容包括用药情况、症状和体征、运动与生活方式改善情况、血生化检测及有无不良心血管事件。建立随访档案，根据随访结果对患者进行再评估，适时调整康复处方，能提高患者家庭自我管理能力。

（二）医疗急救措施

1. 基础设备

基础设备包括心脏电除颤仪、血压计、急救药品（肾上腺素、硝酸甘油、多巴胺和阿托品）、供氧设施、心电图机和心率表。

2. 高标准设备

高标准设备包括运动心电监护仪和（或）便携式监测设备。

（三）患者教育

（1）指导患者了解自己在运动康复过程中身体的预警信号，包括胸部不适、头痛或头晕、心律不齐、体重增加和气喘等。

（2）对于患者出现的身体不适，及时给予评估和治疗。患者在运动中若出现如下症状，如胸痛、头昏目眩、过度劳累、气短、出汗过多、恶心呕吐及脉搏不规则等，应马上停止运动，停止运动后上述症状仍持续，特别是停止运动 5～6 min 后，心率仍增加，应继续观察和处理。如果感觉到有任何关节或肌肉异常疼痛，可能存在骨骼、肌肉的损伤，也应立即停止运动。

（3）强调遵循运动处方运动的重要性，即运动强度不超过目标心率或 Borg 量表评分自感用力程度，并应注意运动时间和运动设备的选择。

（4）强调运动时热身运动和整理运动的重要性，这与运动安全性有关。

（5）提醒患者根据环境的变化调整运动水平，比如，冷热、湿度和海拔变化。

（王超　王爽　严凤娇）

第 28 章　冠心病康复护理

一、疾病概述

冠心病是动脉粥样硬化导致器官病变的最常见类型，也是严重危害人类健康的常见病。经济发达国家发病率较高，在发展中国家也日趋严重，据 WHO 2011 年资料显示，我国冠心病死亡人数已列世界第二位，近年来，发病呈年轻化趋势，已成为威胁人类健康的主要疾病之一。

根据病理解剖和病理生理变化的不同，冠心病有不同的临床分型。1979 年，世界卫生组织曾将之分为无症状性心肌缺血、心绞痛、心肌梗死、缺血性心肌病、猝死 5 型。近年来，根据发病特点和治疗原则的不同，趋于将本病分为急性冠脉综合征和慢性冠脉病。本章重点介绍心绞痛和心肌梗死的康复护理。

（一）心绞痛

1. 定义

心绞痛，是在冠状动脉狭窄的基础上，由于心肌负荷的增加而引起心肌急剧的、暂时的缺血与缺氧，以发作性胸痛或胸部不适为主要表现的临床综合征。心绞痛包括稳定型心绞痛和不稳定型心绞痛。

2. 治疗原则

稳定型心绞痛（stable angina pectoris）的治疗原则有 3 点：①避免诱发因素；②改善冠状动脉的血供和降低心肌的耗氧量，减轻症状和缺血发作；③治疗动脉粥样硬化，预防心肌梗死和猝死，延长生存期，提高生活质量。

不稳定型心绞痛病情发展常难以预料，应使患者处于监控之下。疼痛发作频繁或持续不缓解及高危组的患者，应立即住院进行一般处理、止痛、抗凝等治疗；必要时，进行急诊冠脉造影，考虑 PCI 治疗。

（二）急性冠脉综合征

1. 定义

急性冠脉综合征（acute coronary syndrome，ACS），是一组由急性心肌缺血引起的临床综合征，主要包括不稳定型心绞痛（unstable angina，UA）、急性非 ST 段抬高型心肌梗死（Non-ST-segment elevation myocardial infarction，NSTEMI）和急性 ST 段抬高型心肌梗死（ST-segment elevation myocardial infarction，STEMI）。

（1）UA 和 NETEMI。UA 和 NSTEMI 是由于动脉粥样斑块破裂或糜烂，伴有不同程度的表面血栓形成、血管痉挛及远端血管栓塞所导致的一组临床症状，合称为非 ST 段抬高型急性冠脉综合征。

（2）STEMI。STEMI 是指急性心肌缺血性坏死，大多是在冠脉病变的基础上，发生冠脉血供急剧减少或中断，使相应的心肌严重而持久地急性缺血所致。通常原因为在冠脉不稳定斑块破裂、糜烂基础上继发血栓形成所导致的冠状动脉血管持续、完全闭塞。

2. 治疗原则

（1）UA 和 NSTEMI 是严重的、具有潜在危险的疾病，其治疗目的主要有 2 个：①即刻缓解缺血；②预防严重不良反应后果（死亡，或心肌梗死，或再梗死）。UA 和 NSTEMI 治疗包括抗缺血治疗、抗血栓治疗和根据危险度分层进行有创治疗。

（2）对 STEMI，强调及早发现、及早住院，并加强住院前的就地处理。治疗原则是尽快恢复心肌的血液灌注（到达医院后 30 min 内开始溶栓，或 90 min 内开始介入治疗），以挽救濒死的心肌，防止梗死扩大或缩小心肌缺血范围，保护和维持心脏功能，及时处理严重心律失常、泵衰竭和各种并发症，防止猝死，使患者不但能度过急性期，并且康复后还能保持尽可能多的有功能的心肌。

二、康复护理

心脏康复/二级预防对无并发症的冠心病患者很有价值，常规的心脏康复方案包括药物、营养、个体化运动方案、危险因素控制、健康教育和心理社会支持。给患者提供适当的康复锻炼计划、教育和咨询服务，帮助患者改变不良的生活习惯，培养和保持健康的行为，抑制和逆转冠心病的进展，可提高患者的生活质量和独立性，并促进他们早日融入社会。同时，使得再发心脏事件风险和心血管死亡风险减少，延长患者寿命。

需要康复护理的冠心病患者包括已被送往医院的急性冠脉综合征患者、急性心肌梗死后的患者、慢性缺血性心脏病患者、曾接受冠状动脉搭桥术和经皮腔内冠状动脉成形术的患者。

（一）心绞痛

1. 药物

（1）硝酸甘油（nitroglycerin）。心绞痛发作时，给予硝酸甘油 0.5 mg 舌下含服，1～2 min 起效，约 0.5 h 后作用消失、用药后，注意观察患者胸痛变化情况，若延迟见效，则提示患者并非患冠心病；或完全无效，则提示为严重的冠心病，须及时报告医生处理。对于心绞痛发作频繁者，可静脉滴注，或泵入硝酸甘油。注意观察副作用，若出现头痛、面色潮红、心率反射性加快和低血压等症状，应告知患者是由于药物所产生的血管扩张作用所导致，以便其消除顾虑。患者第一次含服硝酸甘油时，应注意可能发生直立性低血压，服药后嘱患者卧床休息，谨防跌倒。

（2）硝酸异山梨酯（isosorbide dinitrate）。心绞痛发作时，可予硝酸异山梨酯片 5～10 mg 舌下含服，2～5 min 见效，作用维持 2～3 h；还可用供喷雾吸入用的制剂。

（3）他汀类药物（statins）。所有冠心病患者，无论其血脂水平如何，均应给予他汀类药物，并根据目标 LDL-C 水平（1.8 mmol/L）调整剂量。采用强化降脂治疗时，应严密监测转氨酶和肌酸激酶等生化指标，及时发现药物可能引起的肝脏损害和肌病。

（4）β-受体阻滞剂。用药后，要求静息心率降至 55～60 次／分钟。对于严重心绞痛患者，若为无心动过缓症状，可降至 50 次／分钟。有严重心动过缓和高度房室传导阻滞、窦房结功能紊乱、低血压、有明显的支气管痉挛或支气管哮喘的患者，禁用 β-受体阻滞剂。该药能引起低血压，宜以小剂量开始，停用时应逐步减量，突然停用有诱发心肌梗死的可能。

（5）钙通道阻滞剂。钙通道阻滞剂能抑制钙离子进入细胞内，故能抑制心肌收缩，减少心肌耗氧；能扩张冠脉，解除冠脉痉挛，改善心内膜下心肌的供血；能扩张周围血管，降低动脉压，减轻心脏负荷；能降低血黏度，抗血小板聚集，改善心肌的微循环。该药更适用于同时有高血压的患者，副作用有头痛、头晕、失眠、外周水肿、便秘、心悸等。地尔硫草和维拉帕米能减慢房室传导，常用于伴有房颤或房扑的心绞痛患者，不能应用于已有严重心动过缓、高度房室传导阻滞和病态窦房结综合征的患者。

（6）阿司匹林。阿司匹林可抗血小板聚集，所有患者只要没有用药禁忌证都应该服用。最主要的不良反应为胃肠道出血或对阿司匹林过敏。服药期间，要注意患者是否有出血的表现。

（7）氯吡格雷（clopidogrel）。氯吡格雷能有效地减少血小板激活和聚集，主要用于支架植入以后及有阿司匹林禁忌证的患者。同样注意观察用药后是否有出血等不良反应。

（8）ACEI 或 ARB。在稳定型心绞痛患者中，合并高血压、糖尿病、心力衰竭或左心室收缩功能不全的高危患者建议使用 ACEI，不能耐受者可使用 ARB 类药物。

2. 运动

心绞痛发作时，应立即停止正在进行的活动，就地休息。不稳定型心绞痛者，应卧床休息，并密切观察。

合理的运动锻炼有利于促进侧支循环的建立，提高体力活动的耐受量而改善症状。进入运动训练前的风险评估是至关重要的。根据患者的活动能力制订合理的活动计划，鼓励患者参加适当的体力劳动和体育锻炼，最大活动量以不发生心绞痛症状为度，避免竞赛活动和屏气用力动作，避免精神过度紧张的工作和长时间工作。运动方式应以有氧运动为主，适当的运动有利于侧支循环的建立，提高患者的活动耐力。

心脏康复评估包括生物学病史评估、危险因素评估、心血管功能和运动风险评估。通过评估，了解患者的整体状态、危险分层及影响治疗效果和预后的各种因素，从而为患者制订急性期和慢性期最优化的治疗策略，实现全面、全程的医学管理。此时，临床常常采用 6 min 步行实验、平板运动来进行运动负荷试验。在运动负荷试验的心脏运动康复计划开始和结束时进行临床评估最重要的部分，可为临床提供包括心肺功能状态、运动时血流动力学变化、有无心肌缺血、运动是否诱发或加重心律失常，以及有氧运动时目标心律的计算等数据。由于不是所有患者都适合运动负荷试验，还需注意运动负荷试验的禁忌证和试验终止指征。康复运动前评估内容见表 28-1。

表 28－1　康复运动前评估

评估项目	评估内容
体格检查	1. 生命体征 体温：___℃，心率：___次/分钟，血压：___ mmHg，血氧饱和度：___%，呼吸：___次/分钟。 2. NYNA 心功能分级 □Ⅰ级　□Ⅱ级　□Ⅲ级　□Ⅳ级
检验结果	1. 出、凝血功能 PT：___S，APTT：___S，D-二聚体：___ mg/L。 2. 血常规 红细胞（RBC）：___ $\times 10^{12}$/L，白细胞（WBC）：___ $\times 10^9$/L，血小板（PLT）：___$\times 10^9$/L，C-反应蛋白 CRP：___ mg/L。 3. 血脂 胆固醇：___mmol/L，甘油三酯：___mmol/L，低密度脂蛋白：___mmol/L，高密度脂蛋白：___mmol/L。 4. 血糖 空腹血糖：___mmol/L。 5. 脑钠素（BNP）测定 BNP：___pg/mL 或 NT-proBNP：___pg/mL。 6. 肌钙蛋白（TnT） TnT：___ng/mL。
心脏彩超	EF：___%。
目前用药	1. 抗血小板药物 □阿司匹林　□氯吡格雷　□其他 2. 调脂药物 □辛伐他汀　□瑞舒伐他丁　□阿托伐他汀　□氟伐他汀　□其他 3. 降糖药物 □二甲双胍　□阿卡波糖　□胰岛素 4. 强心药 □地高辛　□其他 5. 扩血管药物 □硝酸甘油　□硝酸酯类 6. β-受体阻滞剂 □倍他乐克　□比索洛尔　□阿替洛尔　□其他 7. 利尿剂 □呋塞米　□氢氯噻嗪　□螺内酯　□托拉塞米　□苏麦卡　□其他 8. 血管紧张素转化酶抑制剂 □卡托普利　□依那普利　□培哚普利　□其他 9. 血管紧张素Ⅱ受体阻滞剂 □氯沙坦　□缬沙坦　□依普罗沙坦　□其他 10. 钙拮抗剂 □硝苯地平　□非洛地平　□苯磺胺氨氯地平　□地尔硫䓬　□其他 11. 安眠药 □艾司唑仑　□思诺思　□阿普唑仑　□其他

续表 28 - 1

评 估 项 目	评 估 内 容
生理心理 状态评估	1. 焦虑自评量表（SAS） 　□正常　□轻度焦虑　□中度焦虑　□重度焦虑 2. 抑郁自评量表（SDS） 　□正常　□轻度抑郁　□中度抑郁　□重度抑郁 3. 尼古丁依赖 　□极低　□低　□中度　□高　□极高 4. 匹兹堡睡眠质量指数量表（PSQI） 　睡眠效率：＿＿＿%，PSQI 总分：＿＿＿。 5. 睡眠质量 　□睡眠质量很好　□睡眠质量还行　□睡眠质量一般　□睡眠质量很差 6. 简易营养评估量表（MNA） 　□营养状况良好　□存在营养不良的危险　□营养不良
心血管患者的 危险分层	□低危　□中危　□高危
肌力	1. 左上肢 　□0 级　□1 级　□2 级　□3 级　□4 级　□5 级 2. 右上肢 　□0 级　□1 级　□2 级　□3 级　□4 级　□5 级 3. 左下肢 　□0 级　□1 级　□2 级　□3 级　□4 级　□5 级 4. 右下肢 　□0 级　□1 级　□2 级　□3 级　□4 级　□5 级

注：PT——凝血酶原时间（prothrombin time，PT）；APTT——活化部分凝血活酶时间（activated partial thromboplastin time，APTT）。

心脏康复评估贯穿整个康复运动阶段，评估时间包括 5 个时间点，分别是：初始基线评估、每次运动治疗前评估、针对新发或异常体征（症状）的紧急评估、心脏康复治疗周期中的每 30 d 再评估和结局评估。

3. 营养

合理膳食，宜摄入低热量、低脂、低胆固醇、低盐饮食，多食蔬菜、水果和粗纤维食物（如芹菜、糙米等），保持大便的通畅。避免暴饮暴食，注意少量多餐。

具体而言，低盐饮食要求每天食盐总量控制在 6 g 以内，低脂饮食提倡清淡，脂肪摄入量每天限制在 30～50 g，胆固醇的摄入量应低于 200 mg。红肉、动物脑髓、禽类的皮、蛋黄、蟹黄、鱼子、鸡肝、黄油等高脂肪高胆固醇类饮食应少食。糖类食品也要限制，控制体重。

4. 心理

调整心态，减轻精神压力，逐渐改变急躁易怒的性格，保持心理平衡，避免大喜大悲。保证充足的睡眠，必要时，可服用助眠药物，提高睡眠质量。

5. 戒烟限酒

告知患者吸烟对冠脉血管的危害。吸烟可造成动脉壁氧含量不足，内膜下层脂肪酸合成增多，血小板易在动脉壁黏附聚集，形成动脉粥样硬化。另外，烟草中的尼古丁可直接作用于冠状动脉和心肌，引起动脉痉挛和心肌受损。

6. 病情监测

（1）观察心绞痛疼痛部位、性质、程度、持续时间。

（2）心绞痛发作时，应严密监测血压、心率、心律、脉搏及心电图变化，观察患者有无面色苍白、大汗、恶心、呕吐等。

（3）观察用药的效果和副作用。

（4）与患者一起分析引起心绞痛发作的诱因，减少或避免诱因。

（二）急性心肌梗死

1. 药物

（1）吗啡（morphine）或哌替啶（pethidine）。给予吗啡 2～4 mg（静脉注射）或哌替啶 50～100 mg（肌内注射），可减轻患者交感神经过度兴奋和濒死感。注意低血压和呼吸功能抑制的副作用，推注时观察生命体征，缓慢推注。

（2）硝酸酯类药物。此类药物可扩张冠脉血管，增加冠脉血流，大多数急性心肌梗死的患者均有使用指征，但下壁心梗、右室心梗和明显低血压的患者不适合使用。使用此类药物时，注意监测患者生命体征，根据血压调节剂量。

（3）β-受体阻滞剂。能减少心肌耗氧量和改善缺血区的氧供需失衡，缩小心梗面积，减少再梗死、室颤及其他恶性心律失常。若无心衰、低心排、心源性休克风险增加、心率慢等应尽早常规口服。口服从小剂量开始，逐渐递增，保持静息心率 55～60 次/分钟。若有剧烈的缺血性胸痛伴血压显著升高，也可静脉应用美托洛尔。

（4）抗血小板药物。各种类型的 ACS 均需联合应用阿司匹林、氯吡格雷等抗血小板药物，达到负荷剂量后给予维持剂量。

（5）抗凝药物。抗凝治疗常规用于中危和高危的不稳定心绞痛和非 ST 段抬高型心肌梗死患者，常用的抗凝药物包括普通肝素、低分子肝素、磺达肝癸钠和比伐卢定。使用时注意监测 APTT，观察患者有无黏膜出血、消化道出血、皮下出血，若患者有出血表现则停用，必要时对症处理。

（6）ACEI/ARB 类药物。ACEI 有助于改善恢复心肌的重构，减少急性心肌梗死的病死率和充血性心力衰竭的发生。在完成溶栓治疗后且血压稳定时开始使用更理想，从小剂量开始口服，防止首次应用时发生低血压，24～48 h 逐渐增加到目标剂量。不能耐受 ACEI 可予 ARB 替代，一般不推荐联合应用 ACEI 和 ARB。存在肾衰竭、双侧肾动脉狭窄和已知的过敏则禁用此类药物。

（7）调脂药物。使用他汀类调脂药物，注意监测肝功能。

（8）抗心律失常药物。心律失常必须及时消除，以免演变为严重心律失常，甚至猝死。室早或室速可用利多卡因 50～100 mg 静脉注射，继以 1～3 mg/min 的速度静滴维持，室性心律失常反复可用胺碘酮治疗。室上性心律失常需用维拉帕米、地尔硫草、

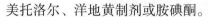

美托洛尔、洋地黄制剂或胺碘酮。

（9）抗休克抗心衰药物。患者发生急性心肌梗死休克，需补充血容量、应用升压药、应用血管扩张剂、应用纠正酸中毒药物等。但是，在梗死发生后 24 h 内尽量避免使用洋地黄制剂。有右心室梗死的患者慎用利尿剂。

（10）极化液治疗。将氯化钾 1.5 g、胰岛素 10 IU 加入 500 mL 10% 葡萄糖溶液后进行静脉滴注，每天 1 次，7～14 d 为 1 个疗程，此法对恢复心肌细胞膜极化状态，改善心肌收缩功能、减少心律失常有益。

2. 运动

（1）评估进行康复训练的适应证。评估患者的年龄、病情进展、心肌梗死的面积及有无并发症等。若患者的生命体征平稳，无明显疼痛，安静时心率低于 100 次/分钟，无严重心律失常、心力衰竭，以及心源性休克时，可进行康复训练。经有效的再灌注治疗后，闭塞的血管及时再通者，可根据病情及早活动，尤其是早发冠心病（55 岁以下）者。

（2）解释合理运动的重要性。目前主张早期运动，实现早日康复。向患者说明，活动耐力恢复是个循序渐进的进程，既不能操之过急、过早、过度，也不能因担心病情不敢活动。急性期卧床休息可减轻心脏负担，减少心肌耗氧量，缩小梗死范围，有利于心功能的恢复。病情稳定后，应逐渐增加活动量，可促进侧支循环的形成，增加活动耐力和减少血小板聚集，减缓动脉硬化和血栓形成，避免再发心梗；也能调节患者情绪，改善睡眠和饮食，增强康复信心，提高生活质量，延长生存时间。

（3）制订个体化运动处方。开始心脏康复运动前的评估内容同心绞痛部分。急性期宜卧床休息、保持环境安静，减少探视，避免不良刺激。一般主张急性期卧床休息 12～24 h，对有并发症者，可适当延长卧床休息时间。在早期的心脏康复中，主要采用的活动类型为日常生活活动、床边坐位及站位上肢活动、下肢体操活动、步行和爬楼梯。24 h 内鼓励患者在床上进行肢体活动，包括呼吸运动，简单的上、下肢关节活动及部分自我照顾活动。第 3 天可逐渐离床在病房内短距离走动，第 4～6 天可逐渐增加活动，直至每天步行 3 次，每次 100～150 m，以不感到疲劳为宜。可参照中、高危患者（急诊 PCI，多支病变或未完全血运重建）术后 1 周康复程序（见表 28-2）和择期 PCI 后（1～3 d）康复程序（见表 28-3）。

表 28-2　中、高危患者（急诊 PCI，多支病变或未完全血运重建）术后 1 周康复程序

项目	第一阶段	第二阶段	第三阶段	第四阶段	第五阶段	第六阶段
时间	第 1 天	第 2 天	第 3 天	第 4 天	第 5 天	第 6～7 天
能量消耗	1～2 METs	1～2 METs	2～3 METs	3～4 METs	3～4 METs	4～5 METs
日常生活	绝对卧床，在护理人员帮助下进食	卧床，床上自己进食，在护理人员协助下洗脸、擦浴、穿脱衣物	大部分生活自理，可坐椅子、坐轮椅至病房和治疗室	生活全部自理，在监护下，允许自行下床，步行至浴室、病房和治疗室	生活全部自理，步行至接待室或电话间，随时在病房走廊散步	继续前述活动，可稍强于原来强度的活动

续表 28 - 2

项目	第一阶段	第二阶段	第三阶段	第四阶段	第五阶段	第六阶段
康复运动	穿刺部位加压包扎 12 h，被动在床上进行关节运动，醒时踝背屈、趾屈 1 次/小时	坐床边坐位，用床边便桶、坐椅子；主动/被动在床上进行所有关节活动	可下床站立，热身运动，病房内慢速走动 15～25 m，2 次/天	在房内活动和做体操，中速步行 25～50 m，2 次/天	中速步行 100～150 m 或踏车 20～40 W，可上下 1 层楼，2 次/天	中速步行 200～400 m，2 次/天，可上、下 2 层楼
宣传教育	介绍 CCU，解除顾虑	介绍康复小组、康复程序，戒烟，给宣教材料	介绍心脏解剖及冠心病发病机制	冠心病危险因素及其控制的宣教	讲解药物、饮食、运动与心率监测及性生活	讲解随访事项及注意事项，进行心理咨询
注意事项	紧急情况时的处置	每次活动后休息 15～30 min	每次活动后休息 15～30 min	各种活动都要在可耐受的情况下进行	各种活动都要在可耐受的情况下进行	准备安排出院

注：PCI（percutaneous coronary intervention）为经皮冠状动脉介入治疗；CCU 为冠心病重症监护室；本程序适用于 PCI 术后危险分层属于中、高危的患者。

（1）本程序应进行个体化实施，根据患者每一阶段的实施情况决定下一步的康复程序，每一阶段均可以缩短或延长。

（2）康复须在心电监护下进行，应密切观察各项心血管指标的变化。

（3）本程序第 3 天起的步行距离适用于经桡动脉入路患者，而对于经股动脉入路患者要代之以上肢运动，因 1 周内应避免下肢的大幅度运动。

（4）暂停活动指标，活动中遇有下列情况应立即停止，然后视情况延长康复程序：①心率≥110 次/分钟；②出现心绞痛、胸闷、气短、心悸、眩晕、晕厥、面色苍白、大汗等表现；③活动时 ST 段下移≥0.1 mV，或上移≥0.2 mV；④收缩压上升 20 mmHg（1 mmHg＝0.133 kPa）或以上，或收缩压不升高反而降低；⑤出现严重心律失常；⑥运动试验最早可在 PCI 术后 1～2 周进行，但要根据每个患者的具体情况由临床医师进行决策。

表 28 -3 择期 PCI 后（1～3 d）康复程序

项目	第 1 天	第 2 天	第 3 天
能量消耗	2～3 METs	3～5 METs	6～7 METs
日常生活	经桡动脉穿刺患者可进行下床、如厕、擦脸、进食等简单生活活动（应避免使用穿刺侧上肢），经股动脉穿刺患者需卧床约 12 h	生活可完全自理，可自己进食及进行洗漱和擦身等活动	可生活完全自理，可从事病房中的各种活动
康复运动	穿刺部位加压包扎 12 h，经桡动脉穿刺患者术后即可坐于床边及进行床旁轻微活动	经股动脉穿刺患者可下床站立及慢步行走；经桡动脉穿刺患者可床旁站立，走动 5～10 min，2～3 次/天	可床旁站立，于大厅走动 3～4 次/天，每次 5～10 min，可进行上 1～2 层楼梯或固定踏车训练；可坐位淋浴

续表 28 - 3

项目	第 1 天	第 2 天	第 3 天
宣传教育	介绍 CCU，解除顾虑	介绍冠心病易患因素（高血压病、吸烟等）及不良生活方式的矫正	出院前教育，包括随访事项、脉率等简易运动指标的自测，用药注意事项等
其他注意事项	紧急情况的处置	运动时间以 10 ～ 30 min 为宜。运动强度在 RPE 11（稍轻）至 13（稍累）级，靶心率以休息心率增加 20 ～ 30 次/分钟为宜	准备出院

注：PCI 为经皮冠状动脉介入治疗；METs 为代谢当量；CCU 为冠心病重症监护室；RPE 为自觉疲劳程度等级，即由于穿刺伤口尚未痊愈，1 周内应避免穿刺部位关节的大幅度运动，故本程序第 2 天、第 3 天的步行距离仅适用于经桡动脉入路患者，对于经股动脉入路患者 1 周内不宜进行下肢运动，代之以上肢运动。

运动原则为有序、有度、有恒。运动项目可选择有氧步行、慢跑、家庭磁控固定自行车锻炼、简化太极拳等。运动强度应根据个体心肺功能，循序渐进地控制在最大心率的 40%～80%。持续时间初始是 6 ～ 10 分钟/次，含各 1 min 左右的热身活动和整理活动，随着患者对运动的适应和心功能的改善，可逐渐延长每次运动时间至 30 ～ 60 min。每周 5 ～ 7 d，每天 1 ～ 2 次。经 2 ～ 4 个月的体力活动锻炼后，酌情恢复部分或轻工作，以后部分患者可恢复全天工作，但应避免过度体力劳动或精神过度紧张。

（4）活动时的监测。开始进行康复训练时，必须在护士的监测下进行，以不引起任何不适为度，心率增加 10 ～ 20 次/分钟为正常反应。

出现以下任何情况时，应减缓运动进程或停止运动：①胸痛、心悸、气喘、头晕、恶心、呕吐等；②心梗 3 周内活动时，心率变化超过 20 次/分钟或血压变化超过 20 mmHg；③心梗 6 周内活动时，心率变化超过 30 次/分钟或血压变化超过 30 mmHg。

3. 营养

起病后 4 ～ 12 h 给予流质饮食，以减轻胃扩张。随后 2 ～ 3 d 逐渐过渡到低脂、低胆固醇清淡饮食，提倡少量多餐。伴心功能不全者适当限制钠盐摄入，补充膳食纤维，保持大便通畅。

4. 心理

发病 12 h 内应绝对卧床休息，低流量给氧，保持环境安静，限制探视，并告知患者和家属休息可以降低心肌耗氧量与交感神经兴奋性，有利于缓解疼痛，争取配合。对于有睡眠障碍的患者，可酌情给予助睡眠的药物以保证充足的睡眠。建议有效的午休 1 h，晚间保持良好睡眠 6 ～ 7 h。

心肌梗死后的患者心理多有焦虑和恐惧，应予充分理解并指导患者保持乐观、平和的心情，正确对待自己的病情。告诉家属对患者要积极配合和支持，营造一个良好的身心休养的环境，生活中避免对其施加压力。当患者出现紧张、焦虑、烦躁不安等不良情绪时，要及时疏导，必要时，给予抗焦虑的药物。

5. 戒烟限酒

心脏康复需要控制危险因素，由于住院时间的缩短，没有充足的时间将所有的危险因素对患者进行健康教育，早期的控制重点在于帮助患者戒烟。应评估每一位心梗患者的吸烟状况。告知患者戒烟限酒的必要性，通过教育和行为治疗方法帮助患者度过停止吸烟的住院期。在出院时，评估患者继续戒烟的意愿，如果患者愿意维持戒烟状况，给患者提供帮助，取得配合，提高依从性。

6. 病情监测

（1）对急性期患者持续心电监护，密切进行心电图、心率、心律、血压、呼吸、体温、神志、末梢循环的监测，尤其注意观察患者心电图 ST 段的改变及心律失常的情况，及时发现心律失常、休克、心力衰竭等并发症的早期症状。

（2）观察患者疼痛的部位、性质、持续时间及用药效果。

（3）观察患者有无电解质紊乱及 24 h 出入量情况，评估心排功能。

（4）观察患者有无咳嗽、咳痰及呼吸困难的表现。

（5）观察患者有无血压下降、表情淡漠、心率增快、四肢湿冷等休克症状。

（6）观察患者有无肢体活动障碍或动脉搏动消失的情况。

（7）密切观察患者血清心肌酶的变化。

经过溶栓治疗或经皮冠状动脉介入治疗的患者，应注意观察有无术后并发症的出现，尤其是急性支架内血栓和出血的观察，发现问题及时报告医生处理。

三、延续性护理

延续性护理是通过一系列行动设计，以确保患者在不同的健康照顾场所（如从医院到家庭）及同一健康照护场所（如医院的不同科室）受到不同水平的协作性与连续性的照护；通常是指从医院到家庭的延续，包括经由医院制订的出院计划、转诊、患者回归家庭或社区后的持续性随访和指导。其内涵是不强调为出院后的患者直接提供长期护理，而是帮助患者和照护者提高自我护理能力，通常包括药物指导、饮食指导、症状管理与识别、康复训练、社区资源的利用等。

（一）自我管理

1. 用药

（1）药物治疗应遵医嘱使用，氯吡格雷及阿司匹林有具体使用告知，不可擅自停药、减药、换药，定期复查血常规。

（2）口服药应放置于干燥、通风、阴凉、固定的位置，准确按时服用。

（3）服药期间注意用药后反应，若有不适立即就诊：服用抗凝药物应注意避免抠鼻诱发鼻衄，避免碰撞；刷牙时，尽量使用软毛刷，若出现结膜充血、牙龈出血、皮肤瘀斑、黑便、血尿等提示有出血倾向，应及时就诊；服用降脂类药物期间需定期去门诊检查肝功能、激酶；服用降压药物期间注意监测血压，晨起服用，避免高空作业。

（4）若无明显诱因（如剧烈运动、肌肉拉伤）出现肌肉疼痛，应及时就诊。

（5）注意药物有效期，特别是急救药物（如硝酸甘油片等）。

2. 饮食

（1）不宜过饱，建议六至八成饱。

（2）禁食油炸、辛辣、刺激性食物，少食高胆固醇、高热量、高脂肪食物（如动物内脏、蟹黄、肥肉、蛋黄等），适量食用含钾高的食物（如木耳、香菜、茴香、香蕉、橙子等），多食高纤维、易消化、清淡的食物。

（3）适量饮水，不饮浓茶、咖啡等刺激性饮料。

（4）控制体重。

3. 活动

保持良好的生活规律，坚持适量的有氧运动，如打太极、慢走、游泳（有同伴陪同）等。活动程度以自感体力适宜为主，避免劳累。活动时，随身携带硝酸甘油；不适时，应立即原地休息用药，待症状缓解后方可活动；若症状发作频繁或用药后无缓解，应立即就诊。注意增减衣物、保暖。

4. 休息

保证充足的睡眠，慎用镇静类药物。建议午休 1 h，晚间保持良好睡眠 6～7 h。

5. 排便

保持大便通畅，避免用力大便。排便困难者可酌情使用缓泻剂，如乳果糖、开塞露等。有条件者尽量使用坐便器，避免蹲厕改变体位时脑部供血不足，产生直立性低血压，导致晕厥跌倒。

6. 心理

保持良好的情绪，避免激动，适当地听轻音乐，减轻心理压力。

7. 戒烟限酒

主动戒烟和避免被动吸烟（包括吸二手烟）、戒酒。

（二）病情自我监测

患者和照护者学会在患者心绞痛发作时的缓解方法。胸痛发作时，应立即停止活动或舌下含服硝酸甘油。如果服用硝酸甘油后不缓解，或心绞痛发作比以往频繁、程度加重、疼痛时间延长，应立即到医院就诊，警惕心肌梗死的发生。不典型心绞痛发作时，可能表现为牙痛、上腹痛，为避免误诊，可先按心绞痛发作处理，并及时就医。照护者和家属应该学会心肺复苏技术以备急用。

（三）随访

遵医嘱复查冠脉造影（coronary angiography）。3 个月后复查其他有关指标，包括血常规、肝肾功、电解质、大小便、出凝血、心梗组合等。出院后，伤口敷料可自行取下，桡动脉穿刺术后 1 个月之内避免提重物，下肢股动脉穿刺术后 3 个月内避免做深蹲动作，可以洗澡，尽量淋浴，不要泡澡。

1. 社区心脏康复管理

心脏康复是一项长期乃至终身的项目，需要患者及其照护者积极主动参与和配合，仅靠短期的住院时间来改变患者的生活方式与控制疾病危险因素几乎不大可能，心脏康复只有在社区中才能得到有效的实施。因此，社区康复在冠心病康复中占据着非常重要的地位。

2. 评估

（1）询问病史。了解冠心病的诊断和手术治疗病史、其他并发症，包括外周动脉疾病、脑血管病、肺部疾病、肾脏疾病、糖尿病等；了解冠心病的症状及服药情况，包括所服药物的种类、剂量、次数和依从性；了解心血管危险因素、生活方式和教育程度等。

（2）体格检查。体格检查包括心肺系统、骨骼和神经肌肉状态、认知能力等。

（3）实验室检查和辅助检查结果。实验室检查和辅助检查结果包括血糖、血脂情况、心肌酶、脑钠肽、心电图、超声心动图、运动实验、冠脉造影等结果。

（4）使用问卷和量表评估。可以选择营养和饮食问卷、体力活动量表、尼古丁依赖量表、标准化的心理评测、生存质量量表等。

3. 康复管理具体措施

（1）健康教育。根据患者需要和偏好，可采用个别或小组教育，选用小册子、视频等进行教育，以家庭教育为主，结合定期就诊和电话回访来管理。教育的内容包括对疾病和药物的认识，心血管危险因素的认知，心血管急症的识别，生活方式的调整和保持，戒烟，有效运动的认知，等等。

（2）药物治疗。正确服药可降低心血管事件发生率，其中，提高患者药物治疗依从性是重点。

（3）营养咨询和个体化饮食方案的制订。

（4）心理社会管理。

（5）日常生活活动和运动训练。

基于评估、危险性分层、并发症及患者的目标制订个性化的有氧运动和抗阻运动方案，把握日常生活活动与运动时的安全原则。患者日常生活的注意事项见表28-4，运动中的注意事项见表28-5。

表28-4 日常生活的注意事项

项 目	注 意 事 项
洗澡	1. 建议使用淋浴，淋浴时尽量避免长时间抬高手臂。 2. 如果要泡澡，时间最好控制在10～15 min，水位不得超过胸口，水温38～40 ℃。 3. 最好在饭前或饭后1 h进行，避免空腹或过饱时进行洗澡，泡澡前注意补充水分。 4. 脱衣、擦拭身体时避免动作过快。 5. 为了防止意外的发生，尽量在有家属或陪人的情况下进行洗澡，浴室门不要反锁
驾车	轻度劳动量，但易产生精神紧张，引起血压上升，所以发病或手术后半年内应尽量避免驾驶车辆
晨起	早晨是心肌梗死的易发时间段，起床后身体处于脱水状态，血管会更容易出现栓塞；应该养成早睡早起，起床后不慌张不着急的好习惯

续表28-4

项　　目	注　意　事　项
出远门	时间尽量计划得宽裕一些，不要着急和过分的消耗体力，注意及时休息；避免长时间手提重物，要随身携带急救药物及常服的药物，尽量避免到人多拥挤的场所活动

表28-5　运动中的注意事项

项　　目	注　意　事　项
运动的时机	1. 居家每天坚持运动锻炼。 2. 感觉身体状况良好时进行。 3. 避免身体状况不佳和体力不足时运动。 4. 不要在起床和饭后立即运动，最好在起床和饭后1～2 h后开始
运动时补充水分的时机	运动前补充100 mL水，运动中每30 min补充50～100 mL水
运动中的自我观察	有无呼吸困难、胸痛、头晕眼花等
终止运动的时机	出现呼吸困难、胸痛、头晕眼花等
随诊时间	2～3个月回院进行系统评估，了解身体状况，获得进一步的康复指导

（四）预期目标

（1）经过评估后，患者可获得一个包括短期和长期目标的康复计划。

（2）经过营养咨询和干预后，患者可遵循规定的饮食方案。

（3）危险因素管理方面有6个要素：①完全戒烟。②血脂管理目标：LDC < 100 mg/dL，HDL > 35 mg/dL，甘油三酯 < 200 mg/dL。③高血压管理目标：135/85 mmHg以内。④高血糖管理目标：空腹血糖正常、糖化血红蛋白正常，控制伴发的肥胖。⑤心理社会管理目标：没有临床显著的心理困扰，情绪健康；当出现异常时，学会放松和减压管理技巧；减少或消除酒精、烟草、咖啡因和其他非处方的精神科药物的使用。⑥体育活动与运动训练预期目标：家务、职业体力活动增加，症状减轻；有氧运动能力和肌肉耐力及力量增加。

（唐君　李雪梅　杨仲毅）

第 29 章　高血压康复护理

一、疾病概述

（一）定义

高血压（hypertension）定义为：在未使用降压药物的情况下，非同日 3 次测量诊室血压，收缩压（SBP）≥140 mmHg 和（或）舒张压（DBP）≥90 mmHg。其中，SBP≥140 mmHg 和 DBP＜90 mmHg 者为单纯收缩期高血压。

诊室血压是我国目前诊断高血压、进行血压水平分级及观察降压疗效的常用方法，有条件者应进行诊室外血压测量，包括动态血压监测和家庭血压监测。不同血压测量方法对应的高血压诊断标准见表 29 - 1。

表 29 - 1　不同血压测量方法对应的高血压诊断标准

测　量　方　法	诊　断　标　准
诊室血压	≥140/90 mmHg
动态血压	24 h 平均 SBP/DBP≥130/80 mmHg
	白天平均 SBP/DBP≥135/85 mmHg
	夜间平均 SBP/DBP≥120/70 mmHg
家庭血压	≥135/85 mmHg

（二）分类与分层

高血压可分为原发性高血压和继发性高血压。目前，对于 18 岁以上的成人，我国仍然采用正常血压（SBP＜120 mmHg 和 DBP＜80 mmHg）、正常高值 [SBP 120 ～ 139 mmHg 和（或）DBP 80 ～89 mmHg] 和高血压 [SBP≥140 mmHg 和（或）DBP≥90 mmHg] 进行血压水平分类。根据血压升高水平，将高血压分为 1 级、2 级和 3 级，血压水平分类和定义见表 29 - 2。根据血压水平、心血管危险因素、靶器官损害、临床并发症和糖尿病进行心血管风险分层，分为低危、中危、高危和很高危 4 个层次，血压升高的患者心血管风险水平分层见表 29 - 3。

表 29 -2　血压水平分类和定义

分　类	SBP/mmHg		DBP/mmHg
正常血压	＜120	和	＜80
正常高值	120～139	和（或）	80～89
高血压	≥140	和（或）	≥90
1 级高血压（轻度）	140～159	和（或）	90～99
2 级高血压（中度）	160～179	和（或）	100～109
3 级高血压（重度）	≥180	和（或）	≥110
单纯收缩期高血压	≥140	和	＜90

注：当 SBP 和 DBP 分属于不同级别时，以较高的分级为准。资料来自《中国高血压防治指南 2018》。

表 29 -3　血压升高的患者心血管风险水平分层

其他心血管危险因素和疾病史	BP/mmHg			
	SBP 130～139 和（或）DBP 85～89	1 级高血压	2 级高血压	3 级高血压
无		低危	中危	高危
1～2 个其他危险因素	低危	中危	中/高危	很高危
≥3 个其他危险因素，靶器官损害，或 CKD 3 期，无并发症的糖尿病	中/高危	高危	高危	很高危
临床并发症，或 CKD≥4 期，有并发症的糖尿病	高/很高危	很高危	很高危	很高危

注：资料来自《中国高血压防治指南 2018》。

（三）临床表现

从血流动力学角度，血压主要决定于心排血量和体循环周围血管阻力，平均动脉血压（MBP）＝心排血量（CO）×总外周血管阻力（peripheral resistance，PR）。心脏和血管是高血压病理生理作用的主要靶器官，早期可无明显病理改变。长期高血压引起的心脏改变，主要是左心室肥厚和扩大，而其引起的全身小动脉病变可导致重要靶器官（如心、脑、肾）发生组织缺血。目前，我们认为，血管内皮功能障碍是高血压最早期和最重要的血管损害。

大多数高血压病患者起病缓慢，常见症状有头晕、头痛、颈项板紧、疲劳、心悸等，也可出现视力模糊、鼻出血等较重症状，典型的高血压头痛在血压下降后即可消失。合并其他并发症时，患者可出现受累器官的症状，如眩晕、胸闷、偏头痛、气短、心绞痛、多尿等。

高血压体征一般较少，周围血管搏动、血管杂音、心脏杂音等是重点检查的项目。心脏听诊可有主动脉瓣区第二心音亢进、收缩期杂音或收缩早期"喀喇"音。

（四）并发症

高血压病患者常见的并发症有5种：①脑血管病（包括脑出血、脑血栓形成、腔隙性脑梗死、短暂性脑缺血发作等）；②心力衰竭；③慢性肾衰竭；④主动脉夹层；⑤冠心病。

（五）治疗方法

高血压病患者的主要治疗目的，是最大程度地降低心脑肾与血管并发症发生和死亡的总体危险。应根据高血压病患者的血压水平与总体风险水平，决定给予改善生活方式和降压药物的时机及强度，同时，干预检出的其他危险因素、靶器官损害和并存的临床疾病。一般高血压病患者的血压应控制在 140/90 mmHg 以下；能耐受者和部分高危患者，如合并糖尿病、肾脏病变等，可进一步将血压降至 130/80 mmHg 以下；老年高血压降压治疗应强调收缩压达标，在能耐受的前提下，逐步使血压达标。特殊人群的降压目标见表 29 - 4。

表 29 - 4　特殊人群的降压目标

人　群	目　标　血　压
老年患者	65～79 岁的老年人，首先应降至 <150/90 mmHg；如能耐受，可降至 <140/90 mmHg；≥80 岁的老年人应降至 <150/90 mmHg
妊娠高血压病患者	<150/100 mmHg
脑血管病患者	病情稳定的脑卒中患者应降至 <140/90 mmHg；急性缺血性脑卒中并准备溶栓者的血压应控制在 <180/110 mmHg
冠心病患者	降至 <140/90 mmHg，如能耐受可降至 <130/80 mmHg，应注意 DBP 不宜降得过低
糖尿病患者	降至 <130/80 mmHg；老年和冠心病降至 <140/90 mmHg
肾脏疾病患者	无白蛋白尿者 <140/90 mmHg；有白蛋白尿者 <130/80 mmHg
心力衰竭患者	降至 <130/80 mmHg；高血压合并左心室肥厚但尚未出现心力衰竭的患者，可先降至 <140/90 mmHg，如患者能良好耐受，可进一步降至 <130/80 mmHg

注：资料来自《中国高血压防治指南 2018》。

1. 非药物治疗

非药物治疗主要指生活方式干预，即去除不利于身体和心理健康的行为与习惯，可以降低血压、预防或延迟高血压的发生、降低心血管病风险。非药物治疗是高血压病患者降压治疗的基础措施，在任何时候对任何高血压病患者（包括正常高值者和需要药物治疗的高血压病患者）都是合理、有效的治疗，应该连续贯穿高血压治疗的全过程，是高血压康复护理的主要理论依据。主要措施包括 6 个方面：①控制体重；②减少食物中钠盐的摄入量，并增加钾盐的摄入量；③减少食物中饱和脂肪酸的含量和脂肪总量；④戒烟、限酒；⑤适当运动；⑥减少精神压力，保持心理平衡。

2. 药物治疗

在治疗时机上，对于高危、极高危患者，应立即开始降压药物治疗，并对并存的危险因素和合并的临床疾病进行综合治疗；对于中危患者，可观察数周，评估靶器官损害情况，改善生活方式，如血压仍不达标，则应开始药物治疗；对于低危患者，则可对患者进行 1～3 个月的观察，评估靶器官损害情况，改善生活方式，如果血压仍不达标，可开始降压药物治疗。在剂量选择上，一般患者采用常规剂量，对于老年患者进行初始治疗时，通常采用较小的有效治疗剂量，根据需要，可考虑逐渐增加至足剂量。在药物选择上，建议优先使用长效降压药物，以有效控制 24 h 血压，更有效地预防心脑血管并发症发生；如果使用中、短效制剂，则需每天 2～3 次给药，以达到平稳控制血压。

常用的降压药物包括 CCB、ACEI、ARB、利尿剂和 β-受体阻滞剂 5 类，以及由上述药物组成的固定配比复方制剂。5 类降压药物均可作为初始和维持用药的选择，应根据患者的危险因素、亚临床靶器官损害及合并临床疾病情况，合理使用药物。此外，α-受体阻滞剂或其他种类降压药，有时亦可应用于某些高血压人群。常用的降压药物的名称、剂量、用法见表29－5。

表 29－5　常用降压药物的名称、剂量、用法

药 物 名 称	每天剂量/mg（起始剂量至足量）	每天服药次数	主要不良反应
二氢吡啶类 CCB	—	—	踝部水肿，头痛，潮红
硝苯地平	10～30	2～3	—
硝苯地平缓释片	10～80	2	—
硝苯地平控释片	30～60	1	—
氨氯地平	2.5～10.0	1	—
尼卡地平	40～80	2	—
非二氢吡啶类 CCB	—	—	房室传导阻滞，心功能抑制
维拉帕米	80～480	2～3	—
维拉帕米缓释片	120～480	1～2	—
地尔硫䓬缓释片	90～360	1～2	—
噻嗪类利尿剂	—	—	血钾降低，血钠降低，血尿酸升高
氢氯噻嗪	6.250～25.000	1	—
氯噻酮	12.5～25.0	1	—
吲达帕胺	0.625～2.500	1	—
吲达帕胺缓释片	1.5	1	—

续表 29 – 5

药 物 名 称	每天剂量/mg（起始剂量至足量）	每天服药次数	主要不良反应
袢利尿剂	—	—	血钾降低
呋塞米	20～80	1～2	—
托拉塞米	5～10	1	—
保钾利尿剂	—	—	血钾增高
氨苯蝶啶	25～100	1～2	—
醛固酮受体拮抗剂	—	—	血钾增高，男性乳房发育
螺内酯	20～60	1～3	—
β-受体阻滞剂	—	—	支气管痉挛，心功能抑制
比索洛尔	2.5～10	1	—
美托洛尔平片	50～100	2	—
美托洛尔缓释片	47.5～190.0	1	—
阿替洛尔	12.5～50.0	1～2	—
普萘洛尔	20～90	2～3	—
ACEI	—	—	咳嗽，血钾升高，血管神经性水肿
卡托普利	25～300	2～3	—
依那普利	2.5～40.0	2	—
贝那普利	5～40	1～2	—
ARB	—	—	血钾升高，血管性神经水肿（罕见）
氯沙坦	25～100	1	
缬沙坦	80～160	1	
厄贝沙坦	150～300	1	
替米沙坦	20～80	1	
奥美沙坦	20～40	1	
α-受体阻滞剂	—	—	直立性低血压
哌唑嗪	1～10	2～3	
特拉唑嗪	1～20	1～2	
α-、β-受体阻滞剂	—	—	直立性低血压，支气管痉挛
拉贝洛尔	200～600	2	
阿罗洛尔	10～20	1～2	

注：资料来自《中国高血压防治指南2018》。

二、高血压急症和亚急症

（一）定义和评估

高血压急症是指高血压病患者在某些诱因作用下，血压突然和显著升高（一般超过180/120 mmHg），伴有进行性心、脑、肾等重要靶器官功能不全的表现。高血压急症包括：高血压脑病、颅内出血（脑出血和蛛网膜下腔出血）、脑梗死、急性心力衰竭、急性冠脉综合征、主动脉夹层、子痫、急性肾小球肾炎、胶原血管病所致肾危象、嗜铬细胞瘤危象及围术期严重高血压等。少数患者病情急骤发展，出现舒张压持续≥130 mm-Hg，并有头痛、视物模糊、眼底出血、眼底渗出和视盘水肿，肾脏损害突出，持续蛋白尿、血尿与管型尿，称为恶性高血压。一部分患者血压仅为中度升高，但对靶器官功能影响重大，如并发急性肺水肿、主动脉夹层、心肌梗死等，也应视为高血压急症。

高血压亚急症是指血压明显升高，但不伴严重临床症状及进行性靶器官损害。患者可以有血压明显升高造成的症状，如头痛、胸闷、鼻出血、烦躁不安等。

（二）高血压急症的治疗

高血压急症的治疗原则有4点：①持续监测血压，去除或纠正引起血压升高的诱因及病因；②酌情使用镇静药；③尽快静脉应用合适的降压药物；④减少并发症。在不影响脏器灌注的基础上降压，渐进地将血压调控至适宜水平。初始阶段（1 h内）平均动脉压的降低幅度不超过治疗前水平的25%；在随后的2～6 h内将血压降至较安全水平，一般为160/100 mmHg左右；如果可耐受，在以后24～48 h逐步降压达到正常水平。对于不同人群，高血压急症的降压要求和目标见表29-6。用药原则包括4个方面：①选择合适；②小剂量开始；③逐渐加量；④缓慢减量。常用高血压急症静脉注射用降压药见表29-7。

表29-6 高血压急症的降压要求和降压目标

临床情况	降压要求	降压目标
高血压脑病	降低血压的同时需保证脑灌注，给药开始1 h内将SBP降低20%～25%，不超过50%	160～180/100～110 mmHg
脑出血	当急性脑出血患者SBP≥220 mmHg，在积极静脉降压的同时，严密监测血压；SBP≥180 mmHg，静脉降压，并根据临床表现调整降压速度	SBP<180 mmHg
蛛网膜下腔出血	防止出血加剧及血压过度下降，引起短暂性神经功能缺陷，造成迟发弥漫性脑血管致死性痉挛	SBP<150～160 mmHg

续表 29 - 6

临床情况	降压要求	降压目标
脑梗死	一般不积极降压，稍高的血压有利于缺血区灌注，除非血压≥200/110 mmHg，或伴有心功能不全、主动脉夹层、高血压脑病等。如果考虑紧急溶栓治疗，为防止高血压致脑出血，血压≥180/100 mmHg 就应进行降压治疗	24 h 降压应不超过 25%
恶性高血压伴或不伴肾脏损害	避免血压剧烈波动，平稳降压，保证肾灌注	<140/90 mmHg
急性心力衰竭	常表现为急性肺水肿，为缓解症状和减少充血，推荐血管扩张剂联合利尿剂治疗	<140/90 mmHg
急性冠脉综合征	降低血压、减少心肌氧耗量，但不影响冠状动脉灌注压及冠状动脉血流，不能诱发反射性心动过速	<140/90 mmHg
主动脉夹层	扩张血管、控制心室率、抑制心脏收缩，在保证器官灌注的前提下，迅速将血压降低并维持在尽可能低的水平	SBP<120 mmHg

注：资料来自《中国老年高血压管理指南2019》。

表 29 - 7　常用的高血压急症静脉注射用降压药

药名	剂量	起效时间	持续时间	不良反应
硝普钠	0.25～10 μg/(kg·min)	立即	2～10 min	低血压、心动过速、头痛、肌肉痉挛，连续使用超过48～72 h 可能导致氰化物中毒
硝酸甘油	5～100 μg/(kg·min)	2～5 min	5～10 min	头痛、呕吐
酚妥拉明	2.5～5 mg	1～2 min	10～30 min	心动过速、头痛、潮红
尼卡地平	0.5～10 μg/(kg·min)	5～10 min	1～4 h	心动过速、头痛、周围水肿、心绞痛、恶心、头晕
艾司洛尔	0.15～0.3 mg/(kg·min)	1～2 min	10～20 min	低血压、恶心
美托洛尔	3～5 mg IV，间隔5 min 重复，最大15 mg	5～10 min	5～10 h	低血压、心力衰竭、心脏传导阻滞、头晕、疲劳、抑郁、支气管痉挛
乌拉地尔	10～50 mg IV，6～24 mg/h	5 min	2～8 h	低血压、头晕、恶心、疲倦
地尔硫䓬	5～10 mg IV 或5～15 μg/(kg·min)	5 min	30 min	心动过缓、房室传导阻滞、低血压、心力衰竭、外周水肿、头痛、便秘、肝毒性

（三）高血压亚急症的治疗

应在 24 ～ 48 h 将血压缓慢降至 160/100 mmHg。可通过口服降压药控制，初始治疗可以在门诊或急诊室，用药后观察 5 ～ 6 h。2 ～ 3 d 后门诊调整剂量，此后可应用长效制剂控制至最终的目标血压水平。急诊就诊的高血压亚急症患者在血压初步控制后，应调整口服药物治疗的方案，定期到门诊调整治疗方案。

三、康复护理

（一）血压测量

血压测量是评估血压水平、诊断高血压及观察降压疗效的根本手段和方法。测量要求包括 8 个方面。

（1）使用经过质检的上臂式医用电子血压计或水银柱血压计，使用标准规格的袖带（气囊长 22 ～ 26 cm、宽 12 cm），肥胖者或臂围大（大于 32 cm）者应使用大规格气囊袖带。

（2）患者安静休息至少 5 min 后开始测量坐位或平卧位上臂血压，上臂应置于心脏水平。因两上臂血压值一般不相等，首诊时应测量两上臂血压，以血压读数较高的一侧作为测量的上臂。在测量血压的同时，应测定脉率。

（3）测量血压时，应相隔 1 ～ 2 min 重复测量，取 2 次测量的平均值。如果 SBP 或 DBP 的 2 次读数相差 5 mmHg 以上，应再次测量，取 3 次测量的平均值。

（4）诊室外血压测量可用于鉴别诊断白大衣高血压及隐蔽性高血压，评估降压治疗的疗效，辅助难治性高血压的诊治。

1）动态血压监测可评估 24 h 血压昼夜节律、直立性低血压、餐后低血压等。通常白天每 15 ～ 20 min 测量 1 次，晚上睡眠期间每 30 min 测量 1 次，确保整个 24 h 期间血压的有效监测，每 1 h 至少有 1 个血压读数。

2）家庭血压监测可用于评估数日、数周、数月，甚至数年的降压治疗效果和长时血压变异，有助于增强患者的健康参与意识，改善患者的治疗依从性，辅助调整治疗方案。推荐使用上臂式家用自动电子血压计，不推荐腕式血压计、手指血压计或水银柱血压计，并且应至少每年进行 1 次校准。对于初诊高血压病患者或血压不稳定患者，建议每天早晨和晚上测量血压，每次测 2 ～ 3 遍，取平均值；连续测量 7 d，取后 6 d 血压平均值。对于血压平稳且控制达标者，可每周自测 1 ～ 2 d 血压，早晚各 1 次。早晨血压指早上起床排尿后，服降压药和早餐前的血压值。血压测量应做到"四定"，即定时间、定部位、定体位、定血压计。血压记录要求详细，包括每次测量的日期、时间及所有血压读数。

（5）对于老年人、糖尿病患者及出现直立性低血压情况者，应该加测站立位血压。站立位血压是指由卧位改为站立位后 1 min 和 3 min 时测量所得的血压值。

（6）精神高度焦虑的患者，不建议频繁自测血压。

（7）由于节律不整，房颤患者血压测量易出现误差，建议采用3次测量的平均值。有条件的情况下，可以使用能够检测房颤的电子血压计。

（8）当左、右上臂血压收缩压差值>20 mmHg时，建议进行四肢血压测量。

（二）用药管理

1. 静脉用降压药使用要求

（1）正确配置，一般要求现配现用，注意配伍禁忌，硝普钠、硝酸甘油需避光使用。

（2）为保证用药速度稳定，可使用静脉注射泵、输液泵或调速器等。

（3）使用静脉降压药物时，必须进行持续血压监测，一般30 min内每5~10 min测量血压1次，2 h内每30 min测量血压1次，血压稳定后2 h后每1 h测量血压1次。根据血压变化及时调整用药剂量和速度，避免用药过量或无效降压。

（4）注意观察药物副作用，对症处理。

（5）为避免药物外渗，推荐使用中心静脉置管（CVC、PICC、输液港等），不可使用一次性钢针注射。若发生硝普钠外渗，采用浸有1%利多卡因的湿纱布外敷；若发生硝酸甘油外渗，采用50%硫酸镁湿敷，或紫金锭外涂。

（6）更换药物时，注意反折延长管后再连接注射泵，进行无缝更换。

（7）结束用药时，应更换头皮针，或回抽肝素锁内剩余药物并丢弃后，再进行冲管和封管。

2. 口服降压药使用要求

（1）根据患者并发症的不同和药物疗效与耐受性，以及患者个人意愿或长期承受能力，选择适合患者个体的降压药物。

（2）高血压是终身治疗，应向患者强调长期药物治疗的重要性，当用药使血压降至理想水平后，应继续服用维持量，以保持血压相对稳定，不可擅自停药或减药。

（3）患者应定时监测血压，按时复诊，专科医生和临床药师根据患者血压波动情况适时调整用药方案。

（4）加强健康教育，进行摆药训练，教会患者识别药物，掌握正确服药方法和药物副作用，提高患者治疗主动性和服药依从性。

（5）降压药应根据药物类型和剂型选择服药时间。短效降压药每日3次，第一次服药时间应在清晨醒后即服，不等到早餐后或更晚，最后一次应在18：00之前，在血压高峰出现前0.5~1 h给药效果最好。长效控释、缓释制剂，每日只服用1次，应清晨醒后即服用。

（三）饮食管理

1. 合理膳食

合理膳食模式可降低人群高血压、心血管疾病的发病风险。建议高血压病患者和有进展为高血压风险的正常血压者，饮食以水果、蔬菜、低脂奶制品、富含食用纤维的全谷物、植物来源的蛋白质为主，减少饱和脂肪和胆固醇摄入。DASH膳食模式常常作为预防和控制高血压的饮食模式，包含丰富的蔬菜、水果、低脂（或脱脂）乳制品、禽肉、鱼、大豆和坚果等，其饱和脂肪和胆固醇水平低，且能保证足够的钾、镁、钙等微量元素与优质蛋白质及纤维素的摄取。

2. 减少钠盐的摄入量，并增加钾的摄入量

钠盐摄入过多和（或）钾摄入不足，以及钾钠摄入比值较低是我国高血压发病的重要危险因素。适度减少钠盐摄入和增加钾摄入可有效降低血压。每人每日食盐摄入量应逐步降至 <6 g，并增加钾摄入。除了烹饪用盐，加工食品中的钠盐也是重要的钠盐摄入途径。主要措施包括：①减少烹调用盐及含钠高的调味品（如味精、酱油）；②避免或减少含钠盐量较高的加工食品（如咸菜、火腿、各类炒货和腌制品）；③建议在烹调时尽可能使用定量盐勺，以起到控量的作用；④增加富钾食物（如新鲜蔬菜、水果和豆类）的摄入量；⑤肾功能良好者可选择低钠富钾替代盐。

3. 饮水疗法

对于自主神经系统功能障碍者，易出现餐后低血压，导致餐后心脑缺血症状，可采取少食多餐、减少碳水化合物摄入及饮水疗法，即餐前饮水 350～480 mL。最佳的水摄入量应根据患者具体情况个体化制订，对于需要限水的严重心力衰竭及终末期肾病患者需慎重。

4. 控制体重

高血压病患者的体重应维持在健康范围内（BMI 为 18.5～23.9 kg/m^2，男性腰围 <90 cm，女性腰围 <85 cm）。控制体重的措施包括控制能量摄入、增加体力活动和行为干预。在膳食平衡的基础上，减少每日总热量摄入，控制高热量食物（如高脂肪食物、含糖饮料和酒类等）的摄入，适当控制碳水化合物的摄入；提倡进行规律的中等强度的有氧运动，减少久坐时间；此外，行为疗法，如建立节食意识、制订用餐计划、记录摄入食物种类和重量、计算热量等，对减轻体重也有一定的帮助。对于综合生活方式干预减重效果不理想者，可联合使用药物治疗或手术治疗。对特殊人群，如哺乳期妇女和老年人，应注意避免过快、过度减重，视具体情况采用个体化减重措施。减重计划应长期坚持，速度因人而异，不可急于求成。建议将目标定为 1 年内体重减少初始体重的 5%～10%。

5. 戒烟

吸烟是心血管病和癌症的主要危险因素之一，被动吸烟会显著增加心血管疾病风险。戒烟虽然不能降低血压，但可以降低心血管疾病的风险。首先，应询问患者每日吸烟数量及吸烟习惯等；然后应用清晰、强烈、个性化的方式建议其戒烟；在评估患者的戒烟意愿后，帮助患者在 1～2 周的准备期后采用"突然停止法"开始戒烟；必要时，指导患者应用戒烟药物（如尼古丁贴片、尼古丁咀嚼胶、盐酸安非他酮缓释片和伐尼克兰等）对抗戒断症状；对戒烟成功者进行随访和监督，避免复吸。

6. 限制饮酒

过量饮酒可显著增加高血压的发病风险，并且其风险随着饮酒量的增加而增加。建议高血压病患者不饮酒；如饮酒，则应少量饮用且选择低度酒，避免饮用高度烈性酒。男性每日酒精摄入量≤25 g，女性≤15 g；男性每周酒精摄入量≤140 g，女性≤80 g。

白酒、葡萄酒、啤酒摄入量应分别少于 50 mL、100 mL、300 mL。

7．增加运动

运动可以改善血压水平，高血压病患者定期锻炼可降低心血管死亡风险。因此，建议非高血压人群（为降低高血压发生风险）或高血压病患者（为了降低血压），除日常生活的活动外，进行每周 4～7 d、每天累计 30～60 min 的中等强度运动（如步行、慢跑、骑自行车、游泳等）。运动形式可采取有氧、阻抗和伸展等，以有氧运动为主，无氧运动作为补充。典型的体力活动计划包括 3 个阶段：① 5～10 min 的热身活动；② 20～30 min 的有氧运动；③放松阶段，逐渐减少用力，约 5 min。运动强度须因人而异，常用运动时最大心率来评估运动强度，中等强度运动为能达到最大心率［最大心率（次/分钟）＝220－年龄］的 60%～70% 的运动。老年患者、急性心肌梗死、脑出血等高危患者运动前需经过专科医生和康复科联合评估，制订个性化运动处方。

8．减轻精神压力，保持心理平衡

精神紧张可激活交感神经，从而使血压升高。精神压力增加的主要原因包括过度的工作和生活压力，以及病态心理（包括抑郁症、焦虑症、A 型性格、社会孤立和缺乏社会支持等）。医生应该对高血压病患者进行压力评估，指导患者进行个体化认知行为干预，必要时，采取心理治疗联合药物治疗缓解焦虑和精神压力，也可建议患者到专业医疗机构就诊，避免由于精神压力导致的血压波动。

9．病情观察

定期监测血压。一旦发现血压急剧升高、剧烈头痛、呕吐、大汗、视力模糊、面色及神志改变、肢体运动障碍等症状，立即通知医生。

四、延续性护理

（一）自我管理

高血压一旦发生，就需要终生管理。有效的管理是预防严重的心脑血管疾病等并发症的关键。所有高血压病患者都应该不同程度地参与自我管理。

（1）成立自我管理小组，医院与社区或居委会结合，开展高血压病患者的健康教育。

（2）采用多样化的形式，如资料发放、视频播放、公众号文章推送、义诊、知识讲座等，加强健康教育，帮助患者了解高血压病的相关知识，消除既往人们对服药依赖的误解，从而增强患者防治高血压的主动性及降压药物治疗的依从性。

（3）指导患者开展家庭自我测量血压，建议有条件的患者使用经过国际标准认证合格的上臂式自动血压计自测血压。自测血压应保证早晚各 1 次，最好可以将每天自测的时间固定下来，并且能在感觉不舒服时做到紧急测量。指导患者掌握测量技术和规范操作，如实记录血压测量结果，随访时提供给医务人员作为治疗参考。

（4）对于高龄、危重、生活自理能力差的患者，其照护者应参与管理。

（二）随访

高血压病患者需要系统、长期的随访和管理，除了社会支持，医院延续性护理服务部门可联合社区或居委会对患者进行随访。

（1）患者的随访时间依据心血管风险分层，低危或中危者，每 1～3 个月随诊 1 次；高危者，至少每个月随诊 1 次。

（2）随访可采用多种方式，如电话随访、入户随访、家庭监测和远程服务等。

（3）根据患者血压是否达标分为一、二级管理。分级管理可有效地利用现有资源，重点管理未达标的高血压病患者，提高血压控制率。

（4）随访的主要内容是观察血压、用药情况、不良反应，同时，关注心率、血脂、血糖等其他危险因素、靶器官损害和临床疾患，以进行针对性的个体化健康教育和指导。

（丘梦　张小勤　严凤娇）

第30章　心力衰竭康复护理

一、疾病概述

心力衰竭（heart failure，HF）简称心衰，是指任何原因造成的心肌损伤，致使心肌结构和功能发生改变，导致心室泵血功能降低，即使心脏在足够静脉回流条件下，心搏出量仍不足以满足机体代谢需要，或有赖于充盈压升高来补偿的病理状态。心力衰竭是一种综合因素引起的复杂的临床综合征，也是各种心脏病发展的最终结局。通常心力衰竭一旦发生就不会停止，随着时间的推移，患者可出现劳力性气急、气短、心慌、呼吸困难、水肿、浆膜腔积液等症状，同时，伴随着生活质量下降、健康状况恶化。我国的资料显示，心力衰竭的治疗费用每年近万元，远高于其他慢性疾病的费用。近十多年来，随着心力衰竭治疗观念和技术的转变，心力衰竭的死亡率有所下降，但整体死亡率仍处于较高水平。目前，日本的心力衰竭患者 1 年和 3 年死亡率分别为 11.3% 和 29.2%，而美国的心力衰竭患者 1 年死亡率更高，并且 70 岁以上的患者 1 年死亡率又明显较 70 岁以下的患者高，分别为 22% 和 13.7%。欧洲的心力衰竭 4 年生存率仅为 50%，而且有 40% 因心力衰竭入院的患者将可能在 1 年内再次入院治疗或者死亡，表明心力衰竭仍是严重影响公众健康的心血管疾病。

（一）基本病因

几乎所有的心血管疾病最终都会导致心力衰竭的发生，心肌梗死、心肌病、血流动力学负荷过重、炎症等任何原因引起的心肌损伤，均可造成心肌结构和功能的变化，最后导致心室泵血和（或）充盈功能低下。

（二）诱发因素

在基础性心脏病的基础上，一些因素可诱发心力衰竭的发生。常见的心力衰竭诱因有 6 个方面。

（1）感染，如呼吸道感染、风湿活动等。

（2）严重心律失常，特别是快速性心律失常，如心房颤动、阵发性心动过速等。

（3）心脏负荷加大，如妊娠、分娩、过多过快的输液、过多摄入钠盐等，导致心脏负荷增加。

（4）药物作用，如洋地黄中毒，或不恰当地停用洋地黄。

（5）不当活动及情绪，如过度的体力活动和情绪激动。

（6）其他疾病，如肺栓塞、贫血、乳头肌功能不全等。

（三）临床表现

根据心力衰竭发生的缓急，临床可分为急性心力衰竭和慢性心力衰竭。根据心力衰竭发生的部位可分为左心衰竭、右心衰竭和全心衰竭，还有收缩性或舒张性心力衰竭、高或低心排血量心力衰竭之分。

1. 急性心力衰竭（AHF）

急性心力衰竭，是指因急性的心肌损害或心脏负荷加重，造成急性心排血量骤降、肺循环压力升高、周围循环阻力增加，引起肺循环充血而出现急性肺淤血、肺水肿，以及伴组织、器官灌注不足和心源性休克的临床综合征。临床上，急性心力衰竭以急性左心衰竭最为常见，急性右心衰竭则较少见。急性心力衰竭可以在原有慢性心衰基础上急性加重，也可以在心功能正常或心脏处于代偿期时突然起病。发病前，患者多数合并有器质性心血管疾病，常见于急性心肌炎、广泛性心肌梗死、心室流出道梗阻、肺动脉主干或大分支梗塞等。可表现为收缩性心衰，也可以表现为舒张性心衰。急性心衰常危及生命，必须紧急抢救。一旦发生过急性心力衰竭，预后很差。在住院的急性失代偿性心力衰竭中，60 d 的死亡率为 9.6%；若合并再住院率统计，则达 35.2%。AMI 患者出现严重心力衰竭则死亡率更高，一年的死亡率达 30%。急性心力衰竭的常见病因及诱因见表 30 - 1。急性左心衰竭的临床严重程度分级见表 30 - 2。

表 30 - 1　急性心力衰竭的常见病因及诱因

急性心力衰竭的病因		急性心力衰竭诱因
中青年人群（<60 岁）	老年人群（>60 岁）	
扩张型心肌病、心律失常、先天性瓣膜病、心肌炎	严重冠心病、高血压、糖尿病、心肌肥厚、肾脏疾病、呼吸道疾病等	用药治疗不当、水钠限制依从性差、感染、劳累、情绪激动、血容量急剧增加、大手术后、哮喘

表 30 - 2　急性左心衰竭的临床严重程度分级

分　级	血　压	皮　肤	肺部啰音
I	正常	干燥温暖	无
II	升高	潮湿温暖	有
III	降低	干燥寒冷	无或有
IV	降低	潮湿寒冷	有

（1）早期表现。左心功能降低的早期征兆为心功能正常者出现疲乏、运动耐力明显减低、心率增加 15～20 次/分钟，继而出现劳力性呼吸困难、夜间阵发性呼吸困难、高枕睡眠等；检查可见左心室增大，舒张早期或中期奔马律，两肺底部有湿啰音、干啰音和哮鸣音。

（2）急性肺水肿。起病急，病情可迅速发展至危重状态。临床表现为：突发的严重呼吸困难、端坐呼吸、喘息不止、烦躁不安并有恐惧感，呼吸频率可达 30～50 次/分钟；频繁咳嗽并咯出大量粉红色泡沫样痰；心率快，心尖部常可闻及奔马律；两肺满布湿啰音和哮鸣音。

（3）心源性休克。

1）低血压：在血容量充足的前提下，收缩压 <90 mmHg 超过 30 min，或平均动脉压 <65 mmHg 超过 30 min，或需要应用血管活性药物和（或）在循环辅助装置支持下，收缩压维持 >90 mmHg。

2）组织低灌注状态：①皮肤湿冷、苍白和发绀伴紫色条纹；②心动过速 >110 次/分钟；③尿量明显减少（<20 mL/h），甚至无尿；④意识障碍，常有烦躁不安、激动焦虑、恐惧和濒死感；收缩压低于 70 mmHg，可出现抑制症状，逐渐发展至意识模糊，甚至昏迷。

3）血流动力学障碍：PCWP≥18 mmHg，心脏排血指数（CI）≤2.2 L·min^{-1}·m^2。

4）代谢性酸中毒和低氧血症。

2. 慢性心力衰竭

慢性心力衰竭是指持续存在的心力衰竭状态，可以稳定、恶化或失代偿。慢性心力衰竭是各种病因所致心脏疾病的终末阶段，是一种复杂的临床综合征，主要特点是呼吸困难、水肿、乏力，但上述表现并非同时出现。一般均有代偿性心脏扩大或肥厚及其他代偿机制参与，常伴有静脉压增高导致的器官充血性病理改变，可有心房、心室附壁血栓和静脉血栓形成。成人慢性心力衰竭的病因主要是冠心病、高血压、瓣膜病和扩张型心肌病。

（1）左心衰的症状和体征。大多数左心衰患者是由于运动耐力下降出现呼吸困难或乏力而就医，这些症状可在休息或运动时出现。同一患者可能存在多种疾病。呼吸困难是左心衰最主要的症状，可表现为劳力性呼吸困难、端坐呼吸、阵发性夜间呼吸困难等多种形式。运动耐力下降、乏力为骨骼肌血供不足的表现。严重心力衰竭患者可出现陈-施呼吸，提示预后不良。查体除原有的心脏病体征外，还可发现左心室增大、脉搏强弱交替，听诊可闻及肺部啰音。

（2）右心衰的症状和体征。主要表现为慢性持续性淤血引起的各脏器功能改变，患者可出现腹部或腿部水肿，并以此为首要或唯一症状而就医。运动耐量损害是逐渐发生的，可能未引起患者注意，除非仔细寻问日常生活能力发生的变化。查体除原有的心脏病体征外，还可发现心脏增大、颈静脉充盈、肝大和压痛、发绀、下垂性水肿及胸水、腹水等。

（3）舒张性心力衰竭的症状和体征。舒张性心力衰竭，是指在心室收缩功能正常的情况下（LVEF >40%～50%），心室松弛性和顺应性降低使心室充盈量减少与充盈压升高，导致肺循环和体循环淤血。初期症状不明显，随着病情发展可出现运动耐力下降、气促、肺水肿。慢性心力衰竭的急性失代偿（加重）的常见症状和体征见表 30-3。

表 30 - 3　慢性心力衰竭的急性失代偿（加重）的常见症状和体征

症　状	体　征
气短，活动乏力，端坐呼吸，劳力性疲倦，眩晕，恶心/呕吐、腹泻/食欲不振，夜间阵发性呼吸困难，焦躁不安，右腹胀痛或不适，严重咳嗽，气喘	水肿，脚踝水肿，体重突然增加，心悸，腹部水肿，脉搏不齐，尿量改变，体重减轻，低血压或高血压，心率 < 60 次/分钟或心率 > 120 次/分钟，皮肤湿冷苍白

（四）检查

（1）心电图，常可提示原发疾病。

（2）X 线检查，可显示肺淤血和肺水肿。

（3）超声心动图，可了解心脏的结构和功能、心瓣膜状况、是否存在心包病变、急性心肌梗死的机械并发症、室壁运动失调、左室射血分数。

（4）动脉血气分析，监测动脉氧分压（PaO_2）、二氧化碳分压（$PaCO_2$）。

（5）实验室检查，血常规和血生化检查，如电解质、肾功能、血糖、白蛋白及超敏 C-反应蛋白。

（6）心衰标示物，诊断心衰的公认的客观指标为 B 型利钠肽（BNP）和 N 末端 B 型利钠肽原（NT-proBNP）的浓度增高。

（7）心肌坏死标志物，检测心肌受损的特异性和敏感性均较高的标志物，是心肌肌钙蛋白 T 或 I（CTnT 或 CTnI）。

（五）治疗

1. 急性心力衰竭

一旦确诊为急性心力衰竭，应按规范治疗。急性心力衰竭的治疗目标见表 30 - 4。

表 30 - 4　急性心力衰竭的治疗目标

临床目标	实验室目标	血流动力学目标	结局目标	耐受性
症状减轻/消失	电解质正常	PCWP < 18 mmHg	监护病房治疗时间减少	治疗后停药低
体征减少/消失	BUN 和（或）Cr 降低	CO 和（或）SV 增加	住院时间缩短	不良反应少
体重下降	胆红素降低		再住院时间间隔长死亡率下降	
尿量增加	BNP 降低			
氧合增加	血糖正常			

（1）监护。所有患者应严密监护呼吸、血压、心电图与血氧饱和度及肝肾功能和电解质。对血流动力学不稳定或合并严重肺疾患者可考虑血流动力学监测，这有利于鉴别心源性或非心源性心力衰竭，并指导治疗和观察疗效，包括 PCWP、CO、CI 的测定。不加选择地应用有创导管技术，不仅对改善病情没有帮助，反而增加死亡率。PCWP、CO、CI 数值的解释应该谨慎，需要紧密结合临床综合考虑。在很多情况下它们并不准确，不能准确反映左心室舒张末压，如存在瓣膜疾病、慢性阻塞性肺疾病（chronic obstructive pulmonary disease，COPD）、机械通气及左心室僵硬（如左心室肥厚、糖尿病、使用正性肌力药、肥胖和心肌缺血等）等。严重三尖瓣反流常高估心排血量。中心静脉压测定相对肺动脉导管术简单、安全，可优先考虑用于观察血流动力学的变化。

（2）氧疗和通气支持。应保证组织获得最大供氧，使 SaO_2 维持在 95% 以上，以防止组织器官的损害。单纯鼻导管吸氧效果不确切。近来提倡无创通气支持，因通气支持能使肺复张或少肺残气量、改善肺顺应性、降低跨膈压差和膈肌活动，从而使呼吸做功减少；同时，可以减少肺血管的渗出，提高氧供、减轻肺水肿，使患者的症状改善，还减少了气管插管的需要。但是，对患者的长期预后目前还没有看到益处。目前，有 2 种无创方法进行通气支持，一种是持续正压通气（continuous positive airway pressure，CPAP），另一种是无创性正压机械通气（noninvasive positive pressure ventilation，NiPPV）。两者都是通过密封良好的面罩和辅助的机械通气完成，前者为持续性呼气末正压通气，后者为在前者的基础上，吸气末也给予一定的压力，也称为双向或双水平正压通气（bi-level positive airway pressure，BiPAP），已有小型的 BiPAP 供临床使用，使该项技术变得简单而易于操作。这两种方法都能够提高患者的氧供，迅速缓解症状和体征，减少气管插管的使用，BiPAP 可进一步增加胸腔内平均压力、减少呼吸做功和全身代谢的需求而获益更大。但近期有一项随机对照研究显示，无论是何种类型的无创通气均不能降低死亡率和气管插管率。因此，无创通气治疗推荐用于改善药物治疗无效的肺水肿和重度呼吸窘迫的患者的症状。若患者在充分的药物及无创通气支持的治疗下效果仍差，导致严重低氧血症、酸中毒、呼吸肌疲劳、意识障碍时，应考虑气管插管机械通气。但 AMI 伴急性肺水肿可直接行气管插管机械通气。

（3）药物治疗。

1）吗啡。吗啡具有扩张静脉、中度扩张动脉，减慢心率和镇静的作用，用于严重急性心力衰竭的早期，特别是伴烦躁和呼吸困难时。一般先给 3 mg，稀释后缓慢静脉注射，无效时可重复给药，但应注意吗啡对呼吸和血压的抑制作用。血压已经降低的患者应慎用。

2）血管扩张剂。使用血管扩张剂可以降低血压，降低外周血管阻力、降低前负荷和增加心排血量。

（4）病情严重、血压持续降低（＜90 mmHg）甚至心源性休克者，应监测血流动力学，并采用主动脉内球囊反搏、机械通气支持、血液净化、心室机械辅助装置及外科手术等各种非药物治疗方法。

（5）动态测定 BNP 和 N 末端 B 型利钠钛原（NT-proBNP）有助于指导急性心衰的治疗，治疗后，其水平仍居高不下者，提示预后差，应加强治疗；治疗后，其水平

降低且降幅 > 30% ，提示治疗有效，预后好。

（6）控制和消除各种诱因，及时矫正基础心血管疾病。

2. 慢性心力衰竭

慢性心衰的治疗已从利尿、强心、扩血管等短期血流动力学/药理学措施，转为以神经内分泌抑制剂为主的、长期的、修复性的策略，目的是改变衰竭心脏的生物学性质。心力衰竭临床稳定的标准见表 30 - 5 。

表 30 - 5　心力衰竭临床稳定的标准

临 床 标 准	实 验 室 标 准
出入量平衡（每周利尿剂增量 < 1 次）；没有肺淤血的症状；血压稳定 > 80 mmHg，老年袖带血压应更高一些；没有直立性低血压；脉搏有力；心率 50 ～ 100 次/分钟；无心绞痛或稳定；没有症状性心律失常（ICD 植入 1 个月后）；一般活动，如大便没有症状；行走距离稳定	肾功能稳定（肌酐 < 2.5 mg/d，尿素氮 < 50 mg/d）；血钠水平稳定， > 132 mmol/L；运动能力；高峰氧耗量 > 10 mL/（kg·min）

（1）病因治疗。控制高血压；糖尿病等危险因素，使用抗血小板药物和他汀类调脂药物进行冠心病二级预防。消除心力衰竭诱因，控制感染，治疗心律失常，纠正贫血、电解质紊乱。

（2）改善症状。根据病情调整利尿剂、硝酸酯和强心剂的用法用量。

（3）正确使用神经内分泌抑制剂。从小剂量增至目标剂量或患者能耐受的最大剂量。

（4）监测频率。患者应每天自测体重、血压、心率，并登记资料。

二、康复护理

（一）药物

1. 利尿剂

利尿剂通过减少钠或氯的重吸收而减轻心力衰竭时的水钠潴留。有两大类作用机制不同的药物可用于心力衰竭，一类是襻利尿剂，主要有布美他尼、呋塞米和托拉塞米，另一类是作用于远端肾小管的利尿剂，主要有噻嗪类、保钾利尿剂、美托拉宗。襻利尿剂可以使滤过钠增加 20% ～ 25% 的分泌，增加自由水清除率，维持利尿功能，除非肾功能严重受损。噻嗪类利尿剂仅使滤过钠增加 5% ～ 10% ，减少自由水清除率，肾功能受损（肌酐清除率 < 40 mL/min），将丧失疗效。因此，襻利尿剂适用于大多数心力衰竭患者，而噻嗪类更适用于合并高血压、轻度水潴留的心力衰竭患者。

使用利尿剂的要点及注意事项有 3 个方面。

（1）利尿剂治疗时，联合使用 ACEI 和 β-受体阻滞剂，应限制钠盐摄入量 < 3 g/d。

（2）轻症门诊患者起始剂量不必过大。

（3）在利尿剂治疗过程中，应注意水、电解质紊乱，低血压和氮质血症。

2. ACEI、ARB

全部慢性心衰患者必须应用 ACEI，包括无症状性心衰和 LVEF <40%（或 <45%）者，除非有禁忌证或不能耐受，ACEI 须终身应用。ARB 可用于包括心衰的高发危险人群，但尚无心脏的结构或功能异常，也无心衰的症状和（或）体征，以预防心衰的发生；亦可用于不能耐受 ACEI 的心衰患者，替代 ACEI 作为一线治疗，以降低死亡率和并发症发生率；对于常规治疗（包括 ACEI）后心衰症状持续存在且 LVEF 低下者，可考虑加用 ARB。

ACEI 有 2 个方面的不良反应：①与 Ang Ⅱ 抑制有关的不良反应，包括低血压、肾功能恶化、钾潴留；②与缓激肽积聚有关的不良反应，如咳嗽和血管性水肿。起始治疗后 1～2 周，应监测血压、血钾和肾功能，以后定期复查。肌酐增高 <30% 为预期反应，不需特殊处理，但应加强监测。肌酐增高 >50% 为异常反应，ACEI 应减量或停用。应用 ACEI 不应同时加用钾盐或保钾利尿剂。合用醛固酮受体拮抗剂时，ACEI 应减量，并立即应用襻利尿剂。例如，血钾 >5.5 mmol/L，应停用 ACEI。有症状性低血压（收缩压 <90 mmHg）时，应停用 ACEI。

ARB 的护理同 ACEI。

3. β-受体阻滞剂

所有慢性收缩性心衰、NYHA Ⅱ～Ⅲ级、病情稳定及无症状性心衰或 NYHA Ⅰ级的患者（LVEF <40%），均必须尽早应用 β-受体阻滞剂，且需终身使用，除非有禁忌证或不能耐受。NYHA Ⅳ级心衰患者需待病情稳定（4 天内未静脉用药、已无液体潴留并体重恒定）后，在严密监护下开始应用。一般应在利尿剂和 ACEI 的基础上加用 β-受体阻滞剂。

起始治疗前，患者需无明显液体潴留，体重恒定（干体重），利尿剂已维持在最合适剂量。

应告知患者以下 2 点注意事项。

（1）症状改善常在治疗 2～3 个月后才出现，即使症状不改善，亦能防止疾病的进展。

（2）不良反应常发生在治疗早期，但一般不妨碍长期用药。

使用 β-受体阻滞剂时，需注意监测 3 个方面：①低血压。一般在首剂或加量的 24 h 内发生，首先停用不必要的扩血管剂。②液体潴留和心衰恶化。起始治疗前，应确认患者已达到干体重状态。若在 3 d 内体重增加 >2 kg，立即加大利尿剂用量；若病情恶化，可将 β-受体阻滞剂暂时减量或停用，但应避免突然撤药，减量过程也应缓慢；病情稳定后，必须再加量或继续应用 β-受体阻滞剂。③心动过缓和房室传导阻滞。例如，心率 <55 次/分钟、伴有眩晕等症状，或出现二至三度房室传导阻滞，应将 β-受体阻滞剂减量。

4. 伊伐布雷定

伊伐布雷定（ivabradine）是窦房结 I_f 通道的抑制剂，减慢窦性心律患者的心率，不降低心房颤动患者的心室率。研究表明，对于 EF ≤35% 的窦性心律患者，在 ACEI 或

ARB 和 β-受体阻滞剂达到靶剂量或最大耐受剂量治疗后心率仍 >70 次/分钟的患者，给予伊伐布雷定可显著降低心血管死亡和心力衰竭再住院的联合终点。故 2012 年 ESC 心力衰竭指南将其列为 Ⅱa 类推荐。推荐起始剂量为 2.5 mg，每日 2 次；逐渐滴定至靶剂量 7.5 mg，每日 2 次。

5. 地高辛

应用地高辛的主要目的是改善慢性收缩性心衰的临床状况，因而适用于已在应用 ACEI（或 ARB）、β-受体阻滞剂和利尿剂但仍持续有症状的心衰患者。重症患者可将地高辛与 ACEI（或 ARB）、β-受体阻滞剂和利尿剂同时应用。急性心肌梗死后患者，特别是有进行性心肌缺血者，应慎用或不用地高辛。地高辛不能用于窦房传导阻滞、二度或高度房室传导阻滞患者，除非已安置永久性起搏器；与能抑制窦房结或房室结功能的药物（如胺碘酮、β-受体阻滞剂）合用时，必须谨慎。

不良反应主要见于大剂量应用时。主要不良反应包括 3 个方面。①心律失常：期前收缩、房性心动过速伴房室传导阻滞，双向性室性心动过速（室速）和房室传导阻滞；②胃肠道症状：厌食、恶心和呕吐；③神经精神症状：视觉异常、定向力障碍、昏睡及精神错乱。这些不良反应常出现在血清地高辛浓度 >2.0 μg/L 时，但也可见于地高辛水平较低时。无中毒者和中毒者血清地高辛浓度间有明显重叠现象，特别在低血钾、低血镁、甲状腺功能低下时。但是，治疗心衰并不需要大剂量地高辛。出现不良反应时，应测地高辛浓度或试探性停药。

医生指导患者遵医嘱服药，避免患者自行增减药量或停药。观察药物疗效、不良反应及注意事项。

（二）运动

失代偿期需卧床休息，多做被动运动以预防深部静脉血栓形成。临床情况改善后，应鼓励在不引起症状的情况下进行体力活动，以防止肌肉的"去适应状态"，避免用力的等长运动。较重患者可在床边围椅小坐。其他患者可步行，每日多次，每次 5 ~ 10 min，并酌情逐步延长步行时间。

NYHA 心功能 Ⅱ～Ⅲ级患者，可在专职人员指导下进行运动训练，能改善症状、提高生活质量。运动康复是慢性心力衰竭患者有效的二级预防措施，运动锻炼应作为心脏康复的一部分应用于稳定性心力衰竭患者。运动分耐力运动、抗阻运动、弹性运动。耐力运动可最大限度地增加 VO_2max，有氧运动为其中一种运动方式，建议慢性心力衰竭患者选择可以改善心肺功能的有氧运动，辅助抗阻运动和弹性运动。

根据慢性心力衰竭患者的实际情况，制订个体化的运动处方。运动处方的要素包括运动种类、运动强度、运动时间和频率，其中，运动强度是制订运动处方的重要内容，直接关系到运动的安全性和效果。慢性心力衰竭患者运动具有一定危险性，掌握合适运动强度是制订及执行慢性心力衰竭患者运动处方的关键。

有氧运动是慢性心力衰竭患者运动康复的主要形式。有氧运动种类包括走路、踏车、游泳、骑自行车、爬楼梯、太极拳等。运动时间为 30 ~ 60 min，包括热身运动、真正运动时间及整理运动时间，针对体力衰弱的慢性心力衰竭患者，建议延长热身运动时间，通常为 10～15 min，真正运动时间为 20～30 min。运动频率为每周 3～5 次。运动强度可参照心率、VO 峰值、AT、Borg 量表评分等确定。以心率为标准确定运动强度：传统运动目标心率是最大预测心率（heart rate max，HR_{max}）［HR_{max} = 220 – 年龄（岁）］的 65%～75%，即 65%～75% HR_{max}。

（三）营养

1. 限钠

心衰患者的潴钠能力明显增强，限制钠盐摄入对恢复钠平衡很重要。要避免成品食物，因为这种食物含钠量较高。钠盐摄入量：轻度心衰患者应控制在 2～3 g/d，中至重度心衰患者应 < 2 g/d。盐代用品因常富含钾盐应慎用，与 ACEI 合用时可致高血钾症。

2. 限水

严重低钠血症（血钠 < 130 mmol/L）者，液体摄入量应 < 2 L/d。

3. 饮食

患者宜进食低脂饮食，应富含维生素、易消化，避免摄入刺激性食物，肥胖患者应减轻体重。对严重心衰伴明显消瘦（心脏恶病质）者，应给予营养支持，包括给予人血白蛋白。使用利尿药时适当补钾，多食用含钾高的食物，如香蕉、橘子等。

（四）心理

压抑、焦虑和孤独在心衰恶化中发挥重要作用，也是心衰患者死亡的主要预后因素。

综合性情感干预（包括心理疏导）可改善心功能状态，包括：①进行健康教育，讲解心衰相关知识，消除患者的紧张情绪，树立战胜疾病的信心；②定期询问患者对治疗效果的评价，提高其主动性，促进康复；③对患者家属进行心衰知识的宣教，帮助患者调整心态，巩固治疗效果；④促进患者家属积极与患者进行沟通和交流，增强治疗的信心。必要时，可考虑酌情应用抗抑郁药物。

心力衰竭急性发作时，患者常会产生濒死感，一些患者会因此失去信心，拒绝与医护人员合作。护理人员应态度和蔼、技术娴熟、从容镇定，积极给予患者安慰、鼓励，增强信任感。允许并倾听患者表达对死亡的恐惧，劝说家属保持冷静，以免给患者造成不良刺激，减轻焦虑与恐惧。对于过度紧张、焦虑的患者，可遵医嘱给予镇静药。

（五）戒烟限酒

戒烟和限酒有助于预防或延缓心衰的发生。

（六）病情监测

1. 慢性稳定性心力衰竭

（1）观察水钠潴留的变化情况，观察水肿情况。

（2）观察体温、咳嗽、咳痰、呼吸音等变化，预防并及时发现肺部感染。

（3）保持大便通畅。饮食中需增加粗纤维食物，必要时口服缓泻剂或开塞露塞肛，注意不能使用大剂量液体灌肠，以防增加心脏负担。

（4）定期监测血电解质及酸碱平衡情况。

（5）根据心功能予以相应的生活护理。

（6）药物护理。

（7）严格控制输液速度，以防诱发急性肺水肿。

2. 急性心力衰竭

（1）体位。取坐位或半卧位，双腿下垂，也可用止血带四肢轮扎，以减少静脉回流。还可根据需要提供倚靠物（如枕头等），以节省患者体力。同时，加床档防止患者坠床。

（2）给氧。遵医嘱给予高流量6～8 L/min氧气吸入，湿化瓶内加入20%～30%的乙醇，降低肺泡内泡沫表面张力，改善通气功能。必要时，给予麻醉剂加压吸氧或双水平气道正压通气，但应注意观察患者的二氧化碳清留情况。对已经出现严重低氧血症合并二氧化碳潴留时可以考虑行有创通气进行治疗。

（3）迅速建立静脉通道，保证静脉给药和采集血标本；尽快采集动脉血标本，行血气分析监测。

（4）生命体征监测。对患者进行心电、呼吸、血压等监护，详细记录，测量脉率时注意心律，同时，测心率和心律，观察患者有无缺氧所致的意识障碍、思维紊乱，并做好用药护理。判断呼吸困难程度，观察咳嗽情况、痰的量及颜色。观察患者皮肤颜色，并注意患者意识的变化。定时翻身、叩背，协助排痰。

（5）药物治疗。

1）吗啡：3～5 mg静脉注射不仅可以使患者镇静，而且具有小血管舒张的功能，可减轻心脏负荷。

2）快速利尿剂：呋塞米20～40 mg静脉注射，2 min内推完，10 min内起效，可持续3～4 h，4 h后可重复1次。除利尿作用外，本药还有静脉扩张作用，有利于缓解肺水肿。

3）血管扩张剂：硝普钠、硝酸甘油，正性肌力药（多巴胺），洋地黄（毛花苷C）。

三、延续性护理

（一）病情自我管理

（1）以乐观的态度面对生活，保持情绪稳定，不要大起大落、过于激动。

（2）控制活动强度，可做日常家务及轻体力劳动，活动要以不出现心悸、气急为原则。

（3）夜间睡眠充足，白天养成午睡的习惯。合理饮食，戒烟限酒。

（4）注意避免心力衰竭的诱发因素，如随气候变化要及时加减衣物，预防感冒，保持大便通畅。

（5）指导患者注意观察有无体重变化，有无足踝部水肿，有无气急加重，是否夜尿增多，有无厌食、上腹部饱胀感，如有心力衰竭复发，应及时纠正。

（6）服用洋地黄药物时，应学会自测脉搏。若脉率增快、节律改变，并出现厌食，应警惕洋地黄中毒反应，及时就医。

（7）按时服药，定期复诊。

（8）出现气短加重、呼吸困难、心悸、头晕、咳大量白色或粉红色泡沫痰等情况时，应立即就诊。

（二）随访

心力衰竭患者出院后出现的问题不能及时得到有效帮助，只有病情发展到一定程度才到医院就诊，会导致患者反复住院。心力衰竭患者出院后常由于各种原因不能遵循住院期间护士交代的疾病相关注意事项，回家后由于环境的改变，患者不知道如何运用在医院所学到的知识，而且遇到有关问题时又不知道找谁解决，自我护理意识和能力不够，严重影响患者的身心康复和生活质量。因此，心力衰竭患者存在较高的延续性护理需求，尤其是出院后 1 周内的延续护理至关重要。

入院后制订个性化的出院计划，包括出院后就近社区医疗资源的利用，并让患者（家属）参与；出院时发放"自我护理日记册"，在护士的指导下学会填写。出院后电话随访，对照出院后指导方案，了解患者出院后的适应情况并进行指导。

1. 管理的延续

对患者不断变化的需求做出反应，对患者的健康状况实施连续、一致的管理方法。从出院时的指导，出院 3 d 后电话随访，以后每周 1 次电话随访，直至 6 周结束，确保管理的连续。

2. 关系的延续

保证患者与责任护士之间有持续的治疗性关系。家访和电话随访的具体内容包括患者及其家属在以下几个方面的依从情况：用药管理、饮食管理、症状管理与识别、居家环境管理、活动（运动）管理、社区资源的利用、心理情绪管理及"自我护理日记册"的记录情况。综合评估患者在家中执行自我护理的情况，制订计划，监测患者的健康状况和需求变化，通过监测时的接触对患者进行指导，对患者实施每周自我管理教育指导、照顾者教育和指导，给予转移过程中的协调，以及帮助患者获得社区服务等。

（黄韵　林晓燕　林春喜　梁惠玲）

第31章　心肌病康复护理

一、疾病概述

心肌病，是指伴心功能不全的心肌疾病，是各种损伤所致心肌病变，如遗传缺陷、心肌细胞损伤和心肌组织浸润。

心肌病分为原发性和继发性两大类。原发性心肌病包括5种类型：①扩张型心肌病（dilated cardiomyopathy，DCM）以心室腔的扩张和心功能的减退为特征；②肥厚型心肌病（hypertrophic cardiomyopathy，HCM）以室壁的增厚肥大及心功能增强为特征；③限制型心肌病（restrictive cardiomyopathy，RCM）以心室壁的增厚僵硬，影响心室舒张期充盈，而心脏收缩功能基本接近正常为特征；④致心律失常型右心室心肌病或发育不良（arrhythmogenic right ventricular cardiomyopathy/dysplasia，ARVC/ARVD）为日益增多的结构和功能型的心肌病，主要累及右心室；⑤未定型心肌病（unclassified cardiomyopathies，UCM）包括弹力纤维增生症、左室致密化不全等。

近年来，心肌病发病呈上升趋势，已逐渐成为常见病。临床治疗手段有了多种选择，包括药物、介入和外科手术等方法。药物治疗学水平明显提高，β-受体阻滞剂、血管紧张素转换酶抑制剂和血管紧张素Ⅱ受体阻滞剂等新药的临床益处由循证医学证明并得以广泛应用。介入疗法（如心脏再同步治疗、置入式心脏转复除颤器、化学消融等）的出现和快速发展给心肌病的治疗增添了巨大的活力。外科手术对某些心肌病患者效果良好。心脏移植是心肌病终末期的最后的有效手段。由于可供选择的治疗方法增多和治疗效果明显提高，心肌病的年死亡率呈降低趋势。

（一）定义

1. 扩张型心肌病

扩张型心肌病，是一种既有遗传又有非遗传原因造成的复合型心肌病，以心室扩大和心肌收缩功能降低为特征，同时除外高血压、心脏瓣膜病、先天性心脏病或缺血性心脏病等继发因素。DCM的临床表现为：心脏逐渐增大、心室收缩功能降低、心衰、室性和室上性心律失常、传导系统异常、血栓栓塞和猝死。

2. 肥厚型心肌病

肥厚型心肌病基本特征是心肌肥厚及猝死发生率高，是一种以心肌肥厚为特征的心肌疾病，主要表现为左心室壁增厚，通常指二维超声心动图下测量的室间隔或左心室壁厚度≥15 mm，或者有明确家族史者室间隔或左心室壁厚度≥13 mm，通常不伴有左心室腔的扩大，需排除负荷增加如高血压、主动脉瓣狭窄和先天性主动脉瓣下隔膜等引起的左心室壁增厚。HCM的临床表现为：呼吸困难、胸痛、心律失常、晕厥、猝死。

3. 限制型心肌病

限制型心肌病，以单侧或双侧心室充盈受限和舒张容量下降为特征，但收缩功能和室壁厚度正常或接近正常。RCM 的临床表现为：以发热、全身倦怠为初始症状，白细胞增多；以后逐渐出现心悸、呼吸困难、水肿、肝大、颈静脉怒张、腹水等心力衰竭症状。

4. 致心律失常型右室心肌病（发育不良）

致心律失常型右室心肌病（发育不良），是一种主要累及右心室、以室性心律失常和心源性猝死为主要表现的遗传性心肌疾病。该病多见于青少年时期，患者右心室常存在功能及结构异常；以右室心肌，特别是右室游离壁心肌逐渐被脂肪及纤维组织替代为特征。

5. 未定型的心肌病

未定型的心肌病，指不适合归类于上述任何类型的心肌病［如弹力纤维增生症、左室心肌致密化不全（left ventricular noncompaction，LVNC）、心室扩张甚轻而收缩功能减弱、线粒体受累等］。

（二）治疗原则

1. DCM

防治宗旨是阻止基础病因介导的心肌损害，有效控制心衰和心律失常，预防猝死和栓塞，提高患者的生活质量及生存率。国内多中心临床试验资料将 DCM 分为 3 期，即早期阶段（NYHA 心功能 I 级）、中期阶段（NYHA 心功能 II、III 级）和晚期阶段（NYHA 心功能IV级）。DCM 初次诊断时，患者的心功能状态各异，DCM 的早期诊断和治疗可明显改善患者预后，包括：药物治疗、心脏再同步治疗（CRT）、置入式心脏转复除颤器（ICD）、免疫学治疗、心衰的超滤治疗、左室辅助装置治疗、心脏移植。

2. HCM

肥厚型心肌病由于原因不明，又大多与遗传基因有关，难以预防。故应对患者进行生活指导，提醒患者避免激烈运动、持重或屏气等，减少猝死的发生。避免使用增强心肌收缩力和减少心脏容量负荷的药物（如洋地黄、硝酸类制剂等），以减少左室流出道梗阻加重。本病的治疗原则为弛缓肥厚的心肌，防止心动过速及维持正常窦性心律，减轻左心室流出道狭窄和抗室性心律失常。目前，主张应用 β-受体阻滞剂及钙通道阻剂治疗。对重症梗阻性患者可作介入或手术治疗，植入双腔 DD 型起搏器、消融或切除肥厚的室间隔心肌。

3. RCM

本病无特效防治手段，主要避免劳累、呼吸道感染、预防心力衰竭，只能对症治疗。目前，RCM 病因研究也是研究重点之一，考虑到基因突变为主要病因，基因治疗或将成为根治 RCM 的新方向。心力衰竭对常规治疗反应不佳，往往成为难治性心力衰竭。糖皮质激素治疗也常无效。因栓塞并发症较多，可考虑使用抗凝药物。近年用手术剥离增厚的心内膜，收到较好的效果。肝硬化出现前可作心脏移植。本病预后不良，按病程发展快慢而不同，心力衰竭为最常见死因。

4. ARVC/ARVD

选择恰当的药物控制室性心律失常。高危患者可植入置入式心脏转复除颤器（ICD），或心脏移植以提高生存率。

5. UCM

未定型的心肌病的治疗旨在控制心力衰竭、对症治疗。心功能降低者予以利尿、扩血管、强心治疗。

二、康复护理

（一）药物

1. DCM

（1）心力衰竭的药物治疗。早期阶段应针对 DCM 病因治疗（如免疫性 DCM 的免疫学治疗）；针对心室重构进行早期药物干预，包括 β-受体阻滞剂和 ACEI 或 ARB，可减少心肌损伤和延缓病变发展，显著改善成人心衰患者和 DCM 患者的预后。

在使用上述药物时，嘱患者遵医嘱服用药物，勿擅自增加或减少药物（剂量），给药前注意患者心律、心率、血压等，定期监测心律、心率、血压、血糖、血脂、肢体循环等相关指标，防止突然停药导致的病情反弹，加重病情。

中期阶段针对心衰病理生理机制的三大系统（交感神经系统、肾素–血管紧张素–醛固酮系统、利钠肽系统）的异常激活，采用三大类神经激素拮抗剂［β-受体阻滞剂、ACEI 或 ARB 或血管紧张素受体–脑啡肽酶抑制剂（ARNI）、醛固酮受体拮抗剂（MRA）］治疗，被证实能够降低心衰患者的患病率和病死率。在使用醛固酮拮抗剂时，注意观察患者电解质、肾功能、出入量、水肿消退等。

晚期阶段经利尿剂、ACEI 或 ARB 或 ARNI、β-受体阻滞剂、螺内酯、地高辛等药物治疗后，心衰症状仍然不能缓解的患者，可考虑静脉滴注正性肌力药物。例如：多巴胺 $2 \sim 5$ μg/（kg·min）；多巴酚丁胺 $2 \sim 5$ μg/（kg·min）；米力农 $25 \sim 50$ μg/（kg·min）负荷量，继以 $0.375 \sim 0.75$ μg/（kg·min）维持；左西孟旦 12 μg/（kg·min）静脉注射 10 min，继以 0.1 μg/（kg·min）维持；血管扩张剂，如硝酸甘油 $5 \sim 10$ μg/（kg·min），硝普钠 $0.3 \sim 5.0$ μg/（kg·min）（<72 h），萘西立肽（重组人 B 型脑钠肽）$1.5 \sim 2.0$ μg/（kg·min）静脉注射，继以 0.01 μg/（kg·min）维持；作为姑息疗法短期治疗（$3 \sim 5$ d）以缓解症状，药物仍未能改善症状者，建议进行超滤治疗、左室机械辅助装置或心脏移植等非药物治疗。

在使用地高辛时，注意观察有无洋地黄中毒现象，其临床表现为：胃肠道反应（食欲下降、厌食、恶心、呕吐）、神经系统症状（视物模糊、黄绿视、乏力、头晕）、电解质紊乱（血钾降低）、心血管系统症状［加重心力衰竭、心律失常（如双向性室性早搏、室性心动过速、房室传导阻滞、期前收缩，甚至心房颤动）］。若出现上述症状，应立即停用洋地黄，补充钾盐，停用排钾利尿药，纠正心律失常。

（2）栓塞、猝死的防治。

1）栓塞预防。DCM 患者的心房、心室扩大，心腔内常见有附壁血栓形成。栓塞是本病常见的并发症，对于已经有附壁血栓形成和血栓栓塞并发症发生的患者，必须接受长期抗凝治疗。由于多数 DCM 心衰患者存在肝淤血，口服华法林时须调节剂量，使国际化标准比值（INR）保持在 1.8～2.5，或使用新型抗凝药（如达比加群酯、利伐沙班）。

合并心房颤动患者的 $CHA_2DS_2\text{-}VAS_c$ 评分中，男性 ≥2 分、女性 ≥3 分，应考虑接受口服抗凝治疗，可使用华法林或新型抗凝药，预防血栓形成及栓塞，单纯 DCM 患者如无其他适应证，不建议常规应用华法林和阿司匹林。

在使用华法林时，主要不良反应是出血，宜严密观察口腔黏膜、鼻腔、皮下出血、瘀斑、血尿、便血等，减少不必要的手术操作，避免过度劳累和易致损伤的活动。疗程中应随访检查凝血酶原时间、大便潜血及尿隐血等。另嘱患者按时服用药物，不可擅自停药，不可擅自增加（减少）药物剂量。

与华法林合用能增强抗凝作用的药物及注意事项有 8 个方面：①与血浆蛋白的亲和力比华法林强，竞争结果为游离的双香豆素乙酯增多（如阿司匹林、水合氯醛、磺胺类药等）；②抑制肝微粒体酶，使华法林代谢降低而增效〔如氯霉素、别嘌醇、甲硝唑（灭滴灵）、西咪替丁等〕；③减少维生素 K 的吸收和影响凝血酶原合成的药物（如各种广谱抗生素、长期服用液状石蜡等）；④能促使华法林与受体结合的药物（如奎尼丁、甲状腺素）；⑤干扰血小板功能，促使抗凝作用更明显的药物（如大剂量阿司匹林、水杨酸类、苯海拉明等）；⑥此外，能增强抗凝作用的药物还有口服降糖药、磺吡酮（抗痛风药）等，机制尚不明确；⑦肾上腺皮质激素、苯妥英钠：可能增强也可能减弱抗凝的作用，且有导致胃肠道出血的风险，一般不与华法林合用；⑧不能与链激酶、尿激酶合用，否则易导致高危出血。

与华法林合用能减弱抗凝作用的药物包括 2 种：①制酸药、轻泻药、利福平等，能抑制口服抗凝药的吸收；②维生素 K、口服避孕药和雌激素等，通过竞争有关酶蛋白，促进因子 Ⅱ、Ⅶ、Ⅸ、Ⅹ 的合成。

2）猝死预防。室性心律失常和猝死是 DCM 的常见临床表现。预防猝死主要有 4 个措施：①控制诱发室性心律失常的可逆性因素，纠正心衰，降低室壁张力；②纠正低钾低镁；③改善神经激素机能紊乱，选用 ACEI 和 β-受体阻滞剂（有直接抗心律失常作用）；④避免药物因素（如洋地黄、利尿剂）的毒副作用。

（3）中药治疗。中成药芪苈强心胶囊治疗新近诊断的 DCM 患者，具有免疫调节和改善患者心功能的作用，中药党参、黄芪和葛根等具有降低 DCM 血浆炎性因子表达和改善心功能的作用，推荐用于 DCM 早期的免疫调节治疗。用法：芪苈强心胶囊 1.2 g，每日服用 3 次；推荐用于早期和长期治疗。

（4）改善心肌代谢。家族性 DCM（Family DCM，FDCM）由于存在与代谢相关酶的缺陷，可应用能量代谢药改善心肌代谢紊乱；辅酶 Q_{10} 治疗充血性心力衰竭，能够显著改善运动耐量、心功能和病死率。

2. HCM

治疗肥厚型心肌病，主张应用 β-受体阻滞剂及钙通道阻滞剂。应避免使用增强心肌收缩力、减少容量负荷的药物，如洋地黄、硝酸酯类制剂等。

（1）β-受体阻滞剂。虽然没有进行大规模的长期随机对照试验，但是，一般把 β-受体阻滞剂作为治疗有梗阻症状患者的首选药物，它对于 60%～80% 的患者是有效的。其作用机制是 β-受体阻滞剂降低心肌收缩力，减轻室间隔突出部位的收缩期增厚，从而减轻流出道梗阻；减弱心肌变时性反应，降低心肌耗氧量，并且能减慢心率，使心室张期延长，增加心室扩张。增加充盈量，通过增加舒张末期容积来增加左心室流出道面积和室间隔与二尖瓣之间的距离，从而使运动时升高的左心室流出道压力下降。另外，β-受体阻滞剂还具有抗心律失常作用，对预防此病猝死有益。

（2）钙通道阻滞剂。非二氢吡啶类钙通道阻滞剂维拉帕米、地尔硫草可用于治疗 HCM。钙通道阻断剂主要用于那些不能耐受 β-受体阻滞剂的患者，疗效与 β-受体阻滞剂相似。钙通道阻滞剂既有负性肌力作用以减弱心肌收缩力，又可改善心肌顺应性，还能减慢心率，这些作用使流出道梗阻减轻，增加心室充盈，减轻心肌缺血缺氧症状，在动力性梗阻的患者可使由某些诱因诱发的压差减少。在降低静息状态下压差方面，维拉帕米的疗效优于普萘洛尔，但有研究报道，具有严重症状、肺动脉高压和严重的左心室流出道梗阻的患者应用维拉帕米会增加病死率。

（3）生长抑素类药物。国外报道：应用生长抑素八肽治疗此类患者 4 周后左心室后壁、室间隔厚度明显降低，左心室舒、缩末内径均增加，心功能明显改善。其机制尚不明确，临床价值尚待进一步证实。

（4）其他药物。HCM 急性梗阻由二维超声心动图确定后，应取紧急卧位，抬高双腿，如有贫血应予纠正，可静脉给予去氧肾上腺素升高血压，也可静脉注射 β-受体阻滞剂。HCM 伴心房颤动患者易形成附壁血栓和发生栓子脱落，推荐用华法林抗凝。HCM 患者二尖瓣最易患心内膜炎，10 年随访资料统计发生率 14‰，梗阻性 HCM 者发生率 4.3‰，此类患者在手术前应预防性应用抗生素。

3. RCM

治疗限制型心肌病的药物包括：ACEI、β-受体阻滞剂和钙通道阻滞剂。洋地黄类等强心剂对阻塞性淤血无作用，除非为了控制心房颤动的心动过速。有充血性心力衰竭时，可给予利尿剂及血管扩张剂，即使应用，也须谨慎，因为心室充盈压的升高对维持适当的每搏输出量和心排血量是有益的，故需权衡利弊，分析患者具体情况选用。抗凝治疗则用于预防血栓栓塞。如果有嗜酸粒细胞增多症表现，可试用肾上腺皮质激素及免疫抑制剂，对改善病情有帮助，羟基脲及长春新碱对嗜酸性细胞增多症也有作用。

4. ARVC/ARVD

ARVC/ARVD 患者药物治疗包括应用抗心律失常药物（ADD）、β-受体阻滞剂及治疗心力衰竭的药物。

（1）抗心律失常药物。ARVC/ARVD 患者应用抗心律失常药物治疗的目的，是通过预防症状性室性心律失常提高生活质量。

（2）β-受体阻滞剂。《2015 年〈关于致心律失常性右室心肌病/发育不良治疗的国际专家组共识〉解读》建议，对于 ARVC 合并持续室速发生患者，植入 ICD 后频繁适当放电的患者及由于房速、房颤、房扑等诱发快速心室率导致 ICD 频繁放电的患者，应

用 β-受体阻滞剂治疗（Ⅰ级）；所有 ARVC/ARVD 患者，无论有无心律失常，都可以考虑应用 β-受体阻滞剂治疗（Ⅱa 级）；不建议健康基因携带者应用 β-受体阻滞剂作为预防性用药（Ⅲ级）。

（3）心力衰竭和抗血栓药物治疗。右心衰竭和（或）左心衰竭的 ARVC/ARVD 患者应用 ACEI、ARB、β-受体阻滞剂和利尿剂规范化药物治疗（Ⅰ级）；建议有腔内血栓或静脉（动脉）血栓史的患者，长期口服抗凝药作为二级预防（Ⅰ级）；无症状的右心室和（或）左心室功能障碍的 ARVC/ARVD 患者，可考虑应用 ACEI/ARB 治疗（Ⅱb级）；不建议基于心室扩张/功能障碍（无论是全心或局部）的血栓进行一级预防用药（Ⅲ级）。

5. UCM

UCM 的治疗旨在控制心力衰竭、对症治疗。心功能降低者予以利尿、扩血管、强心治疗。

（二）运动

1. DCM

（1）注意休息。DCM 失代偿性心衰阶段，应注意卧床休息，减少心脏做功；但是，可以在床上进行适当肢体运动，以防止血栓形成。

（2）限制钠盐和水的摄入。一般钠盐摄入量 <3 g/d，液体摄入量 1.5～2.0 L/d，以减轻心脏前负荷。

（3）控制和去除可能导致心衰加重的外在因素。控制体重（BMI 30～35 kg/m^2），避免肥胖或恶病质，控制可能的并发症，如病毒感染、高血压、糖尿病、贫血等。

（4）适当运动。心衰稳定后可在医护人员监测下进行适当的有氧运动，增加运动耐量和提高生活质量是心脏康复治疗的核心内容。当患者运动耐量 >5 METs 时，可以进行常规的有氧运动；当运动耐量 ≤5 METs 时，只能进行最大耐受量的 50% 的运动强度，以后根据医生的评估再考虑逐渐增加。

2. HCM

无症状 HCM 患者可参加低强度运动和娱乐活动（Ⅱa 类推荐，C 级证据）。HCM 患者不适合参加剧烈的竞技运动，与年龄、性别、种族、是否存在左心室流出道梗阻、是否有经皮室间隔心肌消融术或者室间隔心肌切除术治疗史、是否植入 ICD 无关（Ⅲ 类推荐，C 级证据）。

3. ARVC/ARVD

目前，已明确青少年 ARVC/ARVD 患者心源性猝死与剧烈运动相关。在青少年和年轻成人 ARVC/ARVD 患者中，竞技性运动使心源性猝死风险增加 5 倍。早期（即症状前）赛前筛查可能是"救命性"的措施。此外，体育锻炼也被认为是一个促进 ARVC/ARVD 表现发展和进展的因素。

《2015 年〈关于致心律失常性右室心肌病/发育不良治疗的国际专家组共识〉解读》建议，明确诊断的 ARVC/ARVD 患者不能参加竞技性和（或）耐力运动（Ⅰ级）；对于明确诊断的 ARVC/ARVD 患者，家属应限制其参加体育活动，休闲类的低强度运动可以除外（Ⅱa级）；对于无临床表现的健康基因携带者（Ⅱa级）或基因型不明确（Ⅱb级）的 ARVC/ARVD 患者，家属可考虑限制其参加体育活动。

（三）营养

原发性心肌病主要会出现心肌细胞肥大、减少或发育不良等变化。合理的营养是维持心肌功能及支撑心肌病患者康复的物质保障。一旦机体发生营养不良，对各器官的生理功能和结构上的影响都相当大。国外研究发现，在死于营养不良患者的尸检中，心脏和肝脏的重量大约减少了30%，脾脏、肾脏及胰腺的重量也受到影响。因此，对于心肌病患者而言，避免营养不良的发生也是延缓病情进展的重要措施之一。如果患者在病程中出现严重的心力衰竭，则按照心衰的营养原则进行处理。

1. 原发性心肌病的营养供给原则

对于原发性心肌病患者的营养支持，一方面要为心肌的康复提供原料及能量，另一方面，还要尽量避免由于补充营养素而增加心脏的负担。

（1）适量的能量供应。对于原发性心肌病患者，能量供应以维持理想体重为宜，总热量摄入要与身体活动相平衡，从而保持健康的体重。在合理能量的基础上，要为患者提供平衡膳食，强调食物多样化及粗细搭配等原则，以便摄入机体所需的多种营养素。

（2）控制脂肪数量和注重脂肪质量。脂肪摄入不宜过高，通常每天膳食中脂肪提供的能量不超过总能量的30%，其中，饱和脂肪酸不超过总能量的10%，减少摄入肥肉、动物内脏和奶油等，尽量不用椰子油和棕榈油。每日烹调油用量限制在 20～30 g 的范围内，避免由于膳食脂肪过量引起肥胖、高脂血症等，增加心脏负担。18 碳饱和脂肪酸虽然没有升高血胆固醇的作用，但是，会促进凝血。出现房颤的患者应注意避免摄取过多，以免血栓形成。胆固醇摄入量以不超过 300 mg/d 为宜，减少心肌病患者发生动脉粥样硬化的风险。

摄入充足的多不饱和脂肪酸，以占总能量的6%～10%为宜，其中 n-6/n-3 多不饱和脂肪酸的比例要适宜（5%～85%/1%～2%），即 n-6/n-3 的比例达到 4：1～5：1。n-6 多不饱和脂肪酸在葵花籽油、玉米油和豆油中含量丰富，n-3 多不饱和脂肪酸来自植物油的 α-亚麻酸和鱼及鱼油中的 EPA 与 DHA。n-3 多不饱和脂肪酸对血脂和脂蛋白、血压、心脏功能、动脉顺应性、内分泌功能、血管反应和心脏电生理均具有良好的作用，并有抗血小板凝集和抗炎作用，可以减少心肌病患者发生血栓及并发其他心血管疾病的风险。

减少反式脂肪酸的摄入，控制其不超过总能量的1%。少吃含有人造黄油的糕点、含有起酥油的饼干和煎炸食品。

（3）碳水化合物。碳水化合物是膳食能量的主要来源，在体内可以迅速而独立地完全氧化成二氧化碳和水，为心、脑等重要器官及身体活动提供能量，碳水化合物的供给量可以占总能量的55%～70%，其膳食供给应优先选择富含淀粉的多糖类食物，限制含单糖和双糖高的食品。

（4）蛋白质。蛋白质在人体中的作用很多，是人体最重要的构建材料，对于生长发育和组织修复都必不可少。对于一般心肌病患者来说，蛋白质的需要量与健康人相同即可，占总能量的 10%～15%；如果并发心力衰竭、肾功能不全等疾病，则根据患者的具体情况调整蛋白质供给量。食物中的优质蛋白质是肌肉合成的重要原料，因此，优质蛋白质应占总蛋白质的 50% 以上，含优质蛋白质丰富的食物包括：瘦肉、鸡蛋、牛奶、鱼、虾、豆腐、豆干等。

研究证明，补充支链氨基酸（branched-chain amino acid，BCAA）可以防止运动所致的心肌萎缩，优质蛋白质摄取和 BCAA 补充可以刺激骨骼肌和心肌的蛋白质合成，减少蛋白质分解和氮丢失。支链氨基酸包括亮氨酸、异亮氨酸、缬氨酸。支链氨基酸含量高的食物有乳清蛋白、牛肉、羊肉、猪瘦肉及其他动物蛋白等。

（5）限盐。每天食盐不超过 6 g，包括味精、防腐剂、酱菜、调味品中的食盐。出现心力衰竭时，要注意水、电解质平衡。

（6）供给充足的维生素和矿物质。对于大多数心肌病患者除限制钠盐外，膳食中应含有丰富的钾、钙、镁、硒等矿物质及维生素 B 族、维生素 C、维生素 E、类胡萝卜素等多种维生素。其中，镁对缺血性心肌病有良好的保护作用，而硒、维生素 C、维生素 E、类胡萝卜素等抗氧化营养素可以减少与肌肉有关的氧化应激损伤。目前证据显示，只有通过天然食物摄入的抗氧化营养素才有益于健康。心肌病患者可以通过平衡膳食来摄取所需的维生素及矿物质，特别强调要保证足量的新鲜蔬菜、水果及大豆类食物。

（7）酒和酒精。有充分证据表明，适量饮酒可以降低冠心病风险。但是，无论是啤酒、白酒，还是葡萄酒，所有酒精饮品在限量范围内都只与冠心病低风险有关，并不适用于其他心血管疾病，也不提倡已经罹患心血管疾病的患者饮酒。因此，有心肌病患者需要戒酒。

（8）少量多餐，避免过饱，忌烟、浓茶和刺激性食物。心肌病患者进食应该遵循少量多餐的原则，每日 5～6 餐为宜，以免进食过多导致胃部膨胀而压迫心脏。另外，必须戒烟，不饮浓茶、咖啡，不吃辛辣刺激性食物，以免加重心脏负担。

2. 心肌病合并急性心力衰患者的营养管理

（1）严格进行出入量管理。肺淤血、体循环淤血及水肿明显者，应严格限制饮水量和静脉输液速度。无明显低血容量因素（如大出血、严重脱水、大汗淋漓等）者，每天摄入液体量一般宜在 1 500 mL 以内，不要超过 2 000 mL。保持每天出入量负平衡约 500 mL，严重肺水肿者负平衡为 1 000～2 000 mL/d，甚至可达 3 000～5 000 mL/d，以减少水钠潴留，缓解症状。3～5 d 后，如果肺淤血、水肿明显消退，应减少负平衡量，逐渐过渡到出入量基本平衡。在负平衡下，应注意防止发生低血容量、低血钾和低血钠等。心衰急性发作伴有容量负荷过重的患者，要限制钠摄入 <2 g/d。

（2）急性心力衰竭患者在发病 2～3 d 内，应以流质食物为主，每天总热能控制为 500～800 kcal，液体量约 1 000 mL。

（3）餐次。应坚持少量多餐原则，每日 5～6 餐为宜，以防引起心律失常。

（4）不宜食用的食物。凡是胀气、刺激性的流质饮食均不宜食用，可进食藕粉、米汤、菜水、去油过筛肉汤、淡茶水、红枣泥汤等。

（5）电解质。应结合血中电解质及病情变化调整饮食中钾、钠的供给。

（6）其他。随病情好转，逐渐过渡到半流质饮食，每天总热量保持在 1 000 kcal 左右。

3. 心肌病合并慢性心力衰竭患者的营养管理

（1）适当的能量摄入。既要控制体重过重，又要防止心脏疾病相关性营养不良的发生。慢性心衰患者的能量需求取决于目前的干重（无水肿情况下的体重）、活动受限程度及心衰程度，一般按照 25 ～ 30 kcaL/kg 理想体重进行计算。心力衰竭症状明显时，可限制能量至 600 kcal/d，随着病情缓解逐渐加至 1 000 ～ 1 500 kcal/d。

（2）控制液体量。控制液体摄入，减轻心脏负担。对于一般患者的液体摄入量限制为 1 000 ～ 1 500 mL/d（夏季可为 1 500 ～ 2 000 mL/d），但应根据病情及个体的习惯而有所不同，口服液体量应控制在 1 000 mL/d。对于严重心力衰竭者，尤其是伴有肾功能减退的患者，由于排水能力降低，在采取低钠饮食的同时，应将液体摄入量限制为 500 ～ 1 000 mL/d，并采用药物治疗。

（3）限制钠盐的摄入。为预防和减轻水肿，应根据病情选用低盐、无盐饮食，低盐饮食指烹调用食盐的量在 2 g/d 以内，或相当于酱油 10 mL（一般每 5 mL 酱油含食盐 1 g），全天主、副食的含钠量应少于 1 500 mg。无盐饮食即烹调时不加食盐及酱油，全天主、副食的含钠量应少于 700 mg。低钠饮食除烹调时不放食盐及酱油外，全天主、副食含钠量应 <500 mg，注意选用含钠在 100 mg/100 g 以下的食物。若大量利尿时，应考虑会丢失钠，可以适当增加食盐量或选用一些含钠量高的食物，以预防低钠血症。

（4）适当限制蛋白质。一般来说，对蛋白质的摄入量不必限制过严，1 g/（kg·d）为宜。但当心衰严重时，则应减少蛋白质的供给量，初始可给予蛋白质 25 ～ 30 g/d，逐渐增加至 40 ～ 50 g/d，病情稳定后，给予蛋白质 0.8 g/（kg·d），其中，优质蛋白质应占总蛋白的 2/3 以上。

（5）碳水化合物的摄入。对于慢性心衰患者，建议给予 300 ～ 350 g/d 的谷类食物。

（6）控制脂肪摄入。肥胖的心衰患者应限制脂肪的摄入量，宜按 40 ～ 60 g/d 供给。每日烹调用油量控制在 25 g 以内。在心衰患者的低脂膳食中，建议每天从海鱼或者鱼油补充剂中摄入 1 g n-3 多不饱和脂肪酸。

（7）维生素。膳食中应注意富含多种维生素，如维生素 B1、维生素 C 及叶酸等。

（8）控制电解质平衡。心力衰竭患者由于摄入不足、丢失增加或使用利尿剂治疗等可出现低钾血症，此时应摄入含钾量高的食物。同时，应监测使用利尿剂患者镁缺乏的问题，并给予治疗。如果因肾功能减退，出现高钾、高镁血症，则应选择含钾、镁低的食物。另外，给予适量的钙补充在心衰的治疗中也有积极的意义。

（9）少食多餐，食物应以软、烂、细为主，易于消化。

（10）戒烟、戒酒。

（四）心理

1. 心理评估

使用心理筛查自评量表，即 "患者健康问卷 - 9 项（PHQ-9）" "广泛焦虑问卷 7 项

（GAD-7）"评估患者的焦虑抑郁情绪。对于评估结果为轻度焦虑抑郁的患者，尤其伴有躯体化症状的患者，心脏康复专业人员可先给予对症治疗，包括正确的疾病认知教育运动治疗和抗抑郁药物对症治疗。其余结果应请专业人员进行治疗干预。

临床上应用较为广泛的还有焦虑自评量表（SAS）、抑郁自评量表（SDS），用于测量焦虑、抑郁的轻重程度，主要用于评估，不能用于诊断。

加强患者心理辅导：让患者正视 DCM 和心衰，积极配合治疗，减轻精神压力等。患者因病程长、病情复杂、预后差，易产生紧张、焦虑、恐惧等心理，对治疗效果悲观失望，增加心肌耗氧量，从而加重病情。在护理过程中，应经常鼓励安慰患者，多关心体贴患者，帮助患者消除悲观情绪，鼓励患者积极配合治疗。鼓励患者家属及朋友给予患者关心与支持，缓解其紧张情绪。同时，注意保持周围环境安静、整洁和舒适，避免不良刺激。

2. 睡眠管理

匹兹堡睡眠质量评定量表是目前被广泛采纳用于评价患者睡眠质量的自评量表，可客观评价患者的睡眠质量。处理失眠症时，应注意确定失眠原因，同一患者可能有多种原因，包括各种症状所致失眠、心血管药物所致失眠、手术后不适所致失眠、因疾病发生焦虑抑郁导致失眠、睡眠呼吸暂停及原发性失眠。

了解患者睡眠行为，纠正患者不正确的失眠认知和不正确的睡眠习惯，指导患者作息时间规律，保证充足的睡眠。患者在发生失眠时，要尽早使用镇静安眠药物，原则为短程、足量、足疗程，一种镇静安眠药物疗效不佳时可并用两种镇静安眠药物。每种药物都尽量用最低有效剂量。对高度怀疑有阻塞性睡眠呼吸暂停低通气综合征（obstructive sleep apnea-hypopnea syndrome，OSAHS）的患者（根据匹兹堡睡眠质量评定量表提示，该病特征为肥胖、血压控制差、白天嗜睡、短下颌等），采用多导睡眠监测仪或便携式睡眠呼吸暂停测定仪，了解患者夜间缺氧程度、睡眠呼吸暂停时间及次数。对于睡眠呼吸暂停低通气指数（apnea-hypopnea index，AHI）≥ 15 次/小时或 AHI < 15 次/小时，但白天嗜睡等症状明显的患者，建议接受持续气道或双水平正压通气治疗，口腔矫治器适用于单纯鼾症及轻中度 OSAHS 患者，特别是下颌后缩者。

（五）戒烟戒酒

1. 戒烟管理

了解患者吸烟史和被动吸烟情况，或使用呼出气一氧化碳检测仪判断患者是否吸烟（$< 10^{-6}$ 判断为未吸烟）。对吸烟患者，应询问吸烟年限、吸烟量和戒烟的意愿，可使用"法氏烟草依赖评估量表"（Fagerström test for nicotine dependence，FTND）评估患者烟草依赖程度。为吸烟患者提供戒烟咨询和戒烟计划。戒烟是挽救生命的有效治疗手段，面对吸烟患者，明确建议患者戒烟。结合药物干预疗法会提高戒烟成功率。建议患者使用戒烟药物辅助戒烟（一线戒烟药物：盐酸伐尼克兰、盐酸安非他酮、尼古丁替代物），尽量避免在工作、家庭和公共场所的吸烟环境中停留。

2. 戒酒

向患者强调戒酒的重要性，明确建议患者戒酒。酒精性心肌病（ACM）患者如未及时戒酒，5 年病死率可高达 40%～50%。

（六）病情监测

1. 一般病情监测

密切观察患者的生命体征及意识状况，注意监测心律、心率、血压等变化，有无出现心慌、气促等症状。如果发现患者有偏瘫、失语、血尿、胸痛、咯血等症状，及时报告医生处理，预防动脉栓塞的发生。

对于肥厚型心肌病患者，观察其有无头晕、黑蒙、心悸、胸痛、劳力性呼吸困难等。对合并水肿和心力衰竭的患者，严格记录 24 h 出入量，限制液体入量，每天测量体重。

2. 用药监测

使用醛固酮拮抗剂时，观察患者电解质、肾功能、出入量、水肿消退等情况；使用地高辛等洋地黄类药物时，观察患者有无出现洋地黄中毒现象，如食欲下降、厌食、恶心、呕吐、视物模糊、黄绿视、乏力、头晕、血钾降低、心力衰竭加重、心律失常（如双向性室性早搏、室性心动过速、房室传导阻滞、期前收缩，甚至心房颤动等）；使用抗凝药物时，观察患者有无出血现象，如口腔黏膜、鼻腔、皮下出血、皮肤瘀斑、血尿、便血等情况。

3. 起搏器植入术后监测

对于需植入起搏器的患者，应监测其生命体征、心律、心率、血压及心电图等变化。注意观察伤口缝线部位的愈合情况，如伤口颜色，皮肤温度，有无渗血、红肿、热痛等症状，术后早期应保持局部敷料清洁干燥，如有敷料潮湿或脱落，及时更换。

4. 心脏移植术后监测

对于心肌病进行心脏移植术后的患者，除了进行常规生命体征的监测，还应做好漂浮导管动态的测压、持续心排血量及混合静脉血氧饱和度的监测，同时，观察心脏排斥反应出现的指标与症状。

三、延续性护理

（一）鼓励患者做好自我管理

1. 健康教育

根据患者个人的文化程度、素养及对健康知识的需求，进行个体化的健康教育，提高患者抗战疾病的自信心和自我管理的能力；鼓励患者设立短期和长期目标，增加自我管理的积极性。鼓励患者家属积极参与患者的心脏康复和疾病恢复计划。患者平时应保持情绪稳定，注意保暖，防止受凉，保持大便通畅，避免因大便用力而增加心脏负荷。

2. 饮食指导

合理膳食，少食多餐，避免过饱，忌烟酒、浓茶和刺激性食物，提倡高蛋白、高维生素饮食，多吃新鲜蔬菜和水果，摄入优质蛋白质丰富的食物（如瘦肉、鸡蛋、牛奶、鱼、虾、豆腐、豆干等），限制钠盐的摄入，避免摄入高脂肪、高胆固醇食物。

3. 运动指导

适当运动，避免过度劳累、剧烈运动和情绪激动，有晕厥史者避免单独外出。根据评估制订运动处方，向患者介绍运动处方的必要性及遵循运动处方的重要性，给予患者运动强度、运动方式等建议，提高患者的心肺耐力，改善患者日常生活能力及运动耐力。提醒患者若在运动中出现不适，如胸痛、头昏目眩、头痛、气短、恶心呕吐等情况，应立即停止运动，现场休息5～6 min后若心率仍增加，继续加强观察，必要时就近到医院诊治。

4. 用药指导

指导患者遵医嘱服用药物，勿擅自增加或减少药物（剂量），讲解药物使用剂量时间，以及特殊药物使用前后的观察要点。例如：服用地高辛等洋地黄类药物前监测脉搏，服用时注意观察有无食欲下降、厌食、恶心、呕吐、视物模糊、黄绿视、乏力、头晕等洋地黄中毒现象；讲解服用醛固酮拮抗剂时，要使患者明白如何观察、记录出入量和水肿情况。评估患者对用药的掌握程度，以及掌握服药的注意事项。定期复查，及时遵医嘱调整药物剂量。

（二）随访

采用多种形式的随访，如电话随访、门诊随访、家庭监测和远程服务等，建立随访档案。

心脏康复随访内容包括：①记录用药情况、症状与体征、运动和生活方式改善情况、血生化检测和有无不良心血管事件；②根据随访结果对患者进行再评估，适时调整康复处方。起搏器植入随访内容，包括评定电极导线稳定性、优化治疗方案以适应患者的需要、检查切口愈合情况、调整起搏器参数、解答患者常见问题等。

在患者进行心脏康复干预1个月、2个月和3个月时进行门诊随访，及时更新心脏康复处方。起搏器植入术后的患者的第1年的随访时间分别为术后第1、第3、第6、第12个月，之后每年随访1次，电池电量耗竭前每3个月至半年随访1次。

（赵明　胡俊英　冼金惠　严凤娇）

第32章 风湿性心脏病康复护理

一、风湿性心脏病概述

（一）概念

风湿性心脏病（rheumatic heart disease，RHD），简称风心病，是指由于风湿热活动，累及心脏瓣膜而造成的心脏瓣膜病变，表现为二尖瓣、三尖瓣、主动脉瓣中有一个或几个瓣膜狭窄和（或）关闭不全。患病初期常常无明显症状，后期则表现为心慌气短、乏力、咳嗽、下肢水肿、咳粉红色泡沫痰等心功能失代偿的表现。据世界卫生组织的不完全统计，全世界有超过1 500万风湿性心脏病患者，同时，每年新增50万人患急性风湿热，病因主要是由于A组溶血性链球菌感染引起，属于自身免疫病。多发于冬春季节，寒冷、潮湿环境下，初发年龄多在青壮年。

（二）病因

风湿性心脏病是甲组乙型溶血性链球菌感染引起的变态反应的部分表现，属于自身免疫性疾病。心脏部位的病理变化主要发生在心脏瓣膜部位，二尖瓣为最常见受累部位。

（三）临床表现

风湿热初次发作并不会立即引起瓣膜开口改变，往往需要数年，甚至十几年以上才会形成瓣膜开口变化。因此，患病初期常常无明显症状，后期则表现为心慌气急、乏力、咳嗽、肢体水肿、咳嗽、咯血，直至心力衰竭，引起生命危险。临床上根据病情进展程度，主要有5种表现。

1. 呼吸困难

呼吸困难为最常见也是最早期的症状，在运动情绪激动、妊娠、感染或快速性房颤时，最易被诱发。随着病程进展，可出现静息时呼吸困难、夜间阵发性呼吸困难，甚至端坐呼吸。

2. 咳嗽

咳嗽多在夜间睡眠或劳动后出现，为干咳无痰或泡沫痰，并发感染时咳黏液样痰或浓痰。咳嗽可能与患者支气管黏膜淤血水肿使其易患支气管炎或扩大的左心房压迫左主支气管有关。

3. 咯血

咯血有4种情况：①大咯血，是由于严重二尖瓣狭窄，左心房压力突然增高，肺静脉压增高，支气管静脉破裂出血所致，可为二尖瓣狭窄首发症状，多见于二尖瓣狭窄早期。在后期，由于静脉壁增厚和随着病情进展使肺血管阻力增加及右心功能不全，大咯血发生率降低。②痰中带血或血痰，常伴夜间阵发性呼吸困难，与支气管炎、肺部感染肺充血或肺毛细血管破裂有关，常伴夜间阵发性呼吸困难。③肺梗死时咳胶冻状暗红色痰，为二尖瓣狭窄合并心力衰竭的晚期并发症。④粉红色泡沫痰，为急性肺水肿的特征，由毛细血管破裂所致。

4. 血栓栓塞

血栓栓塞为二尖瓣狭窄的严重并发症，约有20%的二尖瓣患者在病程中发生血栓栓塞，其中，15%～20%的患者由此导致死亡。发生栓塞的患者约80%有心房颤动，故合并房颤的患者需予以预防性抗凝治疗。

5. 其他症状

其他症状包括3种情况：①左心房显著扩大和左肺动脉扩张可压迫左喉返神经，引起声音嘶哑；②左心房显著扩大可压迫食管，引起吞咽困难；③右心室衰竭时可出现食欲减退、腹胀、恶心等消化道淤血症状，部分患者有胸痛表现。

（四）治疗

瓣膜病变无论是狭窄、关闭不全或者同时并存，出现明显临床症状时都需要手术治疗，对病变瓣膜进行修复或者置换。

1. 非手术治疗

非手术治疗适用于无症状或心功能Ⅰ级的患者，注意事项包括2个方面：①注意休息，避免剧烈体力活动，控制钠盐摄入，并积极预防感染，定期（6～12个月）复查；②呼吸困难者口服利尿药，避免和控制诱发急性肺水肿的因素（如急性感染、贫血等）。

2. 手术治疗

（1）适应证。适应证包括3个方面：①心功能Ⅱ级以上且瓣膜病变明显者，需择期手术。②心功能Ⅳ级、急性肺水肿、大咯血、风湿热活动和感染性心内膜炎等患者，在积极内科治疗基础上，应尽早手术；如内科治疗无效，则应急诊手术，挽救生命。③合并心房颤动者，心功能进行性减退，易发生血栓栓塞，应尽早手术。

（2）常用手术方式有2种。①二尖瓣交界扩张分离术：目前，多采用经皮穿刺球囊导管扩张术；②二尖瓣替换术：在体外循环直视下进行二尖瓣交界切开，行二尖瓣置换术。

3. 风湿性心脏病并发症的治疗

（1）治疗心功能不全的药物包括4种。①强心药物，常用的口服药物是地高辛，适用于有房颤合并心率快的心力衰竭患者。地高辛服用过量可能出现洋地黄中毒现象，表现为黄视或者绿视现象，或者出现恶性、呕吐等消化道症状，或者原有消化道症状（如恶心呕吐）加重，尤其是有低血钾时，更容易出现洋地黄中毒。因此，如果服药期间出现上述现象，应及时就医。②利尿药物，即呋塞米和螺内酯、苏麦卡（托伐普坦片）。这类药物通过利尿作用，达到减轻心脏容量负荷而改善心力衰竭症状。这类药物有可能导致低血钾及高尿酸血症，因此，在服用药物期间，需要定期复查电解质和尿酸，尤其是痛风患者，更要检查尿酸，以免尿酸高诱发痛风发作。③β-受体阻滞剂，比如美托洛尔。心力衰竭的发生和交感神经激活有明确的关系，而 β-受体阻滞剂是抑制交感激活的重要药物，长期规范服用 β-受体阻滞剂，能够明确改善症状，减少猝死和心力衰竭的急性发生。该类药物需要在专科医生指导下定期调整药物剂量。④ACEI 类药物，比如贝那普利。心力衰竭的发生和神经内分泌机制的关系是近年来对心力衰竭的一个重大突破，神经内分泌系统的激活引发了心肌结构变化，导致心力衰竭进一步加重，而ACEI 类药物，可以逆转心肌重构，改善心功能，改善远期预后，是心力衰竭的重要药物。

（2）急性左心衰的抢救包括 5 种方法。①吸氧。鼻导管吸氧：从低氧流量（1～2 L/min）开始，若无 CO_2 潴留，可采用高流量给氧（6～8 L/min）。面罩吸氧：适用于伴呼吸性碱中毒的患者。②调整体位。静息时呼吸困难明显的患者，应半卧位或端坐位，双腿下垂，以便减少回心血量，休克者禁用。③利尿剂。呋塞米是首选的利尿剂。呋塞米注射后 30 min 发挥利尿作用，通过利尿可以减少血容量，使肺水肿症状改变。④正性肌力药。正性肌力药适用于症状性低血压（收缩压＜90 mmHg）伴低心排和（或）组织器官低灌注的患者。⑤镇静。吗啡 2.5～5.0 mg 静脉缓慢注射，亦可皮下或肌内注射；应密切观察疗效和呼吸抑制不良反应。

（3）心房颤动的治疗。房颤可分为 3 种类型：①突发性的；②持续性的；③永久性的（也被称为慢性房颤）。房颤的治疗方法有很多，目前最常用的有药物治疗、电除颤治疗、内科介入治疗、外科手术治疗等。

二、康复护理

（一）药物

1. 强心药物

强心药物有 2 类。①地高辛口服片，0.125～0.250 mg/d；②毛花苷 C 静脉注射药液，用法为 0.2 mg 毛花苷 C 加入 5% 葡萄糖 20 mL 中，15～20 min 缓慢静脉注射。在使用强心药物期间，要注意有无出现 4 种洋地黄中毒症状：①胃肠道的反应及全身症状，早期即可出现恶心、呕吐、腹泻、厌食、头晕、疲乏等不适症状；②心脏的毒性，可引起各种类型的心律失常，甚至心脏停搏、猝死；③视觉障碍，出现黄视、绿视、视物模糊等；④中枢神经系统反应，有头痛、失眠、谵妄、精神错乱、癫痫性抽搐发作等。

2. 利尿类药物

利尿类药物，包括呋塞米、苏麦卡（托伐普坦片）、螺内脂、氢氯噻嗪。用药过程中，监测 24 h 尿量；出院前，指导患者自我监测尿量；住院期间定时检查电解质情况。

3. 补钾药

心脏术后定时对血钾指标进行监测，血钾检测值应当在 4.5～5.5 mmol/L，多采用

10%氯化钾口服液或枸橼酸钾，提前告知患者口服补钾的正确方法。

4. 抗凝药物

华法林是换瓣术后常服用的一种药物。2017 年 ESC 的指南推荐出血风险较低、生物瓣置换术后的患者，延长抗凝时程至 6 个月。出血风险低的患者，考虑用维生素 K 的拮抗剂至少 3 个月。生物瓣置换后，二尖瓣或三尖瓣修复均进行华法林抗凝 3 个月。进行生物瓣膜更换的患者，口服华法林半年时间；进行机械瓣膜更换的患者，口服华法林终生。

（二）运动

1. 为患者拟订康复计划

为患者拟订康复计划前，要准确掌握其身心状况与家庭情况，以保证计划的内容切实可行。为患者拟订康复计划时，必须结合其实际需求及具体的身体状况，指导其日常的活动量，以保证其心功能可以快速恢复，避免其发生手术切口愈合不良的现象。另外，在为患者拟订康复计划的过程中，应结合其主治医生的意见和无创心排技术的结果，在不同的康复时期对其进行有针对性的康复护理。

2. 指导患者腹式呼吸

指导患者每日进行训练 1～2 次，每次 10 min。腹式呼吸：闭嘴用鼻子深深地吸气，慢慢地缩唇将气体呼出，反复进行直到完全掌握。对个别肺功能较差的患者，指导其每天进行呼吸训练器训练，或者吹气球，直到肺功能检查达到手术要求。

3. 指导患者进行有效的咳嗽

练习腹式呼吸以预防肺部并发症，指导患者掌握有效的咳嗽排痰方法。即患者取半坐卧位，一手放于腹部，一手放于胸前，深吸气后利用腹肌的收缩动作，同时，伸舌张口，使气门打开，以便排出气体，达到有效的咳嗽咳痰，反复练习直到掌握。术后护士指导患者深吸一口气，屏住呼吸，再爆破性地进行咳嗽，将气管内的痰有效咳出。

4. 对患者术后进行肢体运动康复指导

（1）在辅助患者进行上肢功能训练时，应指导其由被动运动逐渐转为主动运动，然后进行腕、肘、肩等关节部位的屈伸运动，每次运动 15～30 min，每日运动 3 次。

（2）在辅助患者进行下肢功能训练时，应指导其进行下肢屈曲与内外翻运动，同时，辅助其进行足背至髋关节部位的牵拉内推训练及踝泵运动等，每次训练 15～30 min，每日进行 4 次。

（3）在手术结束后 2～4 天，可根据患者的实际情况，引导患者逐步恢复床下运动，并应坚持循序渐进的原则，即床上活动、床边坐、床边站立、扶床慢走、缓慢过渡到加速行走。如果活动量增加引起伤口疼痛，必要时可给予止痛剂，以利其积极配合。患者活动时，要密切观察患者的病情变化，当出现胸痛不适、心慌、气促、呼吸困难等症状，应该停止走动，立即卧床休息。

5. 6 min 步行试验

试验前，选择 30 m 长廊，并在步行试验的起点和终点设有明显标识；研究人员在试验前做好对患者的解释工作，让患者试走或者由研究人员示范，并告知患者在 6 min

内尽可能快走，中途若感不适可停止，直到恢复再开始继续试验，最后用米尺测量停止时脚后跟距离起点的长度算出患者 6 min 步行距离。6 min 步行距离 < 150 m，表示重度心功能不全；150～425 m，表示中度心功能不全；425～550 m，表示轻度心功能不全。

（三）营养

1．重度营养风险评估指标

欧洲肠外肠内营养学会（European Society of Parenteral and Enteral Nutrition，ESPEN）建议采用以下指标，判断患者是否存在重度营养风险评估。

（1）6 个月内体重下降 10%～15% 或更多。

（2）患者进食量低于推荐摄入量的 60%，持续 >10 d。

（3）BMI < 18.5 kg/m^2。

（4）清蛋白 <30 g/L（无肝肾功能不全）。

2．营养计划

根据评估结果，管床护士与主治医生、营养师共同为患者制订营养计划。

（1）指导患者食用高蛋白饮食。

（2）营养师根据患者个体情况制订营养计划。

（3）糖尿病患者请内分泌专家共同制订调节血糖的方案。

3．饮食

拔管后 6 h 可进食少量水和米汤；术后 1～2 d 可进食鱼片粥、瘦肉粥、酸奶、水果等；术后 3 天逐渐过渡至米饭等正常饮食。对于食物过敏的患者要严格制订饮食清单。饮食以清淡、低盐、低脂、高蛋白食物为主，禁食刺激性食物，建议患者多吃蔬菜与水果。日常饮食方面，应尽量少食含维生素 K 较多的食物，因维生素 K 对抗凝药物有拮抗作用，会缩短凝血酶原作用时间，导致华法林失去抗凝作用。含维生素 K 较多的食物主要有番茄、菠菜、鲜豌豆、猪肝、水果、瘦肉等。要以清淡且易消化的食物为主，注意营养均衡，合理调整饮食结构。糖尿病患者予以糖尿病饮食。

（四）心理

风湿性心脏病患者在入院后通常会因疾病、经济压力等多种因素出现不良情绪和消极心理。术后，因活动受限、胸部疼痛等因素，患者的焦虑、抑郁等情绪更为显著，不利于术后康复。护理人员要与患者多沟通，介绍手术及术后进入 ICU 的情况。通过心理疏导，消除患者对手术的恐惧和忧虑情绪，增强对手术的信心。术后患者因胸部切口疼痛、活动无耐力等因素易产生恐惧、焦虑、忧郁等心理障碍，患者不敢咳嗽，不愿意、不主动配合接受康复锻炼，有的患者拒绝参与康复锻炼，因此，术前必须做好患者心理护理，耐心讲解术后康复训练的重要性。术后护理人员应向患者详细讲解进行术后康复训练的目的与方法，同时，在拟订康复训练计划时，充分听取患者的个人意见；多鼓励患者，给予其更多的心理支持，缓解其不良心理，提升配合度；向患者介绍一些手术成功的案例或者恢复良好的案例，以便提升患者治疗的信心。另外，应定期对患者进行言语鼓励与支持，使其维持良好的心理状态。在对患者进行术后生活康复护理时，应嘱其坚持循序渐进的原则，并向其讲解过度疲劳对身体的危害。

（五）戒烟限酒

科学的生活方式是保证风湿性心脏病患者进行康复训练效果的基础。护理人员应引导患者养成健康的生活习惯与生活方式，比如戒烟戒酒等。

1. 做好戒烟的评估

使用尼古丁依赖检验量表进行评估，评估内容包括 4 个步骤。①询问患者吸烟及使用其他烟草产品的状况，记录吸烟状况：不吸烟、曾经吸烟、目前吸烟（因为复吸率高，故包括近 12 个月的戒烟患者）等状况，明确吸烟量（支/天）和吸烟的持续时间（年数）。量化其他类型的烟草产品的使用和类型。询问在家中和工作中吸二手烟的情况。②通过询问，做好戒烟的准备工作。③评估可能阻碍戒烟的心理因素。④保持联系，在戒烟的前 2 周，每一次的随访都要观察目前的状况，此后定期回访。

2. 做好戒烟的干预措施

当尼古丁依赖检验量表评分≥6 分时，应积极进行戒烟干预，包括 7 个步骤。①当患者未确定戒烟时，提供激励戒烟的信息：戒烟的相关性、吸烟的风险、戒烟的回报、戒烟的障碍和复吸。②当患者确定戒烟时，应该提供询问、建议、评估、协助和安排等信息。协助吸烟者或烟草使用者设定戒烟日期，并选择适当的治疗策略。③由工作人员进行个体化的宣教和咨询服务，发放辅助自学资料；鼓励医生、项目工作人员及家庭成员给予支持，识别家中其他吸烟者。④药物支持（与初级保健医生沟通）：尼古丁替代疗法，盐酸安非他酮。⑤必要时的补充策略（如针灸、催眠）。⑥如果患者近期已经戒烟，则应强调预防复吸的技巧。⑦一旦复吸，交代患者要尽快重新开始戒烟计划：从戒烟之日起至少 12 个月（持续）完全杜绝吸烟和使用烟草产品。

（六）病情监测

1. 监测循环系统

在患者完成手术治疗后，需对患者进行心电监测，并重点观察患者的心率，一旦发生心律失常需立即告知医师，并对患者进行相应的处理。术后早期，因血容量不足，患者易出现焦躁情绪，可导致心率加快。尽量控制患者的心率维持在 75～95 次/分钟，并对血压、尿量等情况进行监测，控制中心静脉压在 10～15 cmH_2O，保持正常的循环血量，减轻心脏负担。

2. 引流液观察

密切观察心包纵隔引流管的引流液的量、颜色，若出现引流量过多、血压下降，每小时的引流量超过 100 mL，应当考虑是否存在活动性出血。

3. 水电解质的观察

术后第 1 天，需保持电解质的摄入量 <尿量，使每日的摄入量与尿量尽量平衡。术后对血钾、血钠等指标密切观察，其中，血钾检测值应当在 4.5～5.5 mmol/L。

4. 抗凝治疗监测

心脏瓣膜置换术后，需对患者进行抗凝治疗。根据患者的具体情况确定抗凝药物的使用剂量，当患者病情稳定后，还需每周监测1次。如果是机械瓣膜置换，需终身服用抗凝药物，按照医嘱定时复查，以保障用药治疗的安全性。

三、延续性护理

（一）督促患者做好自我管理

1.社会心理支持

住院过程中，患者全部依赖护士指导训练，出院后自我管理能力不一，护士将科室联系电话告诉患者，有疑问随时与医护人员联系。指导家人多给予患者关爱，形成良好的家庭氛围。

2.药物指导

指导患者规律、正确用药，不可随意停减药。口服地高辛前，要数脉搏（P），若P<60次/分钟，当日应停用药。服药期间，注意有无黄绿视、恶心等不良反应。机械瓣膜置换术后需要终身服用华法林抗凝，不可漏服，出院前指导患者将手机调到20：00，铃声响时，及时服华法林。要定期复查凝血酶原时间（prothrombin time，PT），根据PT结果调整药量。华法林常见的并发症是出血和血栓。剂量过量易致出血，剂量不足易致血栓。

3.饮食及健康指导

合理膳食，多吃含钾丰富的蔬菜和水果，保持大便通畅，避免便秘；避免高脂肪、高胆固醇摄入；避免过饱，切忌暴食和酗酒，注意饮食卫生；生活规律，按时作息。教会患者自我管理，掌握监测脉搏、尿量，观察有无水肿的方法，每日记录华法林的用量，定期检查INR，如果感觉不适，立即随诊。

4.运动

运动是心脏康复中的核心内容，不仅可以控制各种心血管疾病的危险因素，还可以改善缺血状态，改善器质性病变及慢性病程所致的功能性症状，如抑郁症等。Warner等指出，心脏外科手术后1年，参加心脏康复患者死亡率为2.2%，而未参加心脏康复患者死亡率为5.3%。有研究显示，太极是一项适用于绝大多数心血管疾病患者的经济安全的运动方式。出院前根据6 min步行实验的结果，医生给予相应的运动处方，患者可以根据自己身体状况选择一项有氧锻炼，如步行。

（二）定时随访

1.出院后随访情况

（1）出院后1~2个月内，每周1次电话或门诊随访。

（2）出院后3~4个月内，每2周1次电话或门诊随访。

（3）出院后5~6个月内，每3周1次电话或门诊随访。

（4）家住市区的患者每个月1次家庭随访。

2.电话随访的内容

（1）评估患者服药依从性，询问最近一次去门诊的时间、结果，强调按时服药及定时到门诊复查国际标准化比值（international normalized ratio，INR）的重要性。

（2）解答患者提出的问题或指导家属的监督照护，对于无法及时解答的问题，做好记录，与延续性护理小组成员讨论后，及时回复患者。

（3）预约下次电话随访的时间。

3. 门诊随访的内容

（1）记录患者的 INR，根据门诊医生建议，提醒患者按时服药。

（2）评估患者体力恢复情况，根据患者的具体情况制订运动计划。

（3）评估患者依从性，依从性较差的患者在后期干预中，增加随访次数。

（4）定期进行心脏超声的检查，及时了解瓣膜的功能。

4. 家庭随访的内容

（1）评估患者的门诊随访情况。

（2）评估患者的服药依从性及患者和家属对疾病的自我管理能力。

（3）评估患者的体能恢复情况，指导患者如何利用家庭现有条件进行体能恢复训练。

5. 回访

可以通过更便捷的方式进行回访，比如关注医院的微信公众号、相关疾病或药物的小程序，我们也曾建立医护和患者的微信群，可随时进行医患沟通，更方便、快捷地帮助患者答疑解惑。

（吕林华　杨鹤）

第33章 先天性心脏病康复护理

一、先天性心脏病概述

(一) 定义

先天性心脏病 (congenital heart disease, CHD), 简称先心病, 是胎儿时期心脏血管发育异常所致的心血管畸形, 是儿童最常见的心脏病。主要由遗传和环境因素及其相互作用所致。常见的先天性心脏病中心脏壁缺损的疾病主要是房间隔缺损和室间隔缺损。室间隔缺损是最常见的先天性心脏病, 临床表现为乏力、反复呼吸道感染、气促、心悸、发绀、杵状指 (趾)、体格发育迟缓等。

(二) 治疗原则

1. 房间隔缺损 (atrial septal defect, ASD)

小型继发孔型房间隔缺损在4岁内有15%的自然闭合率。鉴于成年后发生心力衰竭和肺动脉高压, 宜在儿童时期进行修补。

(1) 介入性心导管术。在排除其他合并畸形、严格掌握指征的情况下, 可通过介入性心导管用扣式双盘堵塞装置 (sideris)、蚌状伞 (cardio seal) 或蘑菇伞 (amplatzer) 关闭缺损。目前, 介入性心导管术适用于年龄 >2 岁, 有血流动力学意义 (缺损直径 ≥ 5 mm) 的继发孔 VSD, 缺损边缘至上下腔静脉, 冠状静脉窦、右上肺静脉之间距离 ≥ 5 mm, 至房室瓣距离 ≥7 mm, 房间隔直径不超过所选用封堵器左房侧直径的患儿。介入封堵和经胸封堵无须体外循环, 创伤小, 恢复快, 适用于继发孔型且房间隔大小和位置合适的患者。

(2) 手术治疗。1岁以内患儿分流量小, 无症状, 有自行闭合的可能, 一般不主张手术治疗; 1岁以上者只要明确诊断, 即可手术修补治疗。最佳手术年龄为3～5岁。原发孔型房间隔缺损、继发孔型房间隔缺损合并肺动脉高压者应尽早手术。房间隔缺损患者唯一的手术禁忌证就是不可逆性肺动脉高压 (艾森门格综合征), 当静息时, 肺血管阻力升高到8～12 U/m² 以上, 使用肺血管扩张剂也不能下降至7 U/m² 以下, 即为手术禁忌证。手术方法在体外循环下切开右心房, 直接修补缺损。

2. 室间隔缺损 (ventricular septal defect, VSD)

(1) 内科治疗。室间隔缺损有自然闭合的可能, 中小型缺损可先在门诊随访至学龄前期, 有临床症状时, 进行相应的对症处理。①防治并发症: 主要是防治感染性心内膜炎、肺部感染和心力衰竭。为预防感染性心内膜炎, 应在拔牙、做扁桃体或其他咽部手术时, 预防性使用抗生素; 可选用地高辛、利尿剂等控制心力衰竭。②介入性心导管术。心导管封堵对关闭肌部、部分膜部室间隔缺损是安全有效的。

（2）手术治疗。大中型缺损和有难以控制的充血性心力衰竭者，肺动脉压力持续升高超过体循压的1/2，或年长的儿童合并主动脉瓣脱垂或反流等应及时手术处理，具体分类如下。①膜部小型室间隔缺损：左向右分流量小，可以随访观察，一般不主张过早手术；但是，有发生细菌性心内膜炎的潜在危险。在随访过程中，如果不能自然闭合，可在学龄前期手术；合并心力衰竭或细菌性心内膜炎者，需控制症状后方能手术。②小婴儿大型室间隔缺损：大量左向右分流伴心脏明显增大。反复肺炎、心衰，内科治疗无效者，宜及时行室间隔缺损修补术，可防止心肌损害和不可逆性的肺血管病变产生。③婴幼儿大型室间隔缺损：伴有动脉导管未闭或主动脉缩窄。持续性充血性心衰、反复呼吸道感染、肺动脉高压及生长发育不良者应尽早手术。④肺动脉瓣下型室间隔缺损：自愈倾向低，且容易发生主动脉瓣右窦脱垂而形成关闭不全者应及时手术。

艾森门格综合征者禁忌手术。主要手术方法是在低温体外循环下行心内直视修补术。

3. 法洛四联征

（1）疾病概述。

1）定义。法洛四联征（tetralogy of fallot，TOF），是右室漏斗部或圆锥动脉干发育不全引起的一种心脏畸形，主要包括4种解剖畸形，即肺动脉狭窄、室间隔缺损、主动脉骑跨和右心室肥厚。该病是一种最常见的发绀型先天性心脏病，约占所有先天性心脏病的12%～14%。常见的并发症为脑血栓、脑脓肿及感染性心内膜炎。

2）治疗原则。随着对TOF的胎儿期识别能力的提高和儿科筛查程序的进步，目前大多数TOF在婴儿期都能得到诊断和治疗。治疗主要依赖于手术，包括姑息手术和矫治手术。①适应证。绝大多数肺动脉及左、右分支发育正常的法洛四联征患儿均应争取在1岁内行矫治术。对于出生后病情发展严重，婴儿期严重缺氧、并发呼吸道感染和昏厥者，或不具备手术医疗条件者可先行姑息手术。②手术方式。姑息手术：即在全麻下施行锁骨下动脉－肺动脉吻合术，或右心室流出道补片扩大术，以增加肺循环血流量，改善缺氧，待条件成熟后再作矫形根治手术。矫治手术：即指在低温体外循环下疏通右室流出道、修补室间隔缺损，同时，矫正所合并的其他心内畸形。

对于不宜手术的患儿给予内科治疗，及时治疗呼吸道感染，防治感染性心内膜炎，预防脱水及并发症。

（2）康复护理。

1）用药护理。手术前，遵医嘱输注改善微循环的药物，如低分子右旋糖酐等。术后重症四联症跨环补片或心功能差者，常应用多巴酚丁胺。但在维护心功能的同时，注意调整血容量，使患儿的动脉压、中心静脉压维持在最佳状态，并观察用药效果。多种血管活性药物使用时，降压类药物和升压类药物要分开两条通路进入；利尿类药物持续使用时，应尽量由外周通路进入。术中使用超滤的患儿，术后应适当补充晶体液，以降低血液的黏滞度。

2）运动指导。术前患儿应严格限制活动量，避免哭闹和情绪激动，减少不必要的刺激，以减少急性缺氧性昏厥的发作。保证患儿充足的睡眠。术后病情允许的情况下，

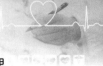

先床上活动，无不适，再过渡到床边及下床活动，循序渐进。术后长时间不能撤机的患儿，予以被动运动。

3）营养指导。术前嘱患儿多饮水，尤其在夏天或遇腹泻、呕吐、高热等情况，以防止脱水导致血液黏稠度增加，诱发缺氧发作。根据患儿口味，进食易消化、高蛋白、高热量、高维生素饮食。少量多餐，进食免过饱。患儿有母乳喂养条件的，尽量母乳喂养，人工喂养的患儿应进食蛋白含量高、热卡高的牛奶。

4）心理护理。建立良好的护患关系，多与患儿及其家属聊天，解除悲观、绝望心理，树立战胜疾病的信心。对疾病、检查等做好解释，取得患儿及家属的理解和配合。护理、治疗、检查尽量集中进行，以免影响患儿休息。减少不必要的探视，告知家属患儿休息的重要性。

5）病情监测。①术前应密切观察患儿心率、心律、血压、呼吸、经皮血氧饱和度、精神状态等，防止患儿因活动、哭闹、便秘引起缺氧发作，一旦发生应将患儿置于膝胸卧位，此体位可患儿增加体循环阻力，使右向左分流减少，同时给予吸氧，并遵医嘱用药（如吗啡、普萘洛尔）。②若患儿发热、出汗、吐泻时，其体液量减少，加重血液浓缩，易形成血栓，因此，要注意供给充足液体，遵医嘱静脉输液。③术后患儿密切监测心率、心律、血压、呼吸、经皮血氧饱和度、中心静脉压、尿量、血气分析等。④切口和引流液的观察。术后大儿童及成人患者胸带固定手术切口，以减轻疼痛；观察切口是否有渗血和感染，保持切口清洁干燥，定期换药，敷料如有渗透应立即通知医师更换。观察记录心包和纵隔引流液，若引流液多、颜色鲜红，持续 2 h 大于 4 mL／（kg·h），无减少趋势，可能胸腔有活动性出血，必要时重新开胸止血。术后 30 min 挤压胸管，前 4 h 应每 30～60 min 挤压 1 次。病情稳定后，逐渐减少挤压次数。保持引流通畅，防止阻塞引起心包填塞。⑤并发症的预防及护理。灌注肺：灌注肺是四联症矫治术后的一种严重并发症，发生的原因可能与肺动发育差、体肺侧支多或术后液体输入过多有关。临床主要表现为急性进行性呼困难、发绀、血痰和难以纠正的低氧血症，其主要护理措施包括 4 个方面。首先，用呼气末正压通气方式辅助通气。其次，密切监测呼吸机的各项参数，特别注意气道压力的变化。再次，促进有效气体交换：及时清理呼吸道内分泌物，吸痰时注意无菌操作，动作轻柔；注意观察痰液的颜色、性质、量及唇色、甲床颜色、血氧饱和度、心率、血压等；拔除气管插管后，延长吸氧时间3～5 d，并结合肺部体疗协助拍背排痰。最后，严格限制入量，根据血压和中心静脉压，动态调整晶体和胶体输入速度。低心排血量综合征：由于术前肺血减少和左心室发育不全，术后可能出现低心排血量综合征，表现为低血压、心率快、少尿、多汗、末梢循环差、四肢湿冷等。主要护理措施包括 2 个方面：首先，密切观察患者生命体征、外周循环及尿量等情况；其次，遵医嘱给予强心、利尿药物，并注意保暖。

（3）延续性护理。

1）在患儿住院及出院后，为了维护健康及满足其健康需求，我们要提供如下健康教育指导：食用易消化、高蛋白、高热量、高维生素饮食，避免过饱。对于婴幼儿，注意喝奶体位，选用合适的奶嘴，防止呛奶致误吸。小儿多予日光浴，增进钙的吸收，必要时口服补钙。

2）保持大便通畅，以免加重心脏负担，适当增加青菜、水果等粗纤维食物的摄入，必要时可用开塞露等药物通便。

3）向家属阐述预防感染的重要性，注意个人和家庭卫生，空气要流通，冬天也应定时打开窗户，以加强空气对流，减少细菌和病毒入侵，天气变化注意防寒保暖，平时应尽量少带患儿去公共场所。

4）患儿在行走或玩耍时常会主动蹲下片刻，这是因为蹲踞后可使患儿缺氧症状得到缓解，此时家长切不可强行将患儿拉起。

5）加强疾病相关知识宣教，重点告知缺氧发作的诱因，如哭闹、抽血、陌生的环境刺激等，指导家属尽量避免这些诱因，同时指导家属观察缺氧发作的表现，即起病突然，阵发性呼吸困难，伴发绀明显加重，甚至可发生晕厥、抽搐或脑血管意外，此时应及时给予胸膝位，有条件者可进行吸氧、镇静等处理。

6）遵医嘱服药，严格遵医嘱服用强心、利尿、补钾药，不可随意增减药物剂量，并教会患儿及家属观察用药后反应，如尿量、脉搏、体温、皮肤颜色等情况。

7）制定合理的生活制度，根据心功能恢复情况逐渐增加活动量，适当休息，避免过度劳累。患儿应尽量和正常儿童一起生活和学习，但要防止剧烈活动。定期锻炼，提高机体抵抗力。

8）外科术后患儿卧床休息时，半年内采用平卧位，尽量避免长时间侧卧，影响胸部切口的愈合情况。可用疤痕贴促进疤痕的消散。

9）当患儿有发热、流涕、咳嗽时，应及时就医，积极控制感染，以防感染性心内膜炎的发生。

10）定期复查、不适随诊。如果患儿有烦躁、心率过快、呼吸困难等症状，可能发生心力衰竭，及时送医院就诊。

二、康复护理

（一）用药护理

静脉用药时，严格遵守无菌技术操作原则；应用血管活性药物时，遵医嘱配制药物，剂量精确，使用输液泵控制输液速度和用量。口服用药护理常见 3 类药物。

1. 洋地黄制剂

（1）口服药物之前，正确计算患者脉搏或听诊心率、心律；按时服用药物，剂量准确，不能任意多服、不服或停服。出现心律不齐或心率慢于一定次数，则减停药 1 次。

（2）服药后，要注意观察患者呼吸困难是否改善，尿量是否增加，患者是否安静，脉搏是否减慢。

（3）用药过程中，如果出现恶心、呕吐、食欲不振、烦躁不安、嗜睡、黄绿视等，要及时报告医护人员，停用洋地黄类药物。

2. 利尿剂

（1）尽量白天服用，以免夜间应用后尿频，影响睡眠。

（2）服用利尿剂后容易出现低钾，低钾状态下更容易发生洋地黄中毒，因此，要观察患者有无精神萎靡、四肢无力、腹胀等情况。适量进食含钾丰富的食物，如香蕉、橘子、绿叶蔬菜等。

（3）观察体重、尿量变化，协助记录出入量。

3. 血管扩张药

严格遵医嘱，初始阶段或调整剂量时，需定时测量血压，如低于正常值时，应停用血管扩张药。

（二）运动指导

术前根据患者心功能情况制订活动量，以不感到疲惫为宜。病情严重的患者应卧床休息。先天性心脏病患儿应遵循公共卫生建议的每日参与 60 min 或更多的适宜、愉悦的体育运动，但具有特殊病变或并发症的患儿需要咨询有关的预防措施和建议，多数训练项目的周期是 12 周，平均每周 3 次，运动强度则需根据峰值心率百分比制订。成人先心病患者的运动训练，包括耐力训练和抗阻训练，耐力训练和抗阻训练的工具有踏步机、跑步机、杠铃、椭圆训练机、哑铃、划桨机等。

早期的康复项目多采用有氧和阻力训练相结合的方式，具体的运动方式有踏车、步行、哑铃训练等。在运动治疗过程中，要及时观察患者的病情变化和生命体征，尤其注意其心律及心率的变化，一旦患者出现不适，应及时处理；同时，观察患者康复训练的进度及对康复的需求，根据其病情调整康复方案。

对于介入治疗患者，在治疗当天应术肢制动，动脉穿刺患者卧床休息 24 h 以上，静脉穿刺患者至少卧床休息 12 h。为避免血栓形成或栓塞，术后 24 h 拆除绷带后即下床活动，并坚持抗栓治疗，常规服用阿司匹林，为避免封堵器脱落，近 3 d 避免蹦、跳等剧烈运动，3 个月内避免剧烈活动。

对于手术治疗患者，术前应进行呼吸功能锻炼，如吹气球，练习有效咳嗽、咳痰；术后应保证充足休息，定时翻身，鼓励卧床患者尽早做四肢被动、主动活动，防止深静脉血栓形成；积极指导患者进行深呼吸和有效咳嗽，以促进排痰，预防肺不张。患者咳嗽时，用胸带固定胸廓减轻疼痛，可防止伤口裂开及促进伤口愈合。病情稳定后，可逐渐下床运动，根据患者心功能恢复情况制订功能锻炼计划。

（三）作息指导

注意保护性隔离，防止交叉感染。非感染性的先天性心脏病患者应尽量与非感染疾病患者收治一室，注意手卫生，适时手消毒，防止院内交叉感染。避免与感染性疾病患者接触，患者尽量在病房活动，少去公共场所。应为患者安排合理的作息制度和作息时间，保证睡眠、休息；治疗、检查、护理集中时间进行，尽量减少搬动和刺激患者，避免引起情绪激动和大哭大闹。病室内，保持空气流通、温湿度适宜，注意患者体温变化，按气温改变及时加减衣服，避免受凉引起呼吸系统感染。保持大便通畅，避免加重心脏负担，如 2 d 内无大便，可用开塞露通便。如果病情允许，患者应尽量与正常儿童一起生活和学习，但应避免剧烈运动。

（四）营养指导

注意营养搭配，供给高能量、高蛋白、富含维生素、适量的粗纤维饮食，少量多餐，进食避免过饱；可根据患者的病情，选择经口喂食、鼻饲管喂食或必要时静脉补充，保证每日热能和营养素需要，以增强体质，提高对手术的耐受。先天性心脏病患儿，喂养比较困难，吸奶时往往易气促乏力而停止吮吸，并且易呕吐和大量出汗，故喂养要耐心，可少量多餐，避免呛咳和呼吸困难，必要时让家长陪护；人工喂养时，奶嘴不宜过细，必要时可用滴管滴入，以减轻患儿体力消耗。喂奶过程中，如出现发绀加重，应暂停喂养，并给予氧气吸入，待缺氧症状改善后，再行喂养。婴儿给予斜抱位间歇喂乳，喂哺后轻轻放下侧卧，以防呕吐物吸入而引起窒息。年长患儿鼓励集体进食。心功能不全时有水钠潴留者，应根据病情，采用无盐饮食或低盐饮食。一旦心功能改善，及时补充钠盐，以免影响患者食欲。对青紫型心脏病患者，须给予足够的饮水量，以免脱水而导致血栓形成。低蛋白血症和贫血者，遵医嘱给予白蛋白、新鲜血静脉输注。

患者介入治疗清醒后或手术治疗清醒并拔除气管插管 6 h 后，无呕吐可分次少量饮水，但不宜过早进食，以防误吸；手术治疗的患者应加强液体管理，维持营养和体液平衡。根据 24 h 出入量目标值及时调整药物和饮食，以防止出现急性心力衰竭或血容量不足。术后肠蠕动恢复后，开始进流质饮食，逐步过渡到半流质及普食。术后早期为减轻心脏负荷，限制液体摄入量，并用利尿药排出体内潴留的水分；同时，警惕因限制液体或过度利尿而发生低钠血症、低氯血症、低钾血症和低钙血症，按医嘱补液、用药，以维持内环境稳定。

患者转普通病房后，根据患者的手术方式、年龄、体重及现阶段的心功能状况，结合患者在 ICU 的饮食情况进行充分评估，制订个性化饮食方案，将进餐量和饮水量量化，准确告知家属每天每顿喂养多少毫升的奶量或多少克的饭量，间隔多长时间喂养 1 次，并且每天的饮水量不能超过多少毫升。当心功能恢复良好，可指导患者逐渐增加进食量，医护适当减少输液量，通过输液的控制和量化的饮食宣教来维持患儿心功能，促进患儿恢复良好的营养状态，以利于康复。

（五）心理护理

1. 治疗前的心理护理

介入治疗或手术治疗前，护士应根据患者及家属的年龄、文化程度、职业、性格特点及其家庭的具体情况，用其能理解的语言，给予有针对性的心理疏导。

（1）从语言、态度、行为方面与患者及家属建立信任关系，向家长及患者提供心理支持，主动提供信息，鼓励患者和家属提问题，为他们解答；鼓励其说出恐惧、焦虑的内心感受。

（2）引导患者熟悉环境，参观 ICU 等，介绍手术相关知识，如术前禁食时间、手术的大致过程、术中配合要点、术后注意事项等，以减轻与检查、治疗、手术相关的焦虑和恐惧，同时取得家长及患者的理解和配合。

（3）安排与手术成功的患者交流，增强对手术治疗的信心。

（4）帮助家庭建立有效的沟通，缓解家庭内部的压力。

（5）创造良好休息环境，治疗护理集中完成，若患者术前紧张焦虑，难以入睡，可予以音乐疗法等转移注意力，必要时告知医生，遵医嘱予以口服安眠药。

2. 治疗后的心理护理

介入治疗或手术治疗的患者在麻醉苏醒后对监护室陌生环境、留置的各种管道和呼吸机、监护仪器等设备存在恐惧心理时，护士要自我介绍，并耐心介绍环境，告知手术已做完，消除患者的恐惧，使其情绪稳定，并配合治疗和护理。

（六）病情监测

1. 术前观察

术前观察有无心率增快、呼吸困难、端坐呼吸、吐泡沫样痰、水肿、肝大、吃奶费力、吃奶量下降等心力衰竭的表现，如出现上述表现，立即置患者于半卧位，给予吸氧，及时告知医生，并按心衰护理。

2. 患者观察

观察患者是否有精神疲倦、嗜睡、乏力、食欲不振、口干、恶心、呕吐、腹胀等症状，如出现上述表现，可能出现水电解质紊乱，如低钾血症、低钠血症，应及时报告医生，及时检查血气生化，及时予补充电解质。

3. 介入治疗患者病情观察

（1）穿刺部位的观察及护理。术后观察股动脉和（或）股静脉穿刺局部有无渗血、血肿，术侧肢体远端皮肤颜色、温度，足背动脉搏动情况。对于年龄较小的患儿更要勤观察，约束四肢，并请家长配合看护，必要时，遵医嘱给予小剂量镇静剂。

（2）生命体征的观察。术后严密监测生命体征，全麻患者术后去枕平卧，头偏向一侧，禁食 $4 \sim 6$ h，吸氧至清醒，持续心电监护 24 h，定时测量心率、心律、呼吸、血压、血氧饱和度，注意观察尿量及尿液颜色，协助患者多饮水，利于造影剂的排泄；每 4 h 测体温 1 次，发现异常立即通知医生给予相应的处理。

（3）并发症的观察和护理。术后严密观察各种并发症的发生，如心律失常、血栓形成或栓塞、穿刺部位出血、血肿、封堵器脱落、感染等。防止心律失常，要加强心电监护，停监护后做心电图，1 次/天。如果发生一过性心动过缓等心律失常，原因考虑为封堵器植入后，受刺激的局部组织水肿导致房室结及其周围组织传导功能减退所致，一般经 $3 \sim 5$ d 的激素治疗可恢复窦性心律。

4. 手术治疗患者病情观察

（1）体温。由于患者一般在低温麻醉下手术，术后要做好保暖工作。四肢末梢循环差者可用热水袋缓慢复温，但水温不宜超过 37.9 ℃；注意患者皮肤色泽和温度、口唇、甲床、毛细血管和静脉充盈情况。若体温 >38 ℃，成人患者或较大的患儿可采用冰袋或酒精擦浴等方式物理降温；婴幼儿体表面积小，为不影响其循环功能，可采用药物降温，但 6 个月以内的患儿禁用阿司匹林、吲哚美辛栓降温。

（2）血压。心脏外科手术患者常经桡动脉插管进行有创血压监测，可以连续观察动脉收缩压、舒张压和平均动脉压的数值。动脉测压时应注意4个方面：①严格执行无菌操作，防止感染发生；②测压前调整零点；③测压、取血、调整零点等过程中严防空气进入，导致空气栓塞；④定时观察动脉穿刺部位有无出血、肿胀，导管有无脱落，以及远端皮肤颜色和温度等。

（3）心功能。严密监测患者生命体征；监测心电图，及时发现不同类型的心律失常；监测左心房压、右心房压、肺动脉和肺动脉楔压，为恢复并维持正常的血流动力学提供客观依据；在测定压力时，注意防止导管折断或接头脱落、出血；若患者有咳嗽、呕吐、躁动、抽搐或用力时，应在其安静 10～15 min 后再测定，否则将影响测量结果。

（4）循环血量。记录每小时尿量、24 h 出入水量，以评估循环容量是否足够或超负荷。

（5）监测呼吸功能。先天性心脏病患者易出现反复呼吸道感染，发生肺间质炎症时可出现细支气管阻塞、肺泡萎陷等，术后应加强呼吸监测，必要时给予气道湿化、吸痰，改善缺氧状况。病情稳定，拔出气管插管后，定时翻身、拍背、鼓励患儿咳痰，给予雾化吸入，促使呼吸道分泌物排出，保持患者的气道通畅，防止感染，加强肺叶气道扩张。

（6）切口和引流管的护理。术后大儿童及成人患者胸带固定手术切口，以减轻疼痛；观察切口是否有渗血和感染，保持切口清洁干燥，定期换药，敷料如有渗透应立即通知医师更换。保持心包、纵隔引流管通畅，间断挤压引流管，观察并记录引流液的性状及量。若患者引流量持续 2 h 超过 4 mL/（kg·h），应考虑有活动性出血，及时报告医师，并做好再次开胸止血的准备。

（7）并发症的观察和护理。

1）心律失常。①室缺修补术后患者，心律失常以交界性心动过速、右束支传导阻滞和房室传导阻滞多见；房缺修补术后的患者，可出现房性心律失常或室性期前收缩（较少见房室传导阻滞）。②护理。持续心电监护，密切观察心律、心率的变化。若出现心律失常，及时通知医师，遵医嘱给予抗心律失常药物。在用药期间应严密观察心律、心率、血压、意识变化，观察药物的疗效及副作用。安置心脏起搏器者按护理常规维护。一般经对症处理均可恢复正常。

2）急性左心衰竭。①当缺损修补后，左向右分流消除，左心血容量增大，左室前负荷增加，导致左心功能不全。若术中、术后输液量过多、输液速度过快，均可诱发急性左心衰竭。患者可出现呼吸困难、咳嗽、咳痰、咯血等急性肺水肿症状。②护理。持续监测心功能，加强观察，警惕急性肺水肿。术后早期应严格控制静脉输入晶体液及输液速度，以 1 mL/（kg·h）为宜，以减轻左心前负荷，并注意观察及保持左房压不高于中心静脉压，术前可疑左房高压（>20～25 mmHg）或左心功能不全者，需 24 h 监测左房压，注意是否出现肺静脉高压。准确记录 24 h 出入水量。若患者出现左心衰竭，立即通知医师协助处理，嘱患者绝对卧床休息，给氧，限制钠盐摄入。遵医嘱给予强心、利尿药、吗啡和血管扩张剂，并观察用药后疗效和副作用，特别是洋地黄毒性反应。应用呼气末正压辅助呼吸，并及时清理气道内分泌物。

3）中枢神经系统并发症。术后注意观察患儿意识、瞳孔、声音、体温等变化，是否出现嗜睡、昏迷、谵妄、惊厥等临床表现，尽量缩短低血压时间，控制中枢性高热，以利于中枢神经系统恢复。

4）胃肠道并发症。术后婴幼儿恶心、呕吐，可引起窒息，应在患儿未清醒前留置胃管，将头偏向一侧，以免呕吐物误吸引起窒息。术后患儿多有胃肠道功能紊乱，如胃肠道水肿、食欲缺乏，术后患儿清醒、拔除气管插管6 h后，先少量饮水，观察有无呕吐、呛咳情况，术后第1天病情稳定后可进食少量菜汤、牛奶，小婴儿可进食母乳或配方奶，以后可给予易消化流食，进食原则少量多餐，循序渐进，保质限量。同时，观察有无腹胀、腹泻等症状。

5）压疮、坠床意外损伤的预防。术后注意皮肤保护，观察四肢末梢温度。床垫应柔软、平整、干燥，必要时可将患者骨突出处（如足跟、肘部、枕部）放置凹形垫上，防止压疮发生；必要时可用约束带固定患儿肢体，观察约束带松紧程度，并及时调整或加用床挡，预防患儿坠床致意外损伤。

三、延续性护理

（一）指导家长掌握先天性心脏病的日常居家护理

择期手术患儿，根据患儿的病情、先天性心脏病的种类，调整心功能至最好状态，选择合适的治疗方式和手术时机。

（二）合理饮食

摄入高蛋白、高维生素、低脂肪的均衡饮食，保证充足的营养，以利生长发育。少食多餐，避免过量进食而加重心脏负担。必要时，给予口服补钙。

（三）活动与休息

患者应尽量正常生活和学习。制定合理的生活制度，养成良好的生活习惯，交代家属和患者根据患者心功能恢复情况逐渐增加活动量，适当休息，避免过度劳累，防止剧烈活动，避免情绪激动。定期锻炼，多晒太阳，提高机体抵抗力。外科术后患儿卧床休息时，采用平卧位半年，尽量避免长时间侧卧，影响胸部切口的愈合情况，可用疤痕贴促进疤痕的消散，成人患者还可使用胸带，促进伤口的愈合。

（四）预防感染

先天性心脏病患者体质弱，易感染疾病，应嘱咐其注意个人和家庭卫生，减少细菌和病毒入侵；天气变化时，注意防寒保暖，避免呼吸道感染；勿在人多、寒冷或湿热的地方活动，以免加重心脏负担；每日定时开窗通风，保持居室空气流通、病房空气清新。指导患者及家属注意保持患者衣物整洁，饮食器具清洁，做好个人卫生防护。做介入治疗或各种小手术时（如牙、摘除扁桃体等），应在术前给予足量抗生素预防感染，防止感染性心内膜炎发生，一旦发生感染应积极治疗。保持口腔和皮肤卫生，避免黏膜和皮肤损伤；积极治疗感染灶。做好预防接种，及时给患儿接种疫苗。康复期间，特别是在早期保健期间，需避免接触放射线及一些有害物质，同时，注意积极预防风疹、流行性感冒、腮腺炎等病毒感染。

（五）疾病自我管理

（1）严格遵医嘱服用强心、利尿、补钾药，不可随意增减药物剂量，观察用药反应。按时服药，门诊调整剂量。

（2）了解疾病康复情况，如面色、尿量、脉搏、体温、血压、呼吸、皮肤颜色、术后切口变化。

（3）手术治疗后定期门诊复查，建议每年进行 1 次心电图、胸部 X 线和超声心动图检查。若有烦躁、心率过快、呼吸困难等症状，可能发生缺氧、心力衰竭，应及时送医院就诊。

（潘佩珍　陈小凤　严凤娇　蒋艳梅）

第 34 章　心脏移植康复护理

一、疾病概述

心脏移植（cardiac transplantation），是主要针对晚期充血性心力衰竭和严重冠状动脉疾病进行的外科移植手术，是将已判定为脑死亡并配型成功的人类心脏完整取出，植入所需受体胸腔内的同种异体移植手术。受体的自体心脏被移除（称为原位心脏移植）或保留用以支持供体心脏（称为异位心脏移植）。尽管医学治疗取得了现代化进展，但心脏移植仍被认为是终末期心脏病患者的黄金标准治疗方式。1967 年 Barnard 在南非成功实施了第一例同种异体原位心脏移植术以来，该领域取得了重大进展。目前，全球每年约有 4 100 例心脏移植手术，移植后 1 年的存活率从 30% 提高到近 90%，3 年和 5 年生存率分别约为 80% 和 75%。心脏移植并不是心脏病的常规治疗方法，而是作为挽救终末期心脏病患者生命和改善其生活质量的一个治疗手段。

（一）手术分类

1. 原位心脏移植

衰竭的心脏被切断周围大血管和部分左心房后从受体胸腔中分离出来，剩下的左心房组织保留肺静脉，将供体心脏修剪后植入原心脏部位，与受体的血管和剩余左心房组织吻合。供体心脏复跳后，脱离体外循环机，缝合关胸。供体的心脏在取出之前，给予氯化钾注射处理，使心脏停搏，取出后放入冰中保存。通常供体心脏可以在冰中保存 4～6 h。

2. 异位心脏移植

异位心脏移植，是指保留受体心脏，且将供体的心脏植入胸腔，并将 2 个心脏和血管连接形成一个"双心"系统。这种术式能够给受体心脏一个恢复的机会。如果移植失败（如出现排斥反应），可以将出现排斥反应的供体心脏切除。异位移植一般用在供体心脏功能不够强健的情况下（如受体体重远较供体体重大，供体心脏较弱，或受体患有肺动脉高压）。

（二）心脏移植受体和供体的选择

心脏移植受体和供体的选择，对受体术后早期恢复及远期预后产生重要影响。

1. 手术适应证

（1）终末期心力衰竭患者，经系统的内科治疗或常规外科手术，均无法使其治愈。如果不进行心脏移植，预测其寿命达到 1 年的可能性 <50%。

（2）其他脏器（如肝、肾、肺等）无不可逆性损伤。

（3）患者及其家属能理解与积极配合移植手术治疗。

（4）适合心脏移植的常见病症有 6 种类型。

1）晚期原发性心肌病，包括扩张型、肥厚型及限制型心肌病。

2）无法用手术和其他措施治疗的冠心病。

3）无法用换瓣手术治疗的终末期多瓣膜病。

4）无法用纠正手术根治的复杂先天性心脏病，如左心室发育不良等。

5）其他难以手术治疗的心脏外伤、心脏肿瘤等。

6）心脏移植后移植心脏广泛性冠状动脉硬化、心肌纤维化等。

近年来，人们比较公认的心脏移植指征有 5 个方面：①心衰存活指数（heart failure survival score，HFSS）<8.1；②峰值氧耗（运动试验最大耗氧量测定 VO_2max）低于 10 mL/（kg·min）；③内科无法纠治的顽固性 3～4 级心衰；④内科与手术均无法纠治的心肌缺血；⑤药物、起搏、手术均不能纠治的症状性室性心律失常等。

2. 禁忌证

并不是所有的心衰患者都适合做心脏移植手术。当合并心脏以外的其他系统严重疾病时，被认为存在心脏移植的禁忌证。以下 8 种情况将会增加手术并发症的发生。

（1）患有不可逆的严重的肝脏、肾脏或肺部疾病，以及难以控制的高血压。

（2）严重糖尿病伴有终末器官损伤（如糖尿病肾病，糖尿病周围神经病变/视网膜病变）。

（3）严重外周血管（中枢血管）疾病，不能介入或手术治疗的外周血管疾病。

（4）肺动脉高压或肺循环阻力增高。

（5）5 年内活动性或近期发现的实质器官、血液系统的恶性肿瘤。

（6）病理性肥胖（BMI >35 kg/m^2）或恶病质（BMI <18 kg/m^2）。

（7）年龄 >72 岁（各个移植中心对年龄上限掌握有所差别）

（8）6 个月内有药物、烟草或者酒精滥用史。

3. 供心选择

（1）供体年龄。

1）年龄 <45 岁的供体，其供心在缺血时间延长、受体存在并发症及受体术前血流动力学变化的情况下，也能耐受心脏移植手术。

2）供体年龄在 45～55 岁，供心冷缺血时间 ≤4 h，受体无并发症且不存在可能由于供体心功能稍弱而引起严重的并发症时，可以考虑使用其供心。

3）供体年龄 >55 岁，不建议选用，或仅用于挽救生命或"边缘受体"等特殊情况。

（2）合并感染的供体。不主张应用死于脓毒血症或中枢神经系统感染的供体心脏。合并重度感染的供体同时符合以下 5 种条件时，可选用其供心。

1）供体为社区获得性感染，并且迅速死亡（96 h 以内）。

2）获取供心前重复进行血培养，结果均为阴性。

3）供体接受针对病原微生物特异性的抗感染治疗。

4）供体心功能正常。

5）供心在直视下检查未发现心内膜炎。如果这类供心用于移植，受体必须在术后首日开始进行血培养监测，并且在术后一定时间内进行针对病原微生物特异性的抗感染治疗。

（3）潜在药物中毒的供体。

1）过去或现在有非静脉可卡因滥用史，心功能正常且无LVH的供体心脏，可用于移植。

2）目前，对使用酒精滥用史的供体心脏进行移植的结果的报道有分歧，因此，使用这样的供心仍被认为是不明智的。

3）基于目前使用死于一氧化碳中毒的供体心脏的安全性未被确认，建议慎用。可以考虑选用的条件包括：心电图及心脏超声检查结果正常，心肌损伤标志物仅轻度升高，正性肌力药物应用剂量较低，心脏缺血时间短，供、受体体重匹配良好，受体肺动脉阻力正常。

4）使用氰化物、甲醇、摇头丸等各种化合物中毒的供体供心进行移植后，均取得了满意的效果。对于上述这些种类化合物中毒的供体，在其心功能良好的前提下，可以考虑选用其供心进行心脏移植。

（4）存在心脏疾病的供体。

1）心功能正常的二叶主动脉瓣供心可以用于心脏移植。供心的二尖瓣和主动脉瓣解剖或者血流动力学异常，经修补或者替换后可用于心脏移植。

2）在发现供体心脏任何一条冠状动脉主干发生堵塞时，将不被考虑使用；除非同时对受体进行冠状动脉旁路移植，方可用于对常规心脏移植手术有相对禁忌证的备选受体。

3）如果心电图未发现LVH及左心室壁厚度<14 mm，或供体仅有轻度LVH，可以考虑使用。

（5）供体心脏功能。供体有难以控制的室性心律失常，需要大剂量静脉血管活性药支持［前、后负荷调整到位后，仍需多巴胺20 μg/（kg·min）或者其他相似剂量的肾上腺素类药物］；超声心动图显示，轻微的室壁运动异常；或尽管在正性肌力药物应用下血流动力学稳定后，左室射血分数仍<40%，不推荐用于心脏移植。

（6）供、受体心脏体积的匹配。一般原则是供体体重不低于受体体重的70%，进行心脏移植是安全的。男性供体平均体重为70 kg时，无论受体体重大小如何，都是安全的。但是，当供体为女性、受体为男性时，供体体重不得低于受体体重的70%。

（7）预期缺血时间。一般原则是供心冷缺血时间应<4 h。在年轻供体、心功能正常、未使用正性肌力药物支持条件下，缺血时间>4 h的供心可被接受。

4. 供心获取

供心获取过程同植入过程一样，对整个心脏移植手术的成功至关重要。供体评估、选择及外科手术技术，将对受体术后即刻及中远期存活产生深远的影响。术者必须确认供体心脏在外观和超声心动图上无异常表现，且体积与受体匹配；明确是否存在可察觉的CHD及心肌损伤。如果这些情况存在，则应重新考虑供体心脏是否适合移植。获取供心过程中所致的右心扩大，通常发生在腹腔脏器切取过程中因出血和液体丢失较多、补液过量时。右心扩大可导致心脏移植术后右心功能不全，使治疗变得非常复杂。尽管大多数心脏异常（如卵圆孔未闭、二叶主动脉瓣）并不会对受体术后早期恢复产生太大的影响，但器官切取后对供心进行彻底的检查十分必要。如果供心存在通过永存左上腔静脉逆行引流的冠状静脉窦口闭锁，但在心脏检查及植入时未被发现，术中结扎左上腔静脉则很可能导致不可逆 PGF 的发生；在获取供心时，仅需简单探查右心房，查看冠状窦口是否存在，就能够避免出现相关问题。

目前，心脏移植是治疗各种晚期心脏疾病的重要手段。但由于供体缺乏，一方面，平均等待时间 180 d，导致很大一部分等待心脏移植的患者得不到治疗；另一方面，很多潜在的心脏移植供器官被放弃使用。在器官缺乏的今天，非常有必要重新审视经典的供心选择标准，特别是对急需尽早心脏移植、病情非常严重的心力衰竭患者。因此，应进一步深入研究边缘性供器官，以扩大供心来源。

5. 最新进展

2014 年 10 月 24 日，澳大利亚医生使用已经停止跳动的心脏成功进行了心脏移植手术，这是世界上首次"死亡"心脏移植，开辟了未来器官捐赠和移植方式。

此外，人工心脏治疗正在逐步展开，它是利用生物机械动力，部分或全部代替心脏的泵血功能，维持全身血液循环的治疗方式。目前，国际上人工心脏治疗心衰逐年增加，使原本必须移植才能延续的生命有了新的选择。

二、康复护理

心脏移植术后早期需在 ICU 监护治疗，当患者苏醒后，需转入特殊病房进行康复护理。住院时间和术后护理时间取决于患者的一般状况、移植心脏功能，以及患者的自我护理能力。由于住院时间延长会增加院内感染的风险，医生们通常希望患者能在术后 2 周左右出院，出院后应该定期返院复查，患者也需要一定的情感和心理支持。当患者逐渐适应后，返院复查的周期可以延长。由于手术时迷走神经被切断，供体心脏去神经支配后一般每分钟跳动 100 次左右。心脏移植术后需要定期检查评价移植心脏功能，监测免疫抑制剂药物浓度及有无免疫排斥反应，并积极防治感染。免疫抑制剂需长期坚持服用，以避免排斥反应的发生，并需要定期进行心肌活检，明确有无排斥反应。

心脏康复，是指应用多种协同的、有目的的干预措施，使患者生活质量改善，回归正常社会生活，并预防心血管事件的发生。心脏康复涉及各种治疗，包括运动、风险因素管理和生活方式教育，行为改变、心理支持，以及旨在针对心血管疾病的传统危险因素的策略，即全面的心脏康复治疗。传统上，心脏康复计划是在受监督的、以中心为基础的环境中提供的。然而，许多人没有接受康复治疗，并且目前处于次优水平的冠心病和心力衰竭的心脏康复治疗，因此，家庭心脏康复计划应越来越多地被引入，以扩大患者的获取和参与。

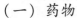

（一）药　物

1. 免疫抑制方案

对于心脏移植患者的维持性免疫抑制，仍然没有公认的统一方案。最常见的长期治疗方案包括由皮质类固醇、钙调神经磷酸酶抑制剂和抗增殖剂组成的三联疗法。常用药物有：环孢素 A、泼尼松、硫唑嘌呤、FK506 和麦考酚酸酯等。

2. 药物副作用

（1）皮质类固醇。皮质类固醇，与高血压、伤口愈合不良、胃溃疡、情绪不稳定、白内障等大量长期不良反应有关。此外，还可能出现诸如多毛症、痤疮、满月脸、瘀青、皮肤脆弱、水牛肩等副作用。从代谢的角度来看，可能导致儿童高脂血症、水钠潴留、糖尿病、骨质疏松和生长迟缓。长期服用高剂量类固醇，可能会导致慢性肾上腺抑制。

（2）钙调神经磷酸酶抑制剂。副作用包括高血压、肾毒性、高血糖、高脂血症和神经毒性。

（3）抗增殖剂。副作用包括骨髓抑制、液体潴留和恶心（呕吐）。

3. 免疫抑制治疗护理

（1）术后必须进行终身的免疫抑制治疗。

（2）给药要精确、按时，餐前 1 h 及餐后 2 h 服用。

（3）观察药物等副作用，如患者食欲减退、全身乏力、体温升高、血压下降、恶心、呕吐、尿少、关节酸痛、胸腔积液、各种心律失常等。

（4）按医嘱定时检验血浆药物浓度：FK506 于空腹及服药前抽血，服用霉酚酸后于 4 个时段（0.5 h、1.5 h、4.0 h、9.0 h）抽血化验。

（二）运　动

几十年来，运动限制被应用于心脏移植患者，因为人们认为移植的心脏仍然是失神经支配的，具有更高的静息心率和降低的心率反应。但近年来，运动康复的有益性和安全性已被大量研究所证实。每个患者须根据症状限制性运动测试制订个体化的运动处方，由低强度运动逐渐增加运动强度。

运动处方包括：运动方式、运动强度、运动持续时间和运动频率。运动方式简单分为有氧运动、无氧运动和将有氧运动与无氧运动相结合的阻力运动。其中，步行和慢跑是心脏康复中最简单、最容易接受的运动类型。运动强度对参与心脏康复计划的患者的安全性和运动有效性有直接影响，是运动处方中最重要的组成部分。评价运动强度的方法有很多，AHA 建议健康成人通过（220 - 年龄）计算出最大心率（HR_{max}），然后运动靶心率为 HR_{max} 的 70% ～ 85%。运动持续时间一般为 15 ～ 60 min，最佳运动时间为 20 ～ 40 min。建议以每周 3 次的频率开始，持续 3 ～ 6 个月。

心脏移植受体可以很好地耐受耐力和阻力训练，通过体能训练可以改善再神经支配和自主神经控制。基于运动的心脏康复改善了运动能力，但在健康稳定的心脏移植受体中，运动被发现对短期（中位随访时间 12 周）的健康相关生活质量没有影响。

（三）营养

1. 心脏移植后潜在胃肠道问题

移植后，早期使用更高剂量的类固醇，消化性溃疡病和胃炎症状可以通过使用质子泵抑制剂质子泵抑制剂（proton pump inhibitor，PPI）来减少，一般不需要长期使用。使用蛋白酶体抑制剂（proteasome inhibitor，PSI）进行维持性免疫抑制的患者存在高甘油三酯血症的风险。尽管罕见，甘油三酯的极端升高会使患者处于发生胰腺炎的风险中。维持硫唑嘌呤的患者也有患胰腺炎的风险。移植后患者存在胆石症和憩室病的风险。

2. 营养管理

移植后，患者通常在 ICU 期间开始使用低卡路里肠内营养。通过鼻胃管与甲氧氯普胺一起给药，以对抗术后胃轻瘫。排便后，营养吸收逐渐增加。肠外营养通常包括足够的电解质、白蛋白和维生素。鉴于最近的手术，通常是类固醇给药和体外循环，电解质（如钾、镁、磷酸盐）异常在重新喂食时很常见，应该进行相应的监测和纠正。一旦患者充分耐受肠外营养且移植物功能稳定，可以从流食逐渐过渡到普食。

（四）心理

患者在终末期心力衰竭和等待移植期间会遭受心理创伤。患者常常出现焦虑，对未来感到绝望感，情绪失去控制，对他人有依赖感。虽然移植后身体症状很快消退，但焦虑和抑郁常常持续存在。据报道，39% 的移植患者有精神病发病率。患病时间较长的患者和失业的患者更容易发生移植前的疾病。抑郁症最常见，其次是广泛性焦虑症。性功能障碍也很普遍，主要是男性。

在移植后的人群中，术后第 1 年患抑郁症和焦虑症的患者数量有所增加。一些患者报告感到兴奋、内疚和身体形象的变化。众所周知，皮质类固醇作为免疫抑制方案的一部分，会导致焦虑和情绪波动。患有术后并发症的患者会感到愤怒和怨恨。精神病发病率通常在移植后第 1 年后消退，移植前患有精神疾病的患者也表现出症状消退。因此，抑郁或焦虑不应成为禁忌证，它们通常是慢性疾病的结果，不会发展为术后适应障碍。但是，表现出持续的心理疾病迹象的患者生活质量下降，躯体性疾病发病率更高。

移植后 5 年，患者总体心理状况良好。抑郁和焦虑减少或消失，身体形象改善，整体生活质量提高。压力水平和应对压力的能力不会随着时间的推移而降低。临床医生应该意识到这一点，并考虑着眼于压力管理的长期治疗。

（五）病情监测

1. 血流动力学监测

（1）循环监测。循环监测包括：应用多功能监测仪及经皮脉搏氧饱和度监测、动脉持续测压、漂浮导管动态测压、持续心排血量及混合静脉血氧饱和度监测。目的在于全方位监测血流动力学的变化，包括心率（及心电图 ST-T 波改变）、心律、BP、CVP、SaO_2、右心房压力（right atrial pressure，RAP）、肺动脉压力（pulmonary arterial pressure，PAP）、PWCP、CO、体循环阻力（systemic vascular resistance，SVR）、肺循环阻力（pulmonary vascular resistance，PVR）、右室及左室功能、混合静脉血氧饱和度（SvO_2）等。

（2）监测注意事项。

1）持续监测血流动力学变化，及早发现早期有无心衰，要特别关注右心衰竭和肺动脉高压，准确地掌握这些变化有助于指导临床治疗用药及并发症的预防。

2）心率、心律的监测行床边心电监护和床旁 ECG。在机体代谢需求发生变化时，移植心脏的心率变化比正常迟缓。可应用异丙肾上腺素或心外膜起搏器调节心率，保持在不低于 100 次/分钟。

3）导管的维护操作均应严格遵循无菌操作原则。循环稳定后，应尽早拔除各种导管，漂浮导管应在 24～48 h 拔除；病情需要不能拔除时，每隔 3～4 d 也要更换新导管或位置。同样，动脉测压管保留时间也不宜过长，若超过 3 d 易引发血栓形成和增加感染机会，若病情需要较长时间保留动脉测压管，也应在术后第 5 天更换。深静脉导管对临床治疗用药、抢救有重要作用的，CVP 导管可保留 3～5 d，以后如仍需保留，可酌情更换导管或位置。

4）CVP 的监测。当循环稳定，动脉测压管及漂浮导管拔除后，CVP 的监测将有重要的临床参考价值，CVP 应维持在正常低限水平。

2. 心脏排斥反应的监测

（1）心脏排斥反应。

1）超急性排斥反应。超急性排斥反应多发生于术终早期，表现为立即出现供心复跳困难，各种药物、辅助循环均不能奏效，最终造成心肌急性广泛性缺血和坏死。虽然现在并不常见，但在有效免疫抑制治疗出现之前，超急性排斥反应的发展是最令人恐惧的并发症。超急性排斥是由接受体中同种异体移植物的预先形成的抗体介导的。前瞻性细胞毒交叉配型的发展和随后的虚拟交叉配型在实体器官移植中避免了超急性排斥反应，是一项重大成就。使用这些策略还有助于识别具有高排斥风险的患者，其中，免疫抑制可能需要在移植后增加。

2）急性排斥反应（acute rejection，ACR）。急性排斥反应是心脏移植中最常见的排斥形式，可能在心脏移植后的任何时间发生，特别是当免疫抑制治疗失效之时（最常见的原因是患者依从性低），但最常见于移植后的前 6 个月。移植后的前 1～3 个月，同种异体移植排斥的初始风险上升，此后迅速减少，并在 1 年后与低的持续排斥风险合并。近40%的成人心脏移植患者在第 1 个月内有任何程度的一次或多次急性排斥反应发作，超过60%的患者在 6 个月内有任何一次或多次排斥反应。实际上，在 1 年时，只有 1/3 的患者没有经历过排斥反应。总体而言，大约30%的患者会出现排斥反应，需要在第 1 年内调整免疫抑制治疗。

3）抗体介导的排斥反应（antibody-mediated rejection，AMR）。AMR 在心脏移植患者中占15%，并且由于血流动力学受损的风险，CAV 的发展和死亡率增加而导致预后不良。临床上，AMR 最常出现在移植后的前 1～2 个月，并伴有供体特异性抗体的增加。在移植后第 1 周内发生 AMR 的情况下，接受体通常具有对供体 HLA 抗原进行预敏化的证据。当 AMR 发生较晚（定义为移植后 >1 年）时，通常由于新生供体特异性抗体，预后较差，死亡率增加，并且与暴发性 CAV 相关。

（2）心脏排斥反应的临床表现。心脏移植排斥反应在移植后的前 6 个月最常见，如果不加以控制，则与死亡率增加和心脏同种异体移植血管病变的发展相关。由于排斥反应是组织学诊断，因此很多情况下患者可能无症状，尤其是轻度排斥反应。在有临床特征的情况下，早期的移植物排斥症状包括心悸、心动过速、气促、咳嗽、疲乏、头晕、食欲缺乏等，体征可有发热、双下肢水肿等。

（3）心脏排斥反应的监测方法。心内膜心肌活检是监测心脏排斥反应的金指标，虽然该手术被认为是安全的，且并发症发生率远低于 6%。并发症包括短暂性右束支传导阻滞、三尖瓣关闭不全、活检部位血肿、心律失常、隐匿性肺栓塞、右心室穿孔（＜1%）。一般来说，只有那些反复进行活检的人才有长期并发症的风险，其中可能包括严重的三尖瓣返流和冠状动脉 - 右心室瘘。

理想的心脏排斥反应监测是非侵入性的，利用的资源较少（组织活检需要放射科医生、麻醉师、心脏病专家、病理学家及相关技术人员），并允许在发生任何明显的心肌坏死之前及早发现排斥反应。理想的心脏排斥反应监测方法包括：临床评估、抗体监测、基因表达谱、心电图、超声心动图、心脏磁共振成像、生物标志物。

3. 移植术后心律失常的监测

移植术后心律失常受多种因素的影响，例如，有些也是心外科常规手术所共有的因素；有些因素是心脏移植所特有的，如心脏排斥反应；有些是加速性冠状动脉增殖性疾病；还有些是去神经的心脏对儿茶酚胺、腺苷、乙酰胆碱的敏感性增加等，这些因素也是产生心律失常的原因之一。心脏移植后常见的心律失常并发症之中，房性、室性早搏发生率约为 60%，但不影响血流动力学和预后；而窦房结功能异常、结性心律、室性心动过速等会影响患者的预后，增加患者的死亡率。术后早期结性心律失常主要因手术损伤窦房结或损伤窦房结的血运。窦房结心律失常，在双腔法心脏移植术后（对比标准法心脏移植）明显减少。术后持续房扑、房颤多与排斥反应有关，提示临床应进行心肌活检或实验性的激素冲击治疗。复杂的室性心律失常或房室分离，与急性排斥反应或冠状血管增殖性病变有关，如心肌活检已排除排斥反应，还应行冠状动脉造影进一步确定有无冠状血管病变。严重的结性心律失常，无论是窦房结功能异常还是高位房室阻滞，均需安装永久性起搏器，以改善心排血量，提高患者的生活质量。

4. 心脏移植远期并发症的观察

心脏移植后中远期的主要死亡原因为冠状动脉病变，这种冠状血管广泛性病变与术后早期心肌缺血性损害、免疫抑制剂使用、高血压、高血脂、糖尿病等有关。由于移植心脏去神经支配或不完全的神经再分布，使本病不像普通的人心绞痛那样容易被觉察。对这类并发症重在预防，所以术后合理应用免疫抑制剂，有效控制高血压、血脂及血糖水平，可有利于预防移植心脏远期冠状血管广泛性病变的发生。一旦发生较严重的移植后冠心病，有节段性冠状动脉狭窄时，可采用介入性治疗或再次心脏移植。

三、延续性护理

通过心脏移植，患者的病情得到根本的改善，日常生活能基本自理，生存期延长，但其与正常人的生活仍然有较大区别，面临着心理、生理、社会生活等一系列的问题。不仅如此，患者自身还要经受其他许多方面的压力，例如，周围人对异体器官在自身体内所持有的好奇，生活自由度与生命期望值的下降，对婚姻、家庭及社会生活带来的影响，终生需要服用抗排斥药物、定期检查等所带来的不便与痛苦，沉重的经济压力等。延续性护理应用在心脏移植患者中，既可以提高患者的满意度，还能提高患者的生存质量。延续性护理的形式包括门诊随访、电话随访、基于网络的延续性护理及基于社区医院的延续性护理。延续性护理的内容包括：常见药物不良反应的监测、常见并发症的观察、心理指导、饮食和营养指导、活动指导等。此外，医务人员还应关注患者以下 7 个方面的指导。

（一）生活质量评估

在各个领域评估生活质量，这些领域通常是主观的且有相当多的重叠部分。躯体健康、功能状态、心理健康和社会地位都是移植后人群生活质量的既定标志。评估和呈现生活质量数据的方法有很多种。问卷调查是较常用的方式。虽然患者是生活质量数据的主要来源，但护理人员和亲属可以补充或验证反应。

（二）躯体健康

除了严重的并发症，与终末期心力衰竭相比，心脏移植患者的身体状况普遍得到改善。NYHA 心功能分级作为心功能状态的传统衡量指标，移植后超过 90% 的患者将自我归类为 NYHA Ⅰ 级，与 Ⅲ 或 Ⅳ 类患者在移植前进行分类，形成鲜明对比。害怕排斥反应、感染、住院治疗及终身服药可能会严重影响患者的心理，从而影响他们对自身躯体状况的认识。最大的改善通常发生在移植后的第 1 年，康复计划和有针对性的锻炼方案通常能够实现进一步的增量收益。

（三）功能状态

心脏移植患者的日常生活，如梳洗、自由活动、从事家务劳动、参加有偿就业、上学和参加休闲活动等，均有改善。尽管患者移植后所有功能区域都有明显改善，但有相当比例的患者报告在其中一个或几个区域出现某种缺陷。随着移植时间的增加，功能障碍来自长期免疫抑制治疗。患者可能患有肌肉萎缩、肌痛、骨质减少，或与肾功能损害相关的后遗症。这些并发症可能阻止患者进行体力活动。

（四）恢复工作

回归工作有益于患者和整个社会。恢复就业的个人不仅可以获得经济上的独立性，还可以提高他们的自尊心，实现个人目标并改善社会化。国际心肺移植协会的指南建议在心脏移植之前与患者讨论如何恢复工作，并将恢复日常工作状态作为术后康复的目标。

（五）车辆驾驶

在术后初期，采取预防胸骨裂开措施。转动方向盘的动作会妨碍胸骨愈合，至少术后 6～8 周患者不能驾驶车辆。在没有晕厥发作的情况下，患者至少 6 个月不能驾驶车辆。

（六）社会功能

尽管患者生活的许多方面都有了显著改善，但社会关系往往受到影响。直系亲属经常忍受经济困难，并且充当照顾者。患者的压力和焦虑增加也会使人际关系更加紧张。患者终末期心脏病的身体和心理后遗症经常使家庭单位以外的社会关系难以得以维持。家庭成员应被视为移植过程的重要组成部分。医疗保健专业人员应注意让家庭成员感到被患者信任。拥有良好关系的患者更有可能遵守其长期管理计划。移植后前 5 年应增加社会化措施。人际关系是生活质量的重要组成部分，应该支持和协助患者维持这些人际关系。

（七）生殖健康

性活跃的患者应该对性传播感染进行常规监测。如果有必要，也可以在常规随访中包含生殖器检查，以筛选指示 HSV、HPV 和传染性软疣的病变。女性移植候选人应在术前接种 HPV 疫苗。

避孕措施的选择应在预防可能对母婴产生深远影响的意外怀孕的风险和好处之间取得平衡。考虑激素避孕方法的副作用，联合激素避孕可能影响免疫抑制剂的水平。高凝状态，患有严重高血压、CAV、雌激素敏感性恶性肿瘤或肝脏疾病的患者，应避免激素避孕。由于存在感染风险，应禁用宫内避孕器。建议青少年和多性伴侣患者使用屏障避孕药，以预防性传播感染。它们应与其他避孕方法联合使用，因为它们本身的失败率太高，有可能造成潜在的有害妊娠。

一般来说，移植后第 1 年不鼓励怀孕。希望生孩子的患者应向专科医生团队进行详细的咨询。这需要一个由心脏病专家、胎儿医学专家、麻醉医师、新生儿科医生、遗传学专家和精神病学专家组成的多学科团队进行全面评估。患者应该意识到孩子会在青少年时期失去父母的可能性。移植患者的早产率高达 30%，手术分娩率高达 33%。在母乳中可检测到环孢菌素和硫唑嘌呤，但没有证据表明，这是否会影响胎儿，但考虑到潜在的风险，应该避免母乳喂养。

（唐兰馨　李锦娜　蒋玉梅　严凤娇）

参 考 文 献

［1］ ANDERSON L, NGUYEN T T, DALL C H, et al. Exercise-based cardiac rehabilitation in heart transplant recipients ［M/OL］//Cochrane Database of Systematic Reviews. John Wiley & Sons, Ltd, 2017. ［2017 – 04 – 04］. https://doi. org/10. 1002/14651858. CD012264. pub2.

［2］ CORRADO D, WICHTER T, LINK M S, et al. Treatment of arrhythmogenic right ventricular cardiomyopathy/dysplasia: An international task force consensus statement ［J］. Eur Heart J. 2015, 36 （46）: 3227 –3237.

［3］ KOBASHIGAWA J. Clinical Guide to Heart Transplantation ［M］. Berlin: Springer International Publishing, 2017.

［4］ PONIKOWSKI P, VOORS A A, ANKER S D, et al. 2016 ESC Guidelines for the diagnosis and treatment of acute and chronic heart failure: The task force for the diagnosis and treatment of acute and chronic heart failure of the European Society of Cardiology （ESC）. Developed with the special contribution of the Heart Failure Association （HFA） of the ESC ［J］. Eur J Heart Fail, 2016, 18 （8）: 891 –975.

［5］ YANCY C W, JESSUP M, BOZKURT B, et al. 2016 ACC/AHA/HFSA focused update on new pharmacological therapy for heart failure: An update of the 2013 ACCF/AHA guideline for the management of heart failure: A report of the American College of Cardiology/American Heart Association Task Force On Clinical Practice Guidelines and the Heart Failure Society of America ［J］. J Am Coll Cardio, 2016, 68 （13）: 1476 – 1488.

［6］ YANCY C W, JESSUP M, BOZKURT B, et al. 2013 ACCF/AHA guideline for the management of heart failure: A report of the American College of Cardiology Foundation/American Heart Association Task Force on Practice Guidelines ［J］. Journal of the American College of Cardiology, 2013, 128 （16）: e147 – e239.

［7］ ZHU Y S, LI Y L, JU J Q, et al. Oral Chinese herbal medicine for treatment of dilated cardiomyopathy: A systematic review and Meta-analysis ［J］. Evidence-Based Complementary and Alternative Medicine, 2016: 1 – 14.

［8］ 波诺, 曼, 兹普, 等. 心脏病学: 心血管内科学教科书: 上 ［M］. 第 9 版. 陈灏珠, 译. 北京: 人民卫生出版社, 2016.

［9］ 波诺, 曼, 兹普, 等. 心脏病学: 心血管内科学教科书: 下 ［M］. 第 9 版. 陈灏珠, 译. 北京: 人民卫生出版社, 2016.

［10］ 陈利芬, 成守珍. 专科护理常规 ［M］. 第 1 版. 广州: 广东科技出版社, 2013.

［11］ 陈敏生, 刘世明, 罗健东. 心血管病学前沿: 基础与临床 ［M］. 广州: 广东科技

出版社，2009.

[12] 陈燕，邱雯，周家梅，等. 运动疗法在先天性心脏病患儿中的研究进展 [J]. 上海护理，2018，18（4）：57 - 60.

[13] 崔焱，仰曙芬. 儿科护理学 [M]. 第6版. 北京：人民卫生出版社，2017.

[14] 丁荣晶. 心血管病患者运动处方的制定 [J]. 中华全科医师杂志，2014，13（5）：331 - 334.

[15] 丁荣晶. 心脏康复评估技术 [J]. 中国实用内科杂志，2017，37（7）：590 - 593，598.

[16] 丁淑贞，姜秋红. 临床护理一本通：心血管内科临床护理 [M]. 北京：中国协和医科大学出版社，2016.

[17] 董梅，王贺，张志芳. 47例婴幼儿先天性心脏病术后监测及康复护理 [J]. 中国实用医药，2013，8（23）：177 - 178.

[18] 葛均波，徐永健. 内科学 [M]. 第8版. 北京：人民卫生出版社，2013.

[19] 葛均波，徐永健，王辰. 内科学 [M]. 第9版. 北京：人民卫生出版社，2018.

[20] 郭加强，吴清玉. 心脏外科护理学 [M]. 北京：人民卫生出版社，2003.

[21] 郭兰，李梅. 心脏康复研究新进展 [J]. 华西医学，2019，34（05）：99 - 107.

[22] 郭志红. 对进行瓣膜置换术的风湿性心脏病患者实施早期康复护理的效果分析 [J]. 当代医药论丛，2015（22）：109 - 111.

[23] 国家卫生和计划生育委员会疾病预防控制局. 中国居民营养与慢性病状况报告：2015年 [M]. 北京：人民卫生出版社，2015.

[24] 国家心血管病中心《中西医结合Ⅰ期心脏康复专家共识》专家委员会. 中西医结合Ⅰ期心脏康复共识 [J]. 中华高血压杂志，2017，25（12）：1140 - 1148.

[25] 何细飞，黄丽红，曾铁英. 心脏移植术后病人生存质量的质性研究 [J]. 护理研究（下旬版），2015，36（36）：4596 - 4599.

[26] 侯兴清. 先天性心脏病患儿术后不良情绪的心理护理 [J]. 吉林医学，2010，31（30）：5406 - 5407.

[27] 赖杏. 系统性护理干预对先天性心脏病患儿术后康复效果的影响 [J]. 黑龙江医学，2016，40（5）：468 - 469.

[28] 李慧敏. 先天性心脏病的护理研究进展 [J]. 当代护士（下旬刊），2012（6）：22 - 24.

[29] 李乐之. 儿童护理学 [M]. 第6版. 北京：人民卫生出版社，2017.

[30] 李乐之，路潜. 外科护理学 [M]. 第6版. 北京：人民卫生出版社，2017.

[31] 李敏. 健康教育在小儿先天性心脏病护理中的应用 [J]. 心血管外科杂志（电子版），2019，8（1）：161 - 162.

[32] 李响，闫凤. 营养管理 [M]. 北京：人民卫生出版社，2017.

[33] 李小寒，尚少梅. 基础护理学 [M]. 第5版. 北京：人民卫生出版社，2014.

[34] 李晓旭，刘西花，毕鸿雁. 心脏康复运动处方及其在心脏疾病中应用的研究进展 [J]. 山东医药，2016，56（45）：102 - 104.

［35］李依霖. 先心病患儿术后居家运动康复效果的初步研究［D］. 北京：北京协和医学院，2018.

［36］廖玉华，程翔，袁璟. 心血管病免疫学治疗路在何方？［J］. 临床心血管病杂志，2018，34（1）：1-4.

［37］林果为，王吉耀，葛均波. 实用内科学［M］. 第15版. 北京：人民卫生出版社，2017.

［38］刘欣，刘文玲，刘彤. 2015年《关于致心律失常性右室心肌病/发育不良治疗的国际专家组共识》解读［J］. 中国循环杂志，2015，30（Z2）：66-70.

［39］倪志红. 授权教育在儿童先天性心脏病术后照顾者中的应用研究［D］. 苏州：苏州大学，2012.

［40］彭芳，冯东杰，张玲俐. 风湿性心脏病瓣膜置换术126例术后康复护理［J］. 齐鲁护理杂志，2012，18（5）：15-16.

［41］秦诚成，张莉，王安素. 风湿性心脏病机械瓣膜置换术后患者延续性护理的效果评价［J］. 重庆医学，2017，46（36）：5090-5092，5097.

［42］秦诚成，张莉，王安素. 风湿性心脏病机械瓣膜置换术后患者延续性护理的效果评价［J］. 重庆医学，2017，46（36）：5090-5092，5097.

［43］王靖，石崇妹. 心脏移植患者延续性护理的研究进展［J］. 实用器官移植电子杂志，2018，6（5）：392-394.

［44］王历，陆凯，李建超，等. 患者健康问卷在心血管门诊抑郁障碍筛查中的价值［J］. 中华心血管病杂志，2015，43（5）：428-431.

［45］王贤良，莫欣宇. 八段锦在心脏康复中的应用研究进展［J］. 中西医结合心脑血管病杂志，2019，17（5）：703-705.

［46］吴欣娟. 外科护理学［M］. 第6版/本科护理. 北京：人民卫生出版社，2017.

［47］席建伟，Corrine Murphy-Hines，蔡尚郎. 美国心脏康复的概况［J］. 心血管康复医学杂志，2006，15（A1）：67-70.

［48］夏英华，杨玲，边燕，等. 儿童先天性心脏病康复研究进展［J］. 护理管理杂志，2016，16（7）：482-484.

［49］谢贵华，杨静，张羽. 风湿心脏病瓣膜置换术后患者的心脏康复护理［J］. 护士进修杂志，2017，32（22）：2100-2102.

［50］徐霞，黄秀玲. 小儿先心病术后的胸部物理治疗与康复［J］. 中国现代药物应用，2010，4（18）：237-238.

［51］薛梅，梁涛，邱建丽，等. 心脏移植受体术后焦虑抑郁状况及其对生存质量的影响［J］. 中华护理杂志，2014，49（11）：1330-1334.

［52］杨杰孚，廖玉华，袁璟，等. 中国扩张型心肌病诊断和治疗指南［J］. 临床心血管病杂志，2018，34（5）：421-434.

［53］尤黎明，吴瑛. 内科护理学［M］. 第5版. 北京：人民卫生出版社，2002.

［54］于维汉. 心肌病学［M］. 北京：科学出版社，2006.

［55］袁经，林赖平，杨晨，等. 心脏康复在心血管疾病中的研究进展［J］. 中国老年

学杂志，2018，38（23）：5878-5881.

[56] 袁凯涛，石汉平.《欧洲临床营养和代谢学会指南：外科临床营养》解读［J］.中国实用外科杂志.2017，37（10）：1132-1134.

[57] 曾珠，李燕君，董芸，等.心脏移植受体术后心理健康状况对生活质量的影响［J］.护理研究，2018，32（13）：2036-2040.

[58] 张凌云.观察风湿性心脏病瓣膜置换术围手术期的护理方法［J］.中外女性健康研究，2016（15）：125，128.

[59]《中国高血压防治指南》修订委员会.中国高血压防治指南2018年修订版［J］.心脑血管病防治，2019，19（1）：1-44.

[60] 中国康复学会心血管病专业委员会，中国老年学学会心脑血管病专业委员会.在心血管科就诊患者的心理处方中国专家共识［J］.中华心血管病杂志，2014，42（1）：6-12.

[61] 中国康复医学会心血管病专业委员会，中国老年学学会心脑血管病专业委员会.慢性稳定性心力衰竭运动康复中国专家共识［J］.中华心血管病杂志，2014，42（9）：714-720.

[62] 中国康复医学会心血管病专业委员会.中国心脏康复与二级预防指南2018精要［J］.中华内科杂志，2018，57（11）：802-810.

[63] 中国老年医学学会高血压分会，国家老年疾病临床医学研究中心中国老年心血管病防治联盟.中国老年高血压管理指南2019［J］.中华老年多器官疾病杂志，2019，18（2）：81-106.

[64] 中华医学会心血管病学分会心力衰竭学组，中国医师协会心力衰竭专业委员会，中华心血管病杂志编辑委员会.中国心力衰竭诊断和治疗指南2018［J］.中华心血管病杂志，2018，46（10）：760-789.

[65] 中华医学会心血管病学分会中国成人肥厚型心肌病诊断与治疗指南编写组，中华心血管病杂志编辑委员会.中国成人肥厚型心肌病诊断与治疗指南［J］.中华心血管病杂志，2017，45（12）：1015-1032.

[66] 中华医学会心血管病学分会，中国康复医学会心血管病专业委员会，中国老年学学会心脑血管病专业委员会.冠心病康复与二级预防中国专家共识［J］.中华心血管病杂志，2013，41（4）：267-275.

[67] 中华医学会心血管病学分会，中华心血管病杂志编辑委员会.急性心力衰竭诊断治疗指南［J］.中华心血管病杂志，2010，38（3）：195-208.

[68] 中华医学会，中华医学会杂志社，中华医学会全科医学分会，等.急性心力衰竭基层诊疗指南（2019年）［J］.中华全科医师杂志，2019，18（10）：925-930.

[69] 朱晓敏，王朝娟，孟海英，等.术前个体化戒烟方案对冠状动脉旁路移植术后患者低氧血症的影响［J］.中华护理杂志，2015，50（6）：656-659.

[70] 朱耀斌，李志强，丁楠，等.先天性心脏病患儿术后心脏康复研究进展［J］.中华实用诊断与治疗杂志，2019，33（4）：410-413.